临床护理思维技术精解

主编◎杨永红　苏轶楣　郝庆梅　王　贞　刘　云　张　彬

吉林科学技术出版社

图书在版编目（ＣＩＰ）数据

临床护理思维技术精解／杨永红等主编．— 长春：
吉林科学技术出版社，2024.5
ISBN 978-7-5744-1305-4

Ⅰ．①临‥ Ⅱ．①杨‥ Ⅲ．①护理学 Ⅳ.①R47

中国国家版本馆CIP数据核字(2024)第090050号

临床护理思维技术精解

主　　编　杨永红　等
出 版 人　宛　霞
责任编辑　钟金女
封面设计　山东道克图文快印有限公司
制　　版　山东道克图文快印有限公司
幅面尺寸　185mm×260mm
开　　本　16
字　　数　453 千字
印　　张　19.25
印　　数　1~1500 册
版　　次　2024 年 5 月第 1 版
印　　次　2024 年12月第 1 次印刷

出　　版　吉林科学技术出版社
发　　行　吉林科学技术出版社
地　　址　长春市福祉大路5788 号出版大厦A 座
邮　　编　130118
发行部电话/传真　0431-81629529 81629530 81629531
　　　　　　　　　81629532 81629533 81629534
储运部电话　0431-86059116
编辑部电话　0431-81629510
印　　刷　廊坊市印艺阁数字科技有限公司

书　　号　ISBN 978-7-5744-1305-4
定　　价　98.00元

《临床护理思维技术精解》
编委会

主　编

杨永红	泰安市中心医院
	（青岛大学附属泰安市中心医院、
	泰山医养中心）
苏轶楣	青岛大学附属青岛市海慈医院
	（青岛市中医医院）
郝庆梅	枣庄市山亭区人民医院
王　贞	山东省日照市中医医院
刘　云	枣庄市峄城区人民医院
张　彬	德州市中医院

副主编

朱传君	泰安市中心医院
	（青岛大学附属泰安市中心医院、
	泰山医养中心）
席　娟	北京大学肿瘤医院内蒙古医院
刘晓庆	山东省泰安市泰山区邱家店中心卫生院
卞　麟	山东省淄博市博山区中医院
黄吉凤	中国人民解放军陆军军医大学第二附属医院
刘培培	德州市中医院
刘富蓉	四川大学华西医院
顾　宁	武警烟台特勤疗养中心
台卫卫	德州市中医院
雷　芬	山东省滨州市阳信县水落坡镇卫生院
张宁宁	四川大学华西厦门医院
孙新花	山东省滨州市滨城区杨柳雪镇卫生院
陈　舟	湖北医药学院附属襄阳市第一人民医院

《临床护理思维技术精解》编委会

前　言

　　当今社会,随着社会经济发展,人们越来越重视医疗服务质量。同时,在诊治疾病过程中,护理已经成为不可或缺的一部分。为更好地给患者提供高质量护理,缓解医患关系,减轻患者经济负担,提高患者生活质量,促进社会和谐,本书编者参考大量国内外文献资料,结合国内临床实际情况,编写了本书。

　　本书在力求内容覆盖面广、信息量大的同时,注重内容的实用性和先进性,重点介绍了呼吸内科、心内科、神经内科、消化内科、内分泌科等常见疾病的护理,资料翔实、结构合理,融汇了现代护理学的最新科研成果,体现了当代护理学的水平,在贴近临床护理工作实际的同时,又紧密结合了国家医疗卫生事业的最新进展和护理学的发展趋势。可作为广大临床护理工作者的参考用书,希望本书可以为临床医护人员提供有用的指导。

　　由于参编人数较多,文笔不尽一致,加上编者时间和篇幅有限,书中疏漏在所难免,望广大同仁提出宝贵意见和建议,以便再版时修订,谢谢。

编　者

目　　录

第一章 呼吸内科疾病护理

第一节 呼吸系统常见症状

一、咳嗽与咳痰

(一)定义

咳嗽是呼吸系统最常见的症状之一。咳嗽是由于延髓咳嗽中枢受刺激引起的。是一种反射性防御动作,通过咳嗽可以有效清除呼吸道内分泌物和进入气道内的异物。但咳嗽也有不利的一面,它可使呼吸道内感染扩散,剧烈的咳嗽可导致呼吸道出血,甚至诱发自发性气胸等。因此若长期、频繁、剧烈咳嗽影响工作、休息,则为病理状态。

咳痰是气管、支气管的分泌物或肺泡内的渗出液,借助咳嗽将其排出称为咳痰。

(二)护理评估

1.病因评估

(1)呼吸道疾病:从鼻咽部至小支气管整个呼吸道黏膜受到刺激时,可引起咳嗽。咽喉炎、喉结核、喉癌等可引起干咳,气管—支气管炎、支气管扩张、支气管哮喘、支气管内膜结核及各种物理(包括异物)、化学、过敏因素对气管、支气管的刺激以及肺部细菌、结核菌、真菌、病毒、支原体或寄生虫感染以及肺部肿瘤均可引起咳嗽和(或)咳痰。呼吸道感染是引起咳嗽、咳痰最常见的原因。

(2)胸膜疾病:如各种原因所致的胸膜炎、胸膜间皮瘤、自发性气胸或胸腔穿刺等均可引起咳嗽。

(3)心血管疾病:当二尖瓣狭窄或其他原因所致左心衰竭引起肺瘀血、肺水肿,或因右心及体循环静脉栓子脱落引起肺栓塞时,肺泡及支气管内漏出物或血性渗出物,刺激肺泡壁及支气管黏膜,引起咳嗽。

(4)中枢神经因素:从大脑皮质发出冲动传至延髓咳嗽中枢,可随意引致咳嗽或抑制咳嗽反射,脑炎、脑膜炎时也可出现咳嗽。

2.症状评估

(1)咳嗽的性质:咳嗽无痰或痰量甚少,称干性咳嗽,见于急性或慢性咽喉炎、急性支气管炎初期、喉癌、气管受压、支气管异物、支气管肿瘤、原发性肺动脉高压、二尖瓣狭窄以及胸膜炎等;咳嗽伴有痰液称湿性咳嗽,见于慢性支气管炎、肺炎、支气管扩张、肺脓肿和空洞型肺结核等。

(2)咳嗽的时间和节律:突然出现的发作性咳嗽,常见于吸入刺激性气体所致急性咽喉炎、气管与支气管异物、百日咳、气管或支气管分叉部受压迫等,少数支气管哮喘也可表现为发作性咳嗽。长期慢性咳嗽,多见于慢性呼吸道疾病,如慢性支气管炎、支气管扩张、慢性肺脓肿、肺结核等。此外,慢性支气管炎、支气管扩张和肺脓肿等病,咳嗽往往于清晨或夜间变动体位时加剧,并伴咳痰。左心衰竭、肺结核夜间咳嗽明显。

(3)咳嗽的音色:指咳嗽声音的特点。咳嗽声音嘶哑,多见于声带炎、喉炎、喉结核、喉癌和喉返神经麻痹等;金属音调咳嗽,见于纵隔肿瘤、主动脉瘤或支气管癌压迫气管;鸡鸣样咳嗽,表现为连续阵发性剧咳伴有高调吸气回声,多见于百日咳、会厌、喉部疾患或气管受压;咳嗽声音低微或无声,见于严重肺气肿、极度衰弱或声带麻痹患者。

(4)痰的性质和量:痰的性质可分为黏液性、浆液性、脓性和血性等。黏液性痰多见于急性支气管炎、支气管哮喘及大叶性肺炎的初期,也可见于慢性支气管炎、肺结核等。浆液性痰见于肺水肿。脓性痰见于化脓性细菌性下呼吸道感染。血性痰是由于呼吸道黏膜受侵害、损害毛细血管或血液渗入肺泡所致。急性呼吸道炎症时痰量较少,痰量增多常见于支气管扩张、肺脓肿和支气管胸膜瘘,且排痰与体位有关,痰量多时静置后出现分层现象:上层为泡沫、中层为浆液或浆液脓性、下层为坏死组织。恶臭痰提示有厌氧菌感染。铁锈色痰为典型肺炎球菌肺炎的特征;黄绿色或翠绿色痰,提示铜绿假单胞菌感染;痰白黏稠且牵拉成丝难以咳出,提示有真菌感染;大量稀薄浆液性痰中含粉皮样物,提示棘球蚴病(包虫病);粉红色泡沫痰是肺水肿的特征。日咳数百或上千毫升浆液泡沫样痰,应考虑弥漫性肺泡癌的可能。

3.心理—社会状况

评估患者的精神状况、情绪状态,有无疲乏、失眠、焦虑、抑郁、情绪不稳,注意力不集中等,以及患病以来对生活、学习、工作的影响及程度。

(三)护理措施

1.环境

提供整洁、舒适的病房环境,减少不良刺激,尤其避免尘埃和烟雾的刺激。保持室内空气新鲜、洁净,经常开窗通风,保持室内适宜的温度(18~22℃)和湿度(50%~70%)。

2.饮食

给予高蛋白、高维生素饮食,避免油腻辛辣等刺激性食物。适当补充水分,一般饮水1500mL/d以上,使呼吸道黏膜湿润和修复,利于痰液稀释和排出。

3.促进有效排痰

(1)指导患者有效咳嗽:适用于神志清醒能咳嗽的患者,有效咳嗽的方法为患者取舒适的坐位或卧位,先行5~6次深而慢地呼吸,于深吸气末屏气,身体前倾,做2~3次短促咳嗽,将痰液咳至咽部,再迅速用力将痰咳出。或用自己的手按压上腹部,帮助咳嗽。或患者取仰卧屈膝位,可借助膈肌、腹肌收缩增加腹压,有效咳出痰液。

(2)湿化和雾化疗法:适用于痰液黏稠不易咳出者,目的是湿化气道、稀释痰液。常用的湿化剂有蒸馏水、生理盐水、低渗盐水。临床上常在湿化剂中加入药物(如痰溶解剂、支气管舒张剂、激素等)以雾化的方式吸入,以达到祛痰、消炎、止咳、平喘的作用。但在气道湿化时应注意:

1)防止窒息:干结的分泌物湿化后膨胀易阻塞支气管,应帮助患者翻身、叩背、及时排痰,尤其是体弱、无力咳嗽者。

2)避免湿化过度:过度湿化有利于细菌生长,加重呼吸道感染,还可引起气道黏膜水肿、狭窄、阻力增加,甚至诱发支气管痉挛,严重时可导致体内水潴留,加重心脏负荷。要注意观察患者的情况,湿化时间不宜过长,一般以 10～20min 为宜。

3)控制湿化温度:温度过高引起呼吸道灼伤,温度过低可致气道痉挛、寒战反应,一般应控制湿化温度在 35～37℃。

4)防止感染:定期进行装置、病房环境消毒,严格无菌操作。

5)观察各种吸入药物的不良反应,激素类药物吸入后应指导患者漱口,避免霉菌性口腔炎发生。

(3)胸部叩击与胸壁震荡:适用于久病体弱、长期卧床、排痰无力的患者,禁用于未经引流的气胸、肋骨骨折及有病理性骨折史、咯血、低血压及肺水肿等患者。

1)胸壁叩击法:患者取侧卧位或在他人协助下取坐位,叩击者右手的手指指腹并拢,使掌侧呈杯状,以手腕力量,由肺底自下向上、由外向内、迅速而有节律的叩击胸壁,震动气道,每一肺叶叩击 1～3min,120～180 次/分,叩击时发出一种空而深的拍击音则表明手法正确。

2)胸壁震荡法:操作者双手掌重叠,并将手掌置于欲引流的胸廓部位,吸气时,手掌随胸廓扩张慢慢抬起,不施加任何压力,从吸气末开始,在整个呼气期手掌紧贴胸壁,施加一定压力并做轻柔的上下抖动即快速收缩和松弛手臂和肩膀(肘部伸直),以震荡患者胸壁 5～7 次,每一部位重复 6～7 个呼吸周期。震荡法只在呼气末进行,且紧跟叩击后进行。

操作力度、时间和病情观察:力量适中,以患者不感到疼痛为宜,每次叩击和(或)震荡时间以 5～15min 为宜,应安排在餐后 2h 至餐前 30min 完成,操作时要注意观察患者的反应。

操作后护理:在患者休息时,协助患者排痰;做好口腔护理,祛除痰液气味;询问患者的感受,观察痰液情况,复查生命体征、肺部呼吸音及湿啰音变化。

(4)体位引流:是利用重力作用使肺、支气管内分泌物排出体外,又称重力引流。适用于支气管扩张、肺脓肿、慢性支气管炎等痰液较多者。禁用于呼吸衰竭、有明显呼吸困难和发绀者、近 1～2 周内曾有大咯血史、严重心血管疾病或年老体弱不能耐受者。具体方法见支气管扩张患者的护理。

(5)机械吸痰:适用于无力咳出黏稠痰液、意识不清或排痰困难者。经患者的口、鼻腔、气管插管或气管切开处进行负压吸痰。

注意事项:每次吸引时间少于 15s,两次抽吸间隔时间大于 3min;吸痰动作要迅速、轻柔,将不适感降至最低;在吸痰前、中、后适当提高吸入氧的浓度,避免吸痰引起低氧血症;严格无菌操作,避免呼吸道交叉感染。

4.正确留取痰标本

(1)一般检查应以清晨第一口痰为宜,采集时应先漱口,然后用力咳出气管深处痰液,盛于清洁容器内送检。

(2)细菌培养,需用无菌容器留取并及时送检。

(3)做 24h 痰量和分层检查时,应嘱患者将痰吐在无色广口瓶内,需要时可加少许石炭酸以防腐。

(4)做浓集结核杆菌检查时,需留 12～24h 痰液送检。

5.健康教育

(1)病情缓解、咳嗽症状消失后,应向患者讲解预防原发病复发的具体措施。

(2)指导患者加强身体锻炼,增加机体所需营养,提高自身的抗病能力,预防疾病。

(3)如原发病复发应及时就诊治疗。

二、咯血

(一)定义

咯血是指喉及喉以下呼吸道任何部位的出血,经口腔排出。咯血须与口腔、鼻、咽部出血及上消化道出血引起的呕血相鉴别。

(二)护理评估

1.病因评估

(1)支气管疾病:常见的有支气管扩张症、支气管肺癌、支气管结核和慢性支气管炎等;较少见的有支气管结石、支气管腺瘤、支气管非特异性溃疡等。

(2)肺部疾病:常见的有肺结核、肺炎、肺脓肿;较少见的有肺瘀血、肺梗死、肺真菌病、肺吸虫病、肺泡炎等。

(3)心血管疾病:较常见的是二尖瓣狭窄。某些先天性心脏病如房间隔缺损、动脉导管未闭等引起的肺动脉高压时,亦可发生咯血。

(4)其他:血液病(如血小板减少性紫癜、白血病、血友病、再生障碍性贫血等),急性传染病(如流行性出血热、肺出血型钩端螺旋体病等),风湿病(如结节性动脉周围炎、系统性红斑狼疮、Wegener 肉芽肿、白塞病)或气管、支气管子宫内膜异位症等均可引起咯血。

2.症状评估

(1)年龄:青壮年咯血多见于肺结核、支气管扩张症、风湿性心瓣膜病(二尖瓣狭窄)等。40岁以上,有长期吸烟史者,要高度警惕支气管肺癌。

(2)咯血量:每天咯血量在 100mL 以内为小量,100～500mL 为中等量,500mL 以上(或一次咯血 100～500mL)为大量。大量咯血主要见于空洞性肺结核、支气管扩张症和慢性肺脓肿。支气管肺癌咯血主要表现为持续或间断痰中带血,少有大咯血。慢性支气管炎和支原体肺炎咳嗽剧烈时,可偶见痰中带血或血性痰。

(3)颜色和性状:肺结核、支气管扩张症、肺脓肿、支气管结核、出血性疾病,咯血颜色鲜红;铁锈色血痰主要见于肺炎球菌(大叶)性肺炎、肺吸虫病和肺泡出血;砖红色胶冻样血痰主要见于克雷白杆菌肺炎。二尖瓣狭窄肺瘀血咯血一般为暗红色,左心衰竭肺水肿时咯浆液性粉红色泡沫样血痰,并发肺梗死时常咯黏稠暗红色血痰。

(4)伴随症状:常伴有发热、胸痛、咳嗽、脓痰、皮肤黏膜出血、黄疸等。

(5)大咯血窒息先兆:患者出现情绪紧张、面色灰暗、喉头痰鸣、咯血不畅。

(6)大咯血窒息的表现:患者表情恐怖、张口瞪目、大汗淋漓、唇指发绀、意识丧失等。

3.心理—社会状况

患者一旦咯血,不论咯血量多少,都会情绪紧张、呼吸心跳加快,反复咯血者常有烦躁不安、焦虑、恐惧等心理反应。

(三)护理措施

1.环境

保持病室安静,减少不良刺激。

2.休息

避免不必要的谈话,减少肺部活动。小量咯血者静卧休息,大量咯血者绝对卧床休息,不宜随意搬动。协助患者取患侧卧位或平卧位头偏向一侧,嘱其尽量将血轻轻咯出,绝对不要屏气,以免诱发喉头痉挛,造成呼吸道阻塞而发生窒息。

3.饮食

大量咯血者暂禁食,小量咯血者宜进少量凉或温的饮食。多饮水及多食含纤维素食物,保持大便通畅。

4.用药护理

遵医嘱应用止血药物,如垂体后叶素,并注意观察疗效及不良反应。垂体后叶素有收缩小动脉的作用,故高血压、冠心病及孕妇忌用。注射过快可引起恶心、便意、心悸、面色苍白等不良反应。

5.防止窒息的护理

发现窒息先兆时,立即通知医生,置患者于侧卧头低足高位,轻叩背部以利血块排出,并尽快用吸引器吸出或用手指套上纱布清除口、咽、鼻部血块,必要时用舌钳将舌牵出,清除积血。及时为患者漱口,擦净血迹,保持口腔清洁、舒适,以免因口腔异味刺激引起再度咯血。床边备好吸痰器、鼻导管、气管插管和气管切开包等急救用品,以便协助医生及时抢救。

6.心理护理

大咯血患者易产生恐惧、焦虑的心情,应守护在患者身边,安慰患者,轻声、简要解释病情,减轻患者的紧张情绪,消除恐惧感,告知患者心情放松有利止血,积极配合治疗。

三、胸痛

(一)定义

胸痛是由于胸内脏器或胸壁组织病变引起的胸部疼痛。因痛阈个体差异性大,故胸痛的程度与原发疾病的病情轻重并不完全一致。

(二)护理评估

1.病因评估

(1)胸壁疾病:急性皮炎、皮下蜂窝织炎、带状疱疹等。

(2)心血管疾病:心绞痛、急性心肌梗死、肺梗死等。

(3)呼吸系统疾病:胸膜炎、胸膜肿瘤、自发性气胸、肺炎、急性气管—支气管炎、肺癌等。

(4)纵隔疾病:纵隔炎、纵隔肿瘤等。

(5)其他:膈下脓肿、肝脓肿、脾梗死等。

2.症状评估

(1)发病年龄:青壮年胸痛,多为胸膜炎、自发性气胸、心肌病、风湿性心脏病。老年人则应注意心绞痛与心肌梗死。

(2)胸痛部位:胸壁的炎症性病变,局部可有红、肿、热、痛表现;带状疱疹是成簇的水疱沿一侧肋间神经分布伴神经痛,疱疹不超过体表中线。非化脓性肋骨软骨炎多侵犯第一、二肋软骨,呈单个或多个隆起,有疼痛但局部皮肤无红肿表现。食管及纵隔病变,胸痛多在胸骨后。心绞痛及心肌梗死的疼痛多在心前区及胸骨后或剑突下。自发性气胸、胸膜炎及肺梗死的胸痛多位于患侧的腋前线及腋中线附近。

（3）胸痛性质：带状疱疹呈刀割样痛或灼痛。食管炎则多为烧灼痛。心绞痛呈绞窄性并有窒息感。

心肌梗死则疼痛更剧烈而持久，并向左肩和左臂内侧放射。干性胸膜炎常呈尖锐刺痛或撕裂痛。肺癌常有胸部闷痛。肺梗死则表现突然的剧烈刺痛、绞痛，并伴有呼吸困难与发绀。

（4）持续时间：平滑肌痉挛或血管狭窄缺血所导致疼痛为阵发性；炎症、肿瘤、栓塞或梗死所导致疼痛呈持续性。如心绞痛发作时间短暂，而心肌梗死疼痛持续时间很长且不易缓解。

（5）影响疼痛的因素：包括发生诱因、加重与缓解因素。劳累、体力活动、精神紧张可诱发心绞痛。休息、含服硝酸甘油可使心绞痛缓解，而对心肌梗死则无效。胸膜炎和心包炎的胸痛则可因深呼吸与咳嗽而加剧。

（6）伴随症状：胸痛伴吞咽困难者提示食管疾病（如反流性食管炎）。伴有咳嗽或咯血者提示为肺部疾病，可能为肺炎、肺结核或肺癌。伴随呼吸困难者提示肺部较大面积病变，如大叶性肺炎或自发性气胸、渗出性胸膜炎，以及过度换气综合征。

3.心理—社会评估

胸痛发作时，患者常烦躁不安、坐卧不宁，因对疾病的担心而情绪抑郁、焦虑甚至恐惧，而影响休息和睡眠。

（三）护理措施

1.一般护理

保持病房环境安静、舒适，协助患者采取舒适的体位，部分患者采取患侧卧位，以减少胸壁与肺的活动，缓解疼痛。

2.对症护理

指导患者在咳嗽、深呼吸或活动时，用手按压疼痛的部位制动，用以减轻疼痛。对疼痛剧烈者，遵医嘱使用镇痛药物，观察并记录疗效及不良反应。教会患者采用减轻疼痛的方法，如放松技术、局部按摩、穴位按压及欣赏音乐等，以转移对疼痛的注意力，延长镇痛药用药的间隔时间，减少对药物的依赖和成瘾。

3.心理护理

及时向患者说明胸痛的原因及治疗护理措施，取得患者的信任。与患者及家属讨论疼痛发作时分散注意力的方法，保持情绪稳定，注意休息，配合治疗。

四、肺源性呼吸困难

（一）定义

呼吸困难是指患者主观感觉空气不足、呼吸费力，客观表现为呼吸活动用力，并伴有呼吸频率、深度与节律异常。肺源性呼吸困难是由于呼吸系统疾病引起肺通气和（或）肺换气功能障碍，导致缺氧和（或）二氧化碳潴留。

（二）护理评估

1.病因评估

（1）呼吸道和肺部疾病：有感染、气道炎症、气道阻塞或狭窄、肿瘤、肺动脉栓塞等，如肺炎、慢性阻塞性肺部疾病、支气管哮喘、支气管肺癌等。

（2）胸廓疾患：气胸、大量胸腔积液、严重胸廓、脊柱畸形和胸膜肥厚等。

2.症状评估

（1）吸气性呼吸困难：特点是吸气显著困难，重者由于呼吸肌极度用力，胸腔负压增大，吸气时胸骨、上窝、锁骨上窝和肋间隙明显凹陷，称"三凹征"，常伴有干咳及高调吸气性喉鸣。

（2）呼气性呼吸困难：特点是呼气费力，呼气时间延长而缓慢，常伴有哮鸣音。

（3）混合性呼吸困难：特点是吸气与呼气均感费力，呼吸频率增快、变浅，常伴有呼吸音异常（减弱或消失），可有病理性呼吸音。

（4）伴随症状：发作性呼吸困难伴哮鸣音，伴一侧胸痛、发热、咳嗽、咳脓痰、意识障碍等。

3.心理—社会状况

了解患者的心理反应，如有无紧张、疲乏、注意力不集中、焦虑、抑郁或恐惧，以及睡眠障碍和行为改变。

（三）护理措施

1.环境

提供安静舒适、空气洁净的病房环境，温度、湿度适宜，避免刺激性的气体吸入。

2.休息

协助患者采取舒适的体位，如抬高床头或半卧位。严重呼吸困难者应尽量减少活动和不必要的谈话，减少耗氧量。

3.饮食

保证每日摄入足够的热量，给予富含维生素、易消化的食物。张口呼吸者给予足够的水分，摄入量在 $1500\sim2000mL/d$，做口腔护理 $2\sim3$ 次/天。

4.对症护理

（1）遵医嘱给予抗感染药物、支气管扩张药、祛痰药等。气道分泌物较多者，协助患者有效排痰，保证气道通畅。

（2）遵医嘱给予合理氧疗，纠正缺氧，缓解呼吸困难。

（3）指导患者采取有效的呼吸技巧，如教会慢性阻塞性肺气肿患者做缓慢深呼吸、缩唇呼吸、腹式呼吸等，训练呼吸肌，增加肺活量。

5.心理护理

医护人员应陪护患者，适当安慰患者，做好患者的心理疏导，增强其安全感，减轻紧张、焦虑情绪，缓解症状，有利于休息和睡眠。

第二节　慢性支气管炎

慢性支气管炎是气管、支气管黏膜及其周围组织的慢性非特异性炎症。临床上以咳嗽、咳痰或伴有喘息及反复发作为主要症状，每年发病持续 3 个月，连续 2 年或 2 年以上，排除具有咳嗽、咳痰、喘息症状的其他疾病（如肺结核、肺尘埃沉着症、肺脓肿、心脏病、心功能不全、支气管扩张、支气管哮喘、慢性鼻咽炎、食管反流综合征等疾患)。

本病是常见病,多见于中老年人,随着年龄的增长,患病率递增,50岁以上的患病率高达15%。本病流行与吸烟、地区和环境卫生等有密切关系。吸烟者患病率远高于不吸烟者。北方气候寒冷患病率高于南方。工矿地区大气污染严重,患病率高于一般城市。

一、护理评估

(一)健康史

询问患者起病的原因及诱因,有无呼吸道感染及吸烟等病史,有无过敏原接触史;询问患者的工作生活环境,有无有害气体、烟雾、粉尘等的吸入史。有无受凉、感冒、过度劳累而引起急性发作或加重。

(二)身体评估

1.症状

缓慢起病,病程长,反复急性发作而病情加重。主要症状为咳嗽、咳痰,或伴有喘息。急性加重系指咳嗽、咳痰、喘息等症状突然加重。急性加重的主要原因是呼吸道感染,病原体可以是病毒、细菌、支原体和衣原体等。

(1)咳嗽:一般晨间咳嗽为主,睡眠时有阵咳或排痰。

(2)咳痰:一般为白色黏液和浆液泡沫痰,偶见痰中带血。清晨排痰较多,起床后或体位变动后可刺激排痰。伴有细菌感染时,则变为黏液脓性痰,痰量亦增加。

(3)喘息或气急:喘息明显者称为喘息性支气管炎,部分可能伴支气管哮喘。若伴肺气肿时可表现为劳动或活动后气急。

2.体征

早期多无异常体征。急性发作期可在背部或双肺底听到干、湿啰音,咳嗽后可减少或消失。如并发哮喘可闻及广泛哮鸣音并伴呼气期延长。

3.分型

分为单纯型和喘息型两型。单纯型的主要表现为咳嗽、咳痰;喘息型除有咳嗽、咳痰外尚有喘息,常伴有哮鸣音,喘鸣于睡眠时明显,阵咳时加剧。

4.分期

按病情进展分为三期。

(1)急性发作期:指一周内出现脓性或黏液脓性痰,痰量明显增加,或伴有发热等炎症表现,或指一周内"咳""喘""痰"症状中任何一项明显加剧。

(2)慢性迁延期:患者有不同程度的"咳""痰""喘"症状,迁延达一个月以上。

(3)临床缓解期:经治疗或临床缓解,症状基本消失或偶有轻微咳嗽,痰液量少,持续2个月以上者。

(三)心理一社会状况

慢性支气管炎患者早期由于症状不明显,尚不影响工作和生活,患者往往不重视,感染时治疗也不及时。由于病程长,反复发作,患者易出现烦躁不安、忧郁、焦虑等情绪,易产生不利于恢复呼吸功能的消极因素。

（四）辅助检查

1.血液检查

细菌感染时偶可出现白细胞总数和（或）中性粒细胞增多。

2.痰液检查

可培养出致病菌涂片可发现革兰阳性菌或革兰阴性菌，或大量破坏的白细胞和已破坏的杯状细胞。

3.胸部X线检查

早期无异常。反复发作引起支气管壁增厚，细支气管或肺泡间质炎症细胞浸润或纤维化。

4.呼吸功能检查

早期无异常，随病情发展逐渐出现阻塞性通气功能障碍，表现为：第一秒用力呼气量占用力肺活量比值（FEV_1/FVC）＜60％；最大通气量（MBC）＜80％预计值等。

二、治疗原则

急性发作期和慢性迁延期患者，以控制感染及对症治疗（祛痰、镇咳、平喘）为主；临床缓解期，以加强锻炼，增强体质，避免诱发因素，预防复发为主。

（一）急性加重期的治疗

1.控制感染

根据病原菌类型和药物敏感情况选择药物治疗。

2.镇咳、祛痰

常用药物有氯化铵、溴已新、喷托维林等。

3.平喘

有气喘者可加用解痉平喘药，如氨茶碱和茶碱缓释剂，或长效 β_2 激动剂加糖皮质激素吸入。

（二）缓解期治疗

（1）戒烟，避免有害气体和其他有害颗粒的吸入。

（2）增强体质，预防感冒。

（3）反复呼吸道感染者，可试用免疫调节剂或中医中药。

三、护理措施

（一）环境

保持室内空气流通、新鲜，避免感冒受凉。

（二）饮食

合理安排食谱，给予高蛋白、高热量、高维生素、易消化的食物，多吃新鲜蔬菜、水果，避免过冷过热及产气食物，以防腹胀影响膈肌运动。注意食物的色、香、味。水肿及心衰患者要限制钠盐的摄入，痰液较多者忌用牛奶类饮料，以防引起痰液黏稠不易排出。

（三）用药护理

遵医嘱使用抗炎、祛痰、镇咳药物，观察药物的疗效和不良反应。对痰液较多或年老体弱者以抗炎、祛痰为主，避免使用中枢镇咳药，如可卡因，以免抑制咳嗽中枢，加重呼吸道阻塞，导致病情恶化。可待因有麻醉性中枢镇咳作用，适用于剧烈干咳者，有恶心、呕吐、便秘等不良反应,应用不当可能成瘾;喷托维林是非麻醉性中枢镇咳药,用于轻咳或少量痰液者,无成瘾性,有口干、恶心、头痛等不良反应;溴己新使痰液中黏多糖纤维断裂,痰液黏度降低,偶见恶心、转氨酶升高等不良反应,胃溃疡者慎用。

(四)保持呼吸道通畅

要教会患者排痰技巧,指导患者有效咳嗽的方法。每日定时给予胸部叩击或胸壁震颤,协助排痰。并鼓励患者多饮水,根据机体每日需要量、体温、痰液黏稠度,估计每日水分补充量,每日至少饮水 1500mL,使痰液稀释,易于排出。痰多黏稠时可予雾化吸入,湿化呼吸道以促使痰液顺利咳出。

(五)改善呼吸状况

缩唇腹式呼吸:肺气肿患者可通过腹式呼吸以增强膈肌活动来提高肺活量,缩唇呼吸可减慢呼气,延缓小气道陷闭而改善呼吸功能,因而缩唇腹式呼吸可有效地提高患者的呼吸功能。患者取立位,亦可取坐位或卧位,一手放在前胸,另一手放在腹部,先缩唇,腹内收,胸前倾,由口徐徐呼气,此时切勿用力,然后用鼻吸气,并尽量挺腹,胸部不动。呼、吸时间之比为 2∶1 或 3∶1,7～8 次/分钟,每天锻炼 2 次,10～20 分钟/次。

(六)心理护理

对年老患者应加强心理护理,帮助其克服年老体弱的悲观情绪。患者病程长加上家人对患者的支持也常随病情进展而显得无力,患者多有焦虑、抑郁等心理障碍。护士应聆听患者的倾诉,做好患者与家属的沟通、心理疏导,让患者进行适当的文体活动。引导其进行循序渐进的锻炼,如气功、太极拳、户外散步等,将有助于增强老年人的机体免疫能力。为患者创造有利于治疗、康复的最佳心理状态。

四、健康教育

(一)指导患者和家属

了解疾病的相关知识,积极配合康复治疗。

(二)加强管理

1.环境因素

消除及避免烟雾、粉尘和刺激性气体的吸入,避免接触过敏原或去空气污染、人多的公共场所;生活在空气清新、适宜温湿度、阳光充足的环境中,注意防寒避暑。

2.个人因素

制定有效的戒烟计划;保持口腔清洁;被褥轻软、衣服宽大合身,沐浴时间不宜过长,防止晕厥等。

3.饮食营养

足够的热量、蛋白质、维生素和水分,增强食欲。

(三)加强体育锻炼,增强体质,提高免疫能力

锻炼应量力而行、循序渐进,以患者不感到疲劳为宜;可进行散步、慢跑、太极拳、体操等有效的呼吸运动等。

(四)防止感染

室内用食醋 2～10mL/m²,加水 1～2 倍稀释后加热蒸熏,1h/次,每天或隔天 1 次,有一定

的防止感冒作用。劝告患者在发病季节前应用气管炎疫苗、核酸等,从而增强免疫功能,以减少患者感冒和慢性支气管炎的急性发作。

(五)帮助患者加强身体的耐寒锻炼

耐寒锻炼需从夏季开始,先用手按摩面部,后用冷水浸毛巾拧干后擦头面部,渐及四肢。体质好、耐受力强者,可全身大面积冷水摩擦,持续到 9 月份,以后继续用冷水按摩面颈部,最低限度冬季也要用冷水洗鼻部,以提高耐寒能力,预防和减少本病发作。

第三节　肺炎

肺炎是指终末气道、肺泡和肺间质的炎症,可由病原微生物、理化因素、免疫损伤、过敏及药物所致,是呼吸系统的常见疾病,任何季节都会发病,但冬季和早春多见,任何年龄均有可能被感染。在我国,发病率及病死率高,尤其是老年人或免疫功能低下者,在各种致死病因中居第五位。随着抗生素的应用和发展,其病死率明显下降,但是,老年人及免疫功能低下者并发肺炎时,其病死率仍较高。临床表现主要有发热、咳嗽、咳痰和呼吸困难等,肺部 X 线片可见炎性浸润阴影。肺炎预后良好,可以恢复其原来的结构和功能。

一、肺炎链球菌肺炎

肺炎链球菌肺炎是由肺炎链球菌所引起的肺实质的炎症,为最常见的细菌性肺炎,约占社区获得性肺炎的半数。本病以冬季与初春为高发季节,多发生于原先健康的青壮年男性,老年或婴幼儿呼吸道免疫功能受损或有慢性基础疾病等均易遭受肺炎链球菌侵袭。临床起病急骤,患者均有寒战、高热、胸痛、咳嗽和血痰等症状。近年来因抗生素及时、广泛的应用,发病率逐渐下降,不典型病例较前增多。

(一)护理评估

1.健康史

询问患者发病情况,有无受凉淋雨、过度疲劳、醉酒,是否年老体弱、长期卧床、意识不清、吞咽和咳嗽反射障碍、患慢性或重症疾病;是否长期使用糖皮质激素或免疫抑制剂、接受机械通气及大手术等;了解患者既往的健康状况,起病前是否存在使机体抵抗力下降、呼吸道防御功能受损的因素。

2.身体评估

(1)症状:典型表现为起病急骤,畏寒、高热、全身肌肉酸痛,体温通常在数小时内升至39～40℃,呈稽留热型。患侧胸痛,可放射至肩部或腹部,咳嗽或深呼吸时加剧。咳嗽,咳痰,痰中带血,典型者咳铁锈色痰。当病变范围广泛时,引起呼吸功能受损,表现为呼吸困难、发绀等。

(2)体征:患者呈急性病容,面颊绯红,鼻翼扇动,皮肤灼热、干燥,口角及鼻甲周围可出现单纯性疱疹;早期肺部无明显异常体征。肺实变时,触觉语颤增强,叩诊浊音,听诊闻及支气管呼吸音,消散期可闻及湿啰音。严重者有发绀,心率过速或心律不齐。

3.心理—社会状况

由于肺炎起病多急骤,短期内病情严重,加之高热和全身中毒症状明显,患者及家属常有焦虑不安;当出现较严重的并发症时,患者会出现忧虑和恐惧的心理。

4.辅助检查

(1)血常规:除年老体弱、酗酒、免疫功能低下者白细胞计数可不增高外,其余白细胞计数升高,中性粒细胞多在80%以上,伴核左移。

(2)痰液检查:痰涂片发现典型的革兰染色阳性、带荚膜的双球菌或链球菌。

(3)胸部X线片检查:早期仅见肺纹理增多,随着病情进展,表现为大片炎性浸润阴影或实变影,在消散期,X线片显示炎性浸润逐渐吸收,可有片状区域吸收较快,呈现"假空洞"征。

(二)治疗原则

(1)早期应用抗生素治疗:首选青霉素G,滴注时每次尽可能在1h内滴完,以达到有效的血药浓度。青霉素过敏者,可选用红霉素、头孢菌素等。

(2)抗生素治疗时应给予支持治疗及对症治疗,如卧床休息,保证热量、维生素及蛋白质的摄入量,纠正脱水,维持水、电解质平衡。

(3)有感染性休克时按感染性休克治疗方法处理。

二、肺炎支原体肺炎

肺炎支原体肺炎是由肺炎支原体引起的呼吸道和肺部的急性炎症改变。

本病约占非细菌性肺炎的1/3以上,或各种原因引起的肺炎的10%。常于秋冬季节发病。患者以儿童和青年人居多,婴儿有间质性肺炎时应考虑支原体肺炎的可能性。本病经有效治疗多在2~4周内痊愈,有严重并发症者可使病程迁延。

(一)护理评估

1.健康史

起病通常缓慢,发病前常有鼻炎,咽炎等前驱症状。

2.身体评估

(1)症状:有咽痛、咳嗽、畏寒、发热、头痛、乏力、肌痛等症状。咳嗽多为阵发性刺激性呛咳,咳少量黏液,发热可持续2~3周,体温恢复正常后可能仍有咳嗽。

(2)体征:肺部体征多不明显,一般无肺实变体征,可有局限性呼吸音减低及少量干湿性啰音。

3.心理—社会状况

患者对本病的病因及预防知识缺乏,常因剧烈的咳嗽而烦躁不安、焦虑。

4.辅助检查

血常规白细胞总数正常或稍增高,以中性粒细胞为主;可有红细胞沉降率增快;血清学检查是确诊肺炎支原体感染最常用的检测手段;X线表现无特征性。

(二)治疗原则

(1)早期使用适当的抗生素可以减轻症状,缩短疗程至7~10d。肺炎支原体肺炎可在3~4周自行消散。

(2)治疗首选药物为大环内酯类抗生素,红霉素静脉滴注速度不宜过快,浓度不宜过高,以免引起疼痛及静脉炎。用药疗程不少于10d。青霉素或头孢菌素类抗生素无效。

(3)对剧烈呛咳者,应适当给予镇咳药。

三、军团菌肺炎

军团菌肺炎是由革兰染色阴性嗜肺军团杆菌引起的一种以肺炎为主的全身性疾病,又称军团病,1976年被确认。该菌存在于水和土壤中,常经供水系统、空调和雾化吸入而被吸入,引起呼吸道感染,可呈小的暴发流行,夏季与初秋为多发季节,常侵及老年人、患有慢性病或免疫功能受损者等症状。

(一)护理评估

1.健康史

一般起病缓慢,也可经2~10d潜伏期后突然发病。老年人或原有慢性疾病、血液病、恶性肿瘤、艾滋病或接受免疫抑制剂致免疫功能低下者易患本病。

2.身体评估

(1)症状:开始有倦怠、乏力和低热,1~2d后出现高热、寒战、肌痛、头痛。呼吸道症状为咳嗽、痰少而黏稠,痰可带血,一般不呈脓性。可伴胸痛,进行性呼吸困难;消化道症状为恶心、呕吐和水样腹泻;严重者有焦虑、感觉迟钝、定向障碍、谵妄等神经精神症状,并可出现呼吸衰竭、休克和肾功能损害。

(2)体征:20%的患者可有相对缓脉,肺实变体征,两肺散在干、湿啰音,心率加快,胸膜摩擦音。

3.心理一社会状况

本病起病急骤,短期内病情严重,患者常因疾病来势凶猛而烦躁不安、焦虑。

4.辅助检查

血白细胞计数多超过$10×10^9$/L,中性粒细胞核左移,红细胞沉降率快。动脉血气分析可提示低氧血症。支气管抽吸物、胸腔积液、支气管肺泡灌洗液做革兰染色可以查见细胞内的军团杆菌。

(二)治疗原则

(1)首选红霉素,用药2~3周,必要时可加利福平,或多西环素疗程3周以上,否则易复发。

(2)氨基糖苷类和青霉素、头孢菌素类抗生素对本病无效。

四、传染性非典型肺炎

传染性非典型肺炎是由SARS冠状病毒(SARS—Cov)引起的具有明显传染性、可累及多个脏器系统的特殊肺炎,世界卫生组织(WHO)将其命名为严重急性呼吸综合征(SARS)。

主要临床特征为急性起病、发热、干咳、呼吸困难、白细胞不高或降低、肺部阴影及抗生素治疗无效。本病依据报告病例计算的平均死亡率达9.3%。人群普遍易感,呈家庭和医院聚集性发病,多见于青壮年,儿童感染率较低。

(一)护理评估

1.健康史

询问患者接触史、家族史、个人史及既往健康情况,有无与SARS患者密切接触(指与

SARS 患者共同生活,照顾 SARS 患者,或曾经接触 SARS 患者的排泄物,特别是气道分泌物),特别询问是否到过收治 SARS 患者的医院和场所等不知情接触史。是否到过 SARS 流行地区,家族中有无相同患者;了解病程经过以及诊治情况,患者近期活动范围等;其潜伏期为 2～10d。

2.身体评估

(1)症状:起病急骤,发热,体温常大于 38℃,有寒战、咳嗽、少痰,偶有血丝痰、心悸、气促,甚至呼吸窘迫;伴有肌肉酸痛、头痛、关节痛、乏力和腹泻。患者多无上呼吸道卡他症状。

(2)体征:肺部体征多不明显,部分患者可闻及少许湿啰音,或有肺实变体征。

3.心理—社会状况

评估患者因患病以及隔离治疗是否表现有焦虑、忧郁、恐惧、悲观、自卑、孤独等心理反应,评估家庭成员对患者的态度、关心程度、照顾方式、患者的经济状况等。

4.辅助检查

(1)血液检查:血白细胞计数不升高,或降低,常有淋巴细胞减少,血小板降低。部分患者血清转氨酶、乳酸脱氢酶等升高。

(2)病原学检查:早起用鼻咽部冲洗或吸引物、血、尿、便等标本进行病毒分离和聚合酶链反应(PCR)。平行检测进展期和恢复期双份血清 SARS 病毒特异性 IgM、IgG 抗体,抗体阳转或 4 倍以上升高,具有病原学诊断意义。

(3)胸部 X 线片检查:早期无异常,1 周内逐渐出现肺纹理粗乱的间质性改变、斑片状或片状渗出影,典型的改变为磨玻璃影及肺实变影。在 2～3d 波及一侧肺野或两肺,约半数波及双肺。病灶多在中下叶呈外周分布。

(二)治疗原则

以对症治疗为主,卧床休息,加强营养支持和器官功能保护,酌情静脉输液及吸氧,注意消毒隔离,预防交叉感染;已明确并发细菌感染者,及时选用敏感的抗生素;给予抗病毒药物,如利巴韦林、阿昔洛韦等,发病早期给予奥司他韦有助于减轻发病和症状;重症患者酌情使用糖皮质激素,密切注意其不良反应和 SARS 并发症。出现低氧血症的患者,使用无创机械通气,持续用至病情缓解,效果不佳或出现 ARDS,及时进行有创机械通气治疗。出现休克或多器官功能障碍综合征,应予相应治疗。

五、肺炎患者的护理

(一)环境

室内阳光充足、空气新鲜,每日定时通风,保持适宜的温湿度。病房环境保持整齐、清洁、安静和舒适并适,当限制探视。

(二)休息

急性期卧床休息,尤其对于体温尚未恢复的患者,卧床休息可以减少组织耗氧量,利于机体组织的修复。卧床休息时,协助患者取半卧位,可增强肺通气量,减轻呼吸困难。应尽量将治疗、检查与护理操作集中进行,避开患者的睡眠和进餐时间,确保患者得到充分的休息。

(三)饮食

高热时,应及时补充营养和水分,给予高热量、高蛋白、富含维生素、易消化的流质或半流质饮食。鼓励患者多饮水,每日饮水量在 2000mL 以上。高热、暂不能进食者需静脉补液,滴速不宜过快,以免引起肺水肿。有明显麻痹性肠梗阻或胃扩张时,应暂时禁食、禁水,给予胃肠减压,直至肠蠕动恢复。

(四)病情观察

(1)意识状态:肺炎患者若出现烦躁不安或反应迟钝等精神症状时,须警惕休克的发生。

(2)脉搏:脉搏的强度和频率是观察休克症状的重要依据。脉搏快而弱后往往出现血压下降;脉搏细弱不规则或不能触及,表示血容量不足或心力衰竭。

(3)呼吸:休克患者呼吸浅促,若呼吸深而快常提示代谢性酸中毒。

(4)血压及脉压:早期血压下降,若在 10.6/6.7kPa(80/50mmHg)以下,脉压小,提示严重感染引起毛细血管通透性增加,周围循环阻力增加,心排量减少,有效血容量不足,病情严重。

(5)尿量:是观测休克期病情变化的重要指标,休克严重时常发生尿量减少或无尿。监测每小时尿量和尿比重,准确记录 24h 出入量。

(6)皮肤黏膜色泽及温湿度:反应皮肤血液灌注情况,如面、唇、甲床苍白和四肢厥冷,显示血液灌注不足。

(7)痰液:观察痰液的量、颜色和气味。如肺炎链球菌肺炎呈铁锈色痰,克雷白杆菌肺炎典型痰液为砖红色胶冻状,厌氧菌感染者痰液多有恶臭味等。

(8)监测血白细胞计数和分类计数、动脉血气分析结果。

(五)高热护理

(1)寒战时注意保暖,及时添加被褥,使用热水袋时防止烫伤,一般寒战可持续半小时左右,此期禁止物理降温。

(2)高热时,应给予物理降温,如酒精擦浴、冰袋、冰帽等方法,物理降温的同时,要注意保暖,如足底部置热水袋保暖。高热持续不退者,遵医嘱给予解热镇痛药物。

(3)大量出汗者应及时更换衣服和被褥,协助擦汗,避免着凉,并注意保持皮肤的清洁干燥。

(4)做好口腔护理:高热使唾液分泌减少,口腔黏膜干燥,同时机体抵抗力下降,易引起口唇干裂、口唇疱疹、口腔炎症、溃疡。因此,应做好口腔护理,协助患者漱口或用漱口液清洁口腔,口唇干裂可涂润滑油保护。

(5)卧床休息,以减轻头痛、乏力、肌肉酸痛症状。

(6)高热伴烦躁不安者,应注意安全护理,防止摔伤,必要时应用约束带。

(六)保持呼吸道通畅

指导患者进行有效咳嗽,协助排痰,采取翻身、叩背、雾化吸入等措施。对痰量较多且不易咳出者,遵医嘱应用祛痰剂。协助患者取半卧位休息,以增强肺通气量,减轻呼吸困难。有气急发绀者,应给予氧气吸入,流量为 2～4L/min。

(七)胸痛患者

应采取患侧卧位,也可在呼气状态下用宽胶布固定胸廓,降低呼吸幅度而减轻痛苦,必要时遵医嘱给予止疼药。早期干咳而胸痛明显者,遵医嘱使用镇咳剂治疗以减轻疼痛。

(八)休克型肺炎的观察和护理

(1)将患者安置在监护室,专人护理:取抬高头胸部约 20°,抬高下肢约 30°的仰卧中凹位,以利于呼吸和静脉血回流,增加心排出量。尽量减少搬动,并注意保暖。

(2)迅速建立两条静脉通路,遵医嘱给予扩充血容量、纠正酸中毒、应用血管活性药物和糖皮质激素等抗休克治疗及应用抗生素抗感染治疗,恢复正常组织灌注,改善微循环功能。

1)扩充血容量:扩容是抗休克的最基本措施。一般先输低分子右旋糖酐,以迅速扩充血容量、降低血黏稠度、防止 DIC 的发生;继之输入 5%葡萄糖盐水、复方氯化钠溶液、葡萄糖溶液等。输液速度应先快后慢,输液量宜先多后少,可在中心静脉压的监测下决定补液的量和速度。扩容治疗要求达到比较理想的效果:收缩压大于 90mmHg(12.0kPa),脉压大于 30mmHg(4.0kPa)。中心静脉压不超过 10cmH$_2$O;尿量多于 30mL/h;脉率少于 100 次/min;患者口唇红润、肢端温暖。

2)纠正酸中毒:常用 5%碳酸氢钠溶液静脉滴注。纠正酸中毒可以增强心肌收缩力,改善微循环。

3)血管活性药物:在补充血容量和纠正酸中毒后,末梢循环仍无改善时可应用血管活性药物,如多巴胺、酚妥拉明、间羟胺等。血管活性药物应由单独一路静脉输入,并随时根据血压的变化来调整滴速。滴注多巴胺时,要注意药液不得外渗至组织中,以免引起局部组织的缺血坏死。

4)抗感染治疗:应早期使用足量有效的抗生素,重症患者常需联合用药并经静脉给药。用药过程中,要注意观察疗效和不良反应,发现异常及时报告并处理。

5)糖皮质激素的应用:病情严重,经上述药物治疗仍不能控制者,可使用糖皮质激素,以解除血管痉挛,改善微循环,稳定溶酶体膜,以防酶的释放,从而达到抗休克的作用。常用氢化可的松、地塞米松加入葡萄糖液中静脉滴注。

(九)心理护理

以通俗易懂的语言耐心讲解疾病的知识,各种检查、治疗和护理的目的。特别是休克型肺炎患者,及时与患者及家属进行沟通,减轻其心理负担,使患者能够积极配合治疗。

六、健康教育

(一)对疾病相关知识的宣教讲解

指导患者了解肺炎的病因和诱因,避免受凉、淋雨、吸烟、酗酒和防止过度疲劳。有皮肤痈、疖、伤口感染、毛囊炎、蜂窝织炎时及时治疗,尤其是免疫功能低下者和慢支、支气管扩张者。

(二)自我护理与疾病监测的指导

慢性病、年老体弱、长期卧床者,应注意经常改变体位、翻身、叩背、咳出气道痰液,有感染征象时及时就诊。

(三)饮食与活动的指导

增加营养的摄入,保证充足的休息时间,劳逸结合,生活有规律性。积极参加体育锻炼,增强体质,防止感冒。

(四)用药的指导

指导患者遵医嘱按时服药,了解肺炎治疗药物的疗效、用法、疗程、不良反应,防止自行停药或减量,定期随访。

第四节　肺脓肿

肺脓肿是由多种病原菌引起肺实质坏死的肺部化脓性感染。早期为肺组织的化脓性炎症,继而坏死、液化,由肉芽组织包绕形成脓肿。临床特征为高热、咳嗽和咳大量脓臭痰。胸部X线显示一个或多发的含气液平的空洞,如多个直径小于2cm的空洞则称为坏死性肺炎。本病可见于任何年龄,青壮年男性及年老体弱有基础疾病者多见。自抗生素广泛应用以来,肺脓肿发病率明显降低。

病原体常为上呼吸道、口腔的定植菌,包括需氧、厌氧和兼性厌氧菌。90%肺脓肿患者并发有厌氧菌感染。常见的其他病原体包括金黄葡萄球菌、化脓性链球菌、肺炎克雷白杆菌和铜绿假单胞菌。根据感染途径,肺脓肿可分为三种类型:吸入性肺脓肿、继发性肺脓肿和血源性肺脓肿。

一、护理评估

(一)健康史

了解患者有无意识障碍、肺部感染,以及齿、口、鼻咽部感染等相关病史;询问有无手术、劳累、醉酒、受凉和脑血管病等病史,以及身体其他部位的感染病史;了解细菌的来源和脓肿的发生方式。

(二)身体评估

1.症状

急性起病,畏寒、高热,体温达39~40℃,伴有咳嗽、咳黏痰或黏液脓性痰。炎症累及壁层胸膜可引起胸痛,且与呼吸有关。病变范围大时可出现气促。此外还有精神不振、全身乏力、食欲减退等全身中毒症状。如感染控制不及时,可于发病的10~14d,突然咳出大量脓臭痰及坏死组织,每日可达300~500mL,静置后可分为3层。偶有1/3患者有不同程度的咯血,偶有中、大量咯血而突然窒息致死。一般在咳出大量脓痰后,体温明显下降,全身中毒症状随之减轻,数周内一般情况逐渐恢复正常。肺脓肿破溃到胸膜腔,可出现突发性胸痛、气急,出现脓气胸。部分患者缓慢发病,仅有一般的呼吸道感染症状。血源性肺脓肿多先有原发病灶引起的畏寒、高热等全身脓毒症的表现。经数日或数周后才出现咳嗽、咳痰,痰量不多,极少咯血。慢性肺脓肿患者常有咳嗽、咳脓痰、反复发热和咯血,持续数周到数日。可有贫血、消瘦等慢性中毒症状。

2.体征

体征与肺脓肿的大小和部位有关。初起时肺部可无阳性体征,或患侧可闻及湿啰音;病变继续发展,可出现肺实变体征,可闻及支气管呼吸音;肺脓腔增大时,可出现空瓮音;病变累及胸膜可闻及胸膜摩擦音或呈现胸腔积液体征。血源性肺脓肿多无阳性体征。慢性肺脓肿常有杵状指(趾)。

(三)心理—社会状况

急性肺脓肿起病急,症状明显,患者易产生紧张不安的情绪;慢性肺脓肿病程长,破坏了正常的工作、生活秩序,咳出大量脓性臭痰,无论对本人还是其他人都是一种不良刺激,患者常出现情绪抑郁,表现为悲观、失望、焦虑等。

(四)辅助检查

1.血常规检查

急性肺脓肿血白细胞总数可达$(20\sim30)\times10^9/L$,中性粒细胞在 90% 以上,核明显左移,常有中毒颗粒。慢性患者的白细胞可稍有升高或正常,红细胞和血红蛋白减少。

2.痰细菌学检查

气道深部痰标本细菌培养可有厌氧菌和(或)需氧菌存在。

3.胸部 X 线检查

X 线胸片早期可见大片浓密模糊浸润阴影,边缘不清或团片状浓密阴影。脓肿形成,脓液排出后,可见圆形透亮区及液平面。经脓液引流和抗生素治疗后,周围炎症先吸收,最后可仅残留纤维条索状阴影。血源性肺脓肿典型表现为两肺外侧有多发球形致密阴影,大小不一,中央有小脓腔和气液平面。

4.纤维支气管镜检查

有助于明确病因、病原学诊断及治疗。

二、治疗原则

本病的治疗原则是抗菌药物治疗和脓液引流。

(一)抗菌药物治疗

一般选用青霉素。对青霉素过敏或不敏感者,可用林可霉素、克林霉素或甲硝唑等药物。若疗效不佳,要注意根据细菌培养和药物敏感试验结果选用有效抗菌药物。

(二)脓液引流

此方法是提高疗效的有效措施。痰液黏稠不易咳出者可用祛痰药或雾化吸入生理盐水、祛痰药或支气管舒张剂以利痰液引流。身体状况较好者可采取体位引流排痰。

(三)支气管肺泡灌洗术(BAL)

其是一种介入性操作,在纤维支气管镜直视下操作,能有效清除肺脓肿腔内的脓性分泌物,并可直接注入抗生素。

三、护理措施

(一)环境

肺脓肿患者咳痰量大,常有厌氧菌感染,痰有臭味,应保持室内空气流通,同时注意保暖,如有条件最好住单间。

(二)饮食护理

由于脓肿的肺组织在全身消耗严重的情况下修复困难,机体需要较强的支持疗法,应加强营养,给予高蛋白、高维生素、高热量、易消化饮食,食欲欠佳者应少量多餐。

(三)咳嗽、咳痰的护理

肺脓肿患者通过咳嗽排出大量脓痰。应鼓励患者进行有效的咳嗽,经常活动和变换体位,以利痰液排出。鼓励患者增加液体摄入量,以促进体内的水化作用,使脓痰稀释而易于咳出。

要注意观察痰的颜色、性质、气味和静置后是否分层。准确记录 24h 痰液排出量。当发现血痰时,应及时报告医生,若痰中血量较多,要严密观察病情变化,并准备好抢救药品和用品,嘱患者头偏向一侧,最好取患侧卧位,注意大咯血或窒息的发生。

(四)体位引流的护理

体位引流有利于大量脓痰排出体外,根据病变部位采用肺段、支气管引流的体位,使支气管内痰液借重力作用,经支气管、气管排出体外。对脓痰甚多,且体质虚弱的患者应做监护,以免大量脓痰涌出但无力咳出而窒息。年老体弱、呼吸困难明显者或在高热、咯血期间不宜行体位引流。必要时,应用负压吸引器给予经口吸痰或支气管镜抽吸排痰。痰量不多,中毒症状严重,提示引流不畅,应积极进行体位引流。发绀、呼吸困难、胸痛明显者,应警惕脓气胸。

(五)口腔护理

肺脓肿患者高热时间较长,唾液分泌减少,口腔黏膜干燥;又因咳大量脓臭痰,利于细菌繁殖,易引起口腔炎及黏膜溃疡;而大量抗生素的应用,易诱发真菌感染。因此要在晨起、饭后、体位引流后、临睡前协助患者漱口,做好口腔护理。

(六)用药护理

遵医嘱给予抗生素、祛痰药、支气管扩张剂,或给予雾化吸入。以利痰液稀释、排出。

(七)心理护理

本病患者常有焦虑、抑郁、内疚等不良心理状态。护理人员应富有同情心和责任感,向患者解释肺脓肿的有关知识,多进行安慰,对患者提出的问题耐心解答,建立良好的护患关系,使患者能积极主动配合治疗,以缩短疗程,争取早日彻底康复。

四、健康教育

(一)疾病预防指导

让患者了解肺脓肿的感染途径,彻底治疗口腔、上呼吸道慢性感染病灶如龋齿、化脓性扁桃体炎、鼻窦炎、牙周溢脓等,以防止病灶分泌物吸入肺内,诱发感染。重视口腔清洁,经常漱口,多饮水,预防口腔炎的发生。积极治疗皮肤外伤感染、痈、疖等化脓性病灶,不挤压痈、疖,防止血源性肺脓肿的发生。不酗酒。

(二)疾病知识指导

(1)教会患者有效咳嗽、体位引流的方法,及时排出呼吸道异物,防止吸入性感染,保持呼吸道通畅,促进病变的愈合。

(2)指导慢性病、年老体弱患者家属经常为患者翻身、叩背,促进痰液排出,疑有异物吸入时要及时清除。

(3)肺脓肿患者的抗生素治疗需时较长,才能治愈,防止病情反复。患者及家属应了解其重要性,遵从治疗计划,积极配合治疗。

第五节　支气管哮喘

支气管哮喘(简称哮喘),是一种由多种炎症细胞(如嗜酸性粒细胞,肥大细胞、T淋巴细胞、中性粒细胞和气道上皮细胞等)和细胞组分参与的气道慢性炎症性疾患。慢性炎症导致气道高反应性的产生,通常出现不同程度的广泛可逆性气流受限,并引起反复发作性的喘息、呼气性呼吸困难、胸闷或咳嗽等,常于夜间和(或)清晨发作、加重,部分患者可自行缓解或经治疗后缓解。哮喘是全球性最常见的慢性病之一,全球约有1.6亿患者。我国五大城市的调查资料显示,13～14岁儿童的发病率为3%～5%。调查发现儿童发病率高于成人,城市高于农村,发达国家高于发展中国家,成人男女患病率大致相同,约40%患者有家族史。

一、病因与发病机制

(一)病因

哮喘的病因尚未完全清楚,目前认为与多基因遗传有关,受遗传和环境因素的双重影响。常见的环境激发因素有以下几种。

1.吸入物

如尘螨、花粉、真菌、动物毛屑、二氧化硫、氨气、杀虫喷雾剂等各种特异和非特异性吸入物,以及被动吸烟等。尘螨是最常见的室内变应原,其次是真菌;花粉是最常见的室外变应原,木本植物(树花粉)常引起春季哮喘,禾本植物(草类花粉)常引起秋季哮喘。

2.感染

如细菌、病毒、原虫、寄生虫等。

3.食物

鱼、虾蟹、蛋类,牛奶及调味类食品等。

4.药物

普萘洛尔(心得安)、阿司匹林等药物。

5.其他

气候变化、运动、妊娠、精神因素等。

(二)发病机制

机制尚未完全阐明。多认为哮喘与变态反应、气道炎症、气道反应性增高和神经因素等有关。

1.变态反应

哮喘主要由接触变应原触发或引起。进入具有特异性体质机体的变应原,可刺激机体通过T淋巴细胞的传递,调控B淋巴细胞产生大量特异性IgE,并结合于肥大细胞和嗜碱性粒细胞表面的IgE受体。如变应原再次进入体内,可与结合在IgE受体上的IgE交联,使该细胞合成并释放多种活性介质导致平滑肌收缩、黏液分泌增加、血管通透性增高和炎性细胞浸润等。炎性细胞在介质的作用下又可分泌多种介质,使气道病变加重,炎性浸润增加而出现哮喘的临床症状。

2.气道炎症

目前认为哮喘的本质是气道慢性炎症。哮喘均表现为肥大细胞、嗜酸性粒细胞和 T 淋巴细胞等多种炎症细胞在气道的浸润和聚集。这些炎症细胞相互作用,可分泌 50 多种炎症介质和 25 种以上的细胞因子。炎症细胞、介质和细胞因子相互作用构成复杂的网络,导致气道反应性增高、气道平滑肌收缩、黏液分泌增多和血管渗出增加。各种细胞因子及环境刺激因素可作用于气道上皮细胞,后者分泌内皮素－1 及基质金属蛋白酶并活化各种生长因子,以上因子共同作用于上皮下成纤维细胞和平滑肌细胞,使之增殖而引起气道重塑。

3.气道高反应性(AHR)

是指气道对不同刺激的平滑肌收缩反应增高,是哮喘发生发展中的一个重要因素,也可出现于长期吸烟、病毒性上呼吸道感染、接触臭氧、COPD 者等。AHR 受遗传因素的影响,常有家族倾向。一般认为气道炎症是引起气道高反应性的重要机制之一,当变应原或其他因素刺激气道后,由于炎症细胞、炎症介质和细胞因子的参与及相互作用,气道上皮和上皮内神经的损害等可引起气道高反应性。

4.神经机制

支气管受复杂的自主神经支配,有肾上腺素能神经、胆碱能神经和非肾上腺素能非胆碱能(NANC)神经系统。哮喘的自主神经功能障碍主要表现为迷走神经张力亢进,β 肾上腺素受体功能低下,或对 α 肾上腺素能神经的反应性增加。当 NANC 释放舒张支气管平滑肌的神经介质(如血管活性肠肽、一氧化氮)和收缩平滑肌的介质(P 物质、神经激肽、降钙素基因相关肽等)平衡失调时,可引起支气管平滑肌收缩,促进气道炎症。

二、临床表现

(一)症状

典型表现为发作性伴有喘鸣音的呼气性呼吸困难,或发作性胸闷、咳嗽。干咳或咳大量白色泡沫痰。严重时出现端坐呼吸,发绀等。哮喘症状可在数分钟内发作,经数小时至数天,可自行缓解或用支气管舒张药缓解。某些患者在缓解数小时后可再次发作。在夜间及凌晨发作和加重常是哮喘的特征之一。不典型者如咳嗽变异型哮喘,可仅表现为咳嗽;运动性哮喘可表现为在剧烈运动开始后 6～10 分钟或运动停止后 2～10 分钟出现胸闷、咳嗽和呼吸困难。

(二)体征

发作时典型体征为胸部呈过度充气状态,有广泛的哮鸣音,呼气音延长。辅助呼吸肌和胸锁乳突肌收缩加强。心率增快、奇脉、胸腹反常运动、发绀、意识障碍等常出现于严重哮喘患者,提示病情严重。非常严重的哮喘发作时,可出现呼吸音低下,哮鸣音消失,称为寂静胸,预示病情危重,随时会出现呼吸骤停。

哮喘患者如不发作可无任何症状和体征。

(三)分期

根据临床表现,哮喘可分为急性发作期、慢性持续期和缓解期。缓解期是指经治疗或未经治疗症状、体征消失,肺功能恢复到急性发作前水平,并维持 4 周以上。

支气管哮喘病情的评价分为两个部分。①哮喘急性发作时严重程度的评价:哮喘急性发作是指气促、咳嗽、胸闷等症状突然发生,常伴呼吸困难,以呼气流量降低为特征,多为接触变应原等刺激物或治疗不当所致。可在数小时或数天内病情加重,偶见于数分钟内出现生命危险,对病情应作及时、正确评估,给予有效的抢救措施。②慢性持续期病情的总评价:许多哮喘患者在相当长的时期,即使没有急性发作,总有不同程度和(或)不同频度的症状出现(喘息、咳嗽、胸闷等),故常根据就诊前的临床表现、控制症状的治疗药物、肺功能等进行病情的总评价。

(四)并发症

发作时可出现自发性气胸、纵隔气肿和肺不张等并发症。长期反复发作和感染可并发慢性支气管炎、肺气肿、支气管扩张、肺纤维化、间质性肺炎和肺源性心脏病。

三、实验室及其他检查

(一)血常规及痰液检查

可有嗜酸性粒细胞升高,痰涂片可见嗜酸性粒细胞。

(二)呼吸功能检查

与呼气流速有关的指标,第一秒用力呼气容量(FEV_1)、第一秒用力呼气容量占用力肺活量比值(FEV_1/FVC)、呼气流速峰值(PEFR)等均显著下降。而残气量(RV)、功能残气量(FRC)和肺总量(TLC)均增加;残气量占肺总量(RV/TLC)百分比升高。

(三)血气分析

哮喘发作时可有不同程度低氧血症。在 PaO_2 下降的同时有 $PaCO_2$ 升高则提示气道堵塞、病情危重。重症哮喘有呼吸性酸中毒或合并代谢性酸中毒。

(四)胸部 X 线检查

哮喘发作时两肺透亮度增加,缓解期无异常。

(五)过敏原检测

用放射性过敏原吸附试验(RAST)测定特异性 IgE,可较正常人高 2~6 倍。在缓解期检查可判断过敏原,应防止发生过敏反应。

四、护理评估

(一)健康史

(1)询问患者发作时的症状、持续时间、诱发或缓解因素,了解既往治疗经过和检查。

(2)了解患者对哮喘知识的掌握程度,询问患者是否熟悉哮喘急性发作的先兆和处理方法,发作时有无按医嘱治疗。

(3)评估患者呼吸困难对日常生活、工作的影响程度,了解患者的家族史。

(4)评估引起患者哮喘发生的各种病因和诱因,如有无接触变应原、吸烟等。

(二)辅助检查

1.肺功能检查

FEV_1、FEV_1/FVC,呼气流量峰值(PEF)等有关呼气流速的指标,在哮喘发作时全部下降,经有效的支气管扩张药治疗后好转,缓解期逐渐恢复。哮喘发作时还可以有用力肺活量(FVC)降低,残气量、功能残气量、肺总量增加,残气/肺总量比值升高。

2.动脉血气分析

哮喘严重发作时可有不同程度的低氧血症、低碳酸血症、呼吸性碱中毒等症状,病情进一步加剧,可表现呼吸性酸中毒。

3.胸部 X 线检查

哮喘发作时两肺透亮度增加,呈过度充气状态。并发感染时,可见肺纹理增加和炎症浸润阴影。

4.血液检查

发作时可有嗜酸性粒细胞增多,并发感染时白细胞和中性粒细胞增多,外源性哮喘者血清总 IgE 升高。

5.痰液检查

涂片可见较多的嗜酸性粒细胞及其退化形成的夏科－莱登结晶、黏液栓等。

6.支气管激发试验

测定气道反应性,吸入激发剂后,FEV_1 或 PEF 的下降$\geq 20\%$,即可确定为支气管激发试验阳性。可作为辅助诊断和评估哮喘严重程度与预后。

7.支气管舒张试验

测定气流受限的可逆性。吸入支气管舒张药后 FEV_1 或 PEF 改善率$\geq 15\%$可诊断支气管舒张试验阳性,可辅助诊断和指导用药。

8.特异性变应原检测

缓解期检测有利于判断变应原,了解导致个体哮喘发作的危险因素。

(三)心理－社会评估

哮喘急性和反复发作,可影响患者的睡眠、体力活动,应评估患者有无烦躁焦虑、恐惧等心理反应,并注意给予心理安慰;因哮喘需要终身防治,评估患者的家庭－社会支持系统,以及对疾病治疗的信心,应加强与患者的沟通,增加患者的信心和对疾病的了解。

五、护理措施

(一)生活护理

1.发现和避免诱发因素

询问患者导致发作的因素,如能发现和避免诱发因素,有助于哮喘症状的控制,并保持环境清洁、空气新鲜。

2.饮食护理

根据需要供给热量,必要时可静脉补充营养。禁食用可能诱发哮喘的食物,如鱼、虾、蟹、牛奶及蛋类。

(二)心理护理

哮喘反复发作可以导致心理障碍,而心理障碍也会影响哮喘的临床表现和治疗效果。正确认识和处理这些心理问题,有利于提高哮喘的治疗成功率。护士应关心、体贴患者。通过暗示、说服、示范、解释,训练患者逐渐学会放松技巧及转移自己的注意力。

(三)治疗配合

1.病情观察

密切观察患者症状体征的变化,了解其呼吸困难的程度,辅助呼吸肌的活动情况,测量和记录体温、脉搏和呼吸及哮喘发作的持续时间。配合医生监测肺功能指标(FEV_1 或 PEF),进行动脉血气分析,防止出现并及时处理危及生命的严重哮喘发作。当 $PaO_2 < 60mmHg$,

$PaCO_2 > 50mmHg$ 时,说明患者已经进入呼吸衰竭状态。发现上述情况及时通知医生,并做相应的护理。

2.对症护理

(1)体位:让患者取坐位,将其前臂放在小桌上,背部靠着枕头,注意保暖,防止肩部着凉。

(2)氧疗:患者哮喘发作严重,遵医嘱给予鼻导管或面罩吸氧,改善呼吸功能。

(3)保持呼吸道通畅:遵医嘱给予祛痰药和雾化吸入,以湿化气道,稀释痰液,利于排痰。在气雾湿化后,护士应注意帮助患者翻身叩背,引流排痰。

(4)重度哮喘发作有可能导致呼吸衰竭,有窒息等危险,可准备物品行气管插管进行机械通气。因此,应备好气管插管和所需物品及各种抢救物品,配合医生抢救。

(四)用药护理

1.糖皮质激素(简称激素)

此药物是当前治疗哮喘最有效的药物。可采取吸入、口服和静脉用药。指导患者吸入药物后用清水充分漱口,使口咽部无药物残留,减轻局部反应。长期用药可引起骨质疏松等全身反应,指导患者联合用药,减轻激素的用量。口服用药时指导患者不可自行停药或减量。

2.色甘酸钠

此药物是一种非皮质激素抗炎药物。能预防变应原引起速发和迟发反应,以及运动和过度通气引起的气道收缩。少数病例可有咽喉不适、胸闷,偶见皮疹,孕妇慎用。

3.β_2受体激动剂(沙丁胺醇)

此药物可舒张气道平滑肌,解除气道痉挛和增加黏液纤毛清除功能等。吸入后 5~10 分钟即可起效,药效可维持 4~6 小时,多用于治疗轻度哮喘急性发作的患者,用药方法应严格遵医嘱间隔给药。用药期间应注意观察不良反应,如心悸、低血钾和骨骼肌震颤等。但一般反应较轻,停药后症状即可消失,应宽慰患者不必担心。

4.茶碱

此药物具有松弛支气管平滑肌、兴奋呼吸中枢等作用。主要不良反应为胃肠道症状(恶心、呕吐),心血管症状(心动过速、心律失常、血压下降)。最好用药中监测血浆氨茶碱浓度。发热、妊娠、小儿或老年人,患有肝、心、肾功能障碍及甲状腺功能亢进者尤须慎用。

5.其他药物

半胱氨酰白三烯受体拮抗剂主要的不良反应是胃肠道症状,通常较轻微,少数有皮疹,血管性水肿,转氨酶升高,停药后可恢复正常。吸入抗胆碱药物不良反应少,少数患者有口苦或口干感。

(五)健康教育

(1)指导患者注意哮喘发作的前驱症状,自我处理并及时就医,鼓励并指导患者坚持每日定时测量呼气流量峰值(PEF),监视病情变化,记录哮喘日记。指导患者各种雾化吸入器的正确使用方法。

(2)积极参加锻炼,尽可能改善肺功能,最大限度恢复劳动能力,预防疾病向不可逆性发展,预防发生猝死。

(3)指导患者了解使用药物的主要作用和用药的时间、频率与方法及各种药物的不良反应。

（4）指导峰流速仪的使用：①站立水平位握峰流速仪，不要阻挡游标移动。游标放在刻度的最基底位"0"处。②深吸气，嘴唇包住口器，尽可能快地用力呼气。③记录结果，将游标拨回"0"位，再重复 2 次，取其最佳值。④当呼气流量峰值用于诊断时，首先用患者呼气流量峰值与预计值比较。儿童一般根据性别、身高而调整确定其正常范围，亦可通过 2～3 周的正规治疗及连续观察，取无症状日的下午所测 PEF 为患儿个人最佳值。若该值低于一般统计正常值的 80%，则考虑为中度发作，应调整原有治疗方法。

（5）指导患者识别和避免过敏原或诱因，并采取相应措施。①在花粉和真菌最高季节应尽量减少外出。②保持居住环境干净、无尘、无烟，窗帘、床单、枕头应及时清洗。③避免香水、香的化妆品及发胶等可能的过敏原。④回避宠物，不用皮毛制成的衣物或被褥。如必须拜访有宠物家庭，应提前吸入气雾剂。⑤运动性哮喘患者在运动前应使用气雾剂。⑥充分休息，合理饮食，定期运动，情绪放松，预防感冒。

（6）推荐患者家属参与哮喘的管理，起到监督管理的作用。

第六节　呼吸衰竭

呼吸衰竭（简称呼衰）是指各种原因引起的肺通气和（或）换气功能严重障碍，以致在静息状态下亦不能维持足够的气体交换，导致低氧血症伴（或不伴）高碳酸血症，进而引起一系列病理生理改变和相应临床表现的综合征。

一、病因和发病机制

完整的呼吸过程包括外呼吸、气体运输和内呼吸三个环节。外呼吸中，肺通气和肺换气的任何一个环节的严重病变，都可导致呼吸衰竭。如气道阻塞性病变（COPD、重症哮喘）、肺组织病变（肺气肿、肺结核）、肺血管疾病（肺栓塞等）、胸廓与胸膜病变、神经肌肉疾病等均可引起通气/血流比例失调，导致缺氧或合并 CO_2 潴留。具体机制如下。

（一）缺氧和 CO_2 潴留的发生机制

1.肺泡通气不足

气道阻力增加、呼吸驱动力弱、无效腔气量增加均可导致通气不足，使肺泡 O_2 分压下降和 CO_2 分压上升。

2.通气/血流比例失调

正常每分钟肺泡通气量（V）4L，肺毛细血管血流量（Q）5L，两者之比应保持在 0.8，只有这样才能保证有效的气体交换。如 V/Q>0.8，表明通气过剩，血流不足，则形成生理无效腔增加，即为无效腔效应；V/Q<0.8，表明血流过剩，通气不足，使肺动脉的混合静脉血未经充分氧合进入肺静脉，则形成动静脉样分流。通气/血流比例失调，产生缺 O_2，而无 CO_2 潴留。

3.弥散障碍

肺泡弥散面积减少或呼吸膜的增厚均可影响气体的弥散。氧气弥散能力仅为 CO_2 的

1/20,故在弥散障碍时产生单纯缺氧。

(二)缺氧和 CO_2 潴留对机体的影响

1.对中枢神经的影响

脑组织对缺氧最为敏感,轻度缺氧可引起注意力不集中、智力减退、定向障碍;随缺氧加重,可致烦躁不安、神志恍惚、谵妄,甚至神志丧失乃至昏迷。CO_2 潴留对大脑皮质中枢的影响分三个阶段:开始抑制皮质活动;随着 CO_2 的增加,对皮质下层刺激加强,间接引起兴奋;若 CO_2 继续升高,皮质下层明显受抑制,进入 CO_2 麻醉状态。

2.对心脏、循环的影响

缺氧可使心率加快,心搏出量增加,血压上升;缺氧和 CO_2 潴留均能引起肺动脉收缩而增加肺循环阻力,导致肺动脉高压和右心负荷加重;长期缺 O_2 可使心肌变性、坏死和收缩力降低,导致心力衰竭;CO_2 浓度增加,可使皮下浅表毛细血管和静脉扩张,表现为四肢红润、温暖、多汗;缺 O_2、CO_2 潴留和酸中毒可引起严重的心律失常。

3.对呼吸的影响

缺氧对呼吸的影响远较 CO_2 潴留的影响小。缺 O_2 主要通过颈动脉窦和主动脉体化学感受器的反射作用刺激通气,如缺氧程度缓慢加重,这种反射迟钝。CO_2 是强有力的呼吸中枢兴奋剂,CO_2 浓度增加,通气量成倍增加,但当 CO_2 浓度过高时,反而抑制呼吸中枢。慢性呼衰时,$PaCO_2$ 缓慢升高,由于机体的慢性适应效应,通气量并无相应增加,反而有所下降,此时主要靠缺氧刺激呼吸,所以慢性呼衰应给予低浓度氧疗,以防止呼吸抑制。

4.对酸碱平衡和电解质的影响

严重缺氧可抑制有氧氧化,使无氧代谢增加,使乳酸在体内堆积,引起代谢性酸中毒;酸中毒使细胞内、外离子发生转移,细胞内钾离子移出而导致高钾血症和低氯血症。由于同时有呼吸性酸中毒,CO_2 在体内潴留使血中 HCO_3^- 增加,而代谢性酸中毒对 HCO_3^- 的消耗增加,所以 pH 值可能无明显降低。

5.对肝、肾和造血系统的影响

缺氧可直接或间接损害肝功能,使 ALT 上升。持续缺氧和 CO_2 潴留使肾血管痉挛,血流量减少,尿量减少。慢性缺血可使红细胞生成素增加,促使红细胞增生,有利于增加血液携氧量,但增加了血液黏稠度,加重肺循环和右心负担。

二、分型

(一)按动脉血气

1.Ⅰ型呼衰

仅有缺氧,不伴有二氧化碳潴留或二氧化碳降低,$PaO_2 < 60mmHg$,$PaCO_2$ 降低或正常。

2.Ⅱ型呼衰

既有缺氧,又伴有二氧化碳潴留。动脉血气分析为 $PaO_2 < 60mmHg$ 和动脉血二氧化碳分压 $PaCO_2 > 50mmHg$。

(二)按发病急缓

1.急性呼衰

急性呼衰是指呼吸功能原来正常,由于某些突发的致病因素,如严重肺疾患、创伤、休克、电击、急性气道阻塞等,使肺通气和(或)换气功能迅速出现严重障碍,在短时间内引起呼吸衰竭。因机体不能很快代偿,若不及时抢救,会危及患者生命。

2.慢性呼衰

是在原有慢性呼吸道疾患的基础上,呼吸功能损害逐渐加重,若机体通过代偿适应,仍能从事个人日常生活活动,称为代偿性慢性呼吸衰竭;若因呼吸道感染,或因其他原因增加呼吸生理负担所致代偿失调,出现严重缺氧、二氧化碳潴留和酸中毒等临床表现时,则称为失代偿性慢性呼吸衰竭。

(三)按病因

1.泵衰竭

即由于呼吸驱动力不足(呼吸运动中枢)或呼吸运动受限(周围神经麻痹,呼吸肌疲劳,胸廓畸形)引起呼吸衰竭称泵衰竭。

2.肺衰竭

由于气道阻塞,肺组织病变和肺血管病变所致的呼吸衰竭称为肺衰竭。

三、临床表现

除引起呼吸衰竭的原发病的表现外,呼吸衰竭临床表现主要是低氧血症所致的呼吸困难和多脏器功能障碍。

(一)呼吸困难

这是呼吸衰竭最早出现的症状。胸闷、憋气、呼吸费力、喘息是患者最常见的主诉。多数患者有明显的呼吸困难,可表现为频率、节律和幅度的改变,且与原发病有关。如急性肺损伤患者呼吸频率增快(30~40 次/分)、深大呼吸伴鼻翼翕动;COPD 患者则呼吸浅快伴辅助呼吸肌参与的点头或提肩呼吸,发生 CO_2 麻醉时呼吸又变得浅慢;中枢性疾病或中枢神经抑制性药物所致的中枢性呼吸衰竭,表现为呼吸节律改变,呈潮式呼吸、间歇呼吸或抽泣样呼吸。

(二)发绀

发绀是缺氧的典型表现。当动脉 PaO_2 <50mmHg、血氧饱和度低于 85% 时,可在血流量较大的口唇、指甲出现发绀;但应注意,发绀还受还原型血红蛋白含量、皮肤色素和心血管功能等因素影响。如红细胞增多者发绀更明显,贫血者则发绀不明显或不出现;严重休克末梢循环障碍的患者,即使动脉血氧分压尚正常,也可出现发绀。

(三)精神神经症状

急性呼衰的精神症状较慢性呼衰明显。急性缺氧可出现精神错乱、躁狂、昏迷、抽搐等症状。慢性缺氧多有智力或定向功能障碍。慢性呼衰伴 CO_2 潴留时,随 $PaCO_2$ 升高可表现为先兴奋后抑制现象。兴奋症状包括失眠、烦躁、躁动、夜间失眠而白天嗜睡(昼夜颠倒现象)。但此时切忌用镇静或催眠药,以免加重 CO_2 潴留,发生肺性脑病。肺性脑病表现为神志淡漠、肌肉震颤或扑翼样震颤,间歇抽搐、昏睡,甚至昏迷等。亦可出现腱反射减弱或消失,锥体束征阳性等。此时应与合并脑部病变做鉴别。

(四)循环系统症状

早期多数患者有心动过速,CO_2 潴留使外周体表静脉充盈、皮肤充血、温暖多汗、血压升高、心排血量增多而致脉搏洪大;严重低氧血症、酸中毒可引起心肌损害,出现周围循环衰竭、血压下降心律失常甚至心搏停止。肺循环血管收缩引起肺动脉高压,可发生右心衰竭而出现体循环淤血的体征。

(五)消化和泌尿系统症状

严重呼吸衰竭对肝、肾功能都有影响,部分病例可出现丙氨酸氨基转移酶与血浆尿素氮升高;个别病例可出现尿蛋白、红细胞和管型。因胃肠道黏膜屏障功能损伤,导致胃肠道黏膜充血水肿、糜烂渗血或应激性溃疡,引起上消化道出血。

四、辅助检查

(一)动脉血气分析

单纯 $PaO_2<60mmHg$ 为 I 型呼吸衰竭;若伴有 $PaCO_2>50mmHg$,则为 II 型呼吸衰竭。pH 值可反映机体的代偿状况,有助于对急性或慢性呼吸衰竭加以鉴别。当 $PaCO_2$ 升高、pH 值正常时,称为代偿性呼吸性酸中毒;若 $PaCO_2$ 升高、pH<7.35,则称为失代偿性呼吸性酸中毒。

(二)肺功能检测

尽管在某些重症患者肺功能检测受到限制,但肺功能检测有助于判断原发疾病的种类和严重程度。呼吸肌功能测试,能够提示呼吸肌无力的原因和严重程度。

(三)胸部影像学检查

其包括普通 X 线胸片、胸部 CT 和放射性核素肺通气/灌注扫描等,有助于分析引起呼吸衰竭的原因。

(四)其他检查

有感染时血白细胞总数及中性粒细胞比例升高。尿常规可见红细胞,蛋白尿及管型尿。肾功能检查可有尿素氮升高。呼吸性酸中毒合并代谢性酸中毒时,常伴有高钾血症。呼吸性酸中毒合并代谢性碱中毒时,常有低钾和低氯血症。

五、治疗

呼吸衰竭总的治疗原则:加强呼吸支持,包括保持呼吸道通畅、纠正缺氧和改善通气等。

呼吸衰竭病因和诱发因素的治疗:加强一般支持治疗和对其他重要脏器功能的监测与支持。

(一)保持呼吸道通畅

对于任何类型的呼吸衰竭,保持呼吸道通畅是最基本、最重要的治疗措施。保持气道通畅的方法主要有:昏迷者应使其处于仰卧位,头后仰,托起下颌并将口打开;清除气道内分泌物及异物;若以上方法不能奏效,必要时应建立人工气道。简便人工气道主要有口咽通气道、鼻咽通气道和喉罩。若仍无效,应气管插管或切开(气管内导管)。气管内导管是重建呼吸通道最可靠的方法。

(二)氧疗

通过增加吸入氧浓度来纠正患者缺氧状态的治疗方法即为氧疗。对于急性呼吸衰竭患者,应给予氧疗。

1.吸氧浓度

确定吸氧浓度的原则是在保证 PaO_2 迅速提高到 60mmHg 或脉搏容积血氧饱和度

（SpO_2）达 90％以上的前提下，尽量降低吸氧浓度。Ⅰ型呼吸衰竭给予中、高浓度（＞35％～50％）给氧，可以迅速缓解低氧血症而不会引起 CO_2 潴留。Ⅱ型呼衰需要持续低浓度给氧。

2.吸氧方式

（1）鼻导管或鼻塞：简单、方便，不影响咳痰、进食。但氧浓度不恒定，易受呼吸的影响；高流量时对局部黏膜有刺激，氧流量不能大于 7L/min。吸入氧浓度与氧流量的关系：吸入氧浓度（％）＝21＋4×氧流量（L/min）。

（2）面罩：吸氧浓度相对稳定，可按需调节，该方法对鼻黏膜刺激小，但在一定程度上影响咳痰、进食。

（三）增加通气量、改善 CO_2 潴留

1.呼吸兴奋剂

常用的药物有尼可刹米和洛贝林，用量过大可引起不良反应。近年来这两种药物在西方国家几乎已被淘汰，取而代之的有多沙普仑，该药对镇静催眠药过量引起的呼吸抑制和 COPD 并发急性呼吸衰竭有显著的呼吸兴奋效果。

2.机械通气

机械通气是当机体出现严重的通气和（或）换气功能障碍时，以人工辅助通气装置（呼吸机）来改善通气和（或）换气功能。

（四）一般支持疗法

纠正电解质紊乱和酸碱平衡失调（呼吸性酸中毒、代谢性酸中毒、呼吸性碱中毒、低钾低氯等）。加强液体管理，防止血容量不足和液体负荷过大。呼吸衰竭患者由于摄入不足或代谢失衡，往往存在营养不良，需保证充足的营养及热量供给。

（五）并发症防治

呼吸衰竭往往会累及其他重要脏器，因此应及时将重症患者转入 ICU，加强对重要脏器功能的监测与支持，预防和治疗肺动脉高压、肺源性心脏病、肺性脑病、肾功能不全，消化道功能障碍和弥散性血管内凝血（DIC）等。要特别注意防治多器官功能障碍综合征（MODS）。

六、护理措施

（一）病情观察

呼吸衰竭往往会累及心肾等重要脏器，因此应及时将重症患者转入 ICU，加强对重要脏器功能的监测与支持。

1.神志

神志与精神的改变，对发现肺性脑病先兆极为重要。如精神恍惚、白天嗜睡、夜间失眠、多语或躁动为肺性脑病表现。若患者出现昏迷要检查瞳孔大小及对光反射、肌张力、腱反射及病理征，以判断昏迷程度。

2.生命体征

定时测量并记录体温、脉搏、呼吸、血压。注意呼吸幅度、频率、节律的变化，辅助呼吸肌参与呼吸运动的情况。若呼吸变浅、减慢、节律不齐或呼吸暂停，为呼吸中枢受抑制的表现。病程早期患者心率加速、血压上升，后期心脏功能失代偿可致心率减慢、血压下降。

3.痰

注意痰量、性状及排痰是否通畅。痰量及颜色的改变可直接反映感染的程度及治疗效果。如痰量增多,黄色脓性,表示感染加重;原有大量痰液突然减少,常见于快速利尿,分泌物干结,病情加重,痰栓堵塞小支气管等情况。

4.尿量、呕吐物和粪便颜色

尿量多少,反映患者体液平衡和心、肾功能的情况。在呼吸衰竭尤其是合并心力衰竭、肾衰竭、休克患者,应每日记录出入量。呼吸衰竭患者常合并消化道出血,应注意观察呕吐物和粪便颜色,并做隐血试验,以便及早发现。

5.皮肤黏膜

缺氧可致口唇、甲床等部位出现发绀。如发现在输液过程容易发生针头堵塞、注射部位出血或有瘀斑、皮肤黏膜自发出血等,提示呼衰合并弥散性血管内凝血的可能,应及时与医生联系,尽早采取治疗措施。

6.动脉血气监测

遵医嘱定时采集动脉血,标本及时送检进行血气分析检查,以了解缺氧或二氧化碳潴留的程度,有无酸碱失衡。

(二)保持呼吸道通畅,改善通气

通畅的呼吸道是进行各种呼吸支持治疗的前提条件。

(1)清除气道内分泌物及异物:及时清除痰液,清醒患者鼓励用力咳痰,痰液黏稠难以咳出者,可进行雾化,稀释痰液。对于咳嗽无力或昏迷患者,给予定时协助翻身、叩背,促进排痰,必要时可机械吸痰,以保持呼吸道通畅。

(2)遵医嘱应用支气管扩张剂、祛痰药呼吸兴奋剂等。呼吸兴奋剂主要适用于以中枢抑制为主。通气量不足引起的呼吸衰竭,对以肺炎、肺水肿、弥漫性肺纤维化等病变引起的以肺换气功能障碍为主所导致的呼吸衰竭患者,一般不使用。尼可刹米是常用的呼吸中枢兴奋剂,可使呼吸加深加快,能增加通气量,还有一定的复苏作用。常规用量为 0.375～0.750g 静脉缓慢推注,继以 3.0～3.75g 加入 250mL 或 500mL 的液体中以每分钟 25～30 滴静脉滴注。可根据动脉血气改变而调节尼可刹米用量。多沙普仑除直接兴奋呼吸中枢外,还可通过颈动脉化学感受器反射性兴奋呼吸中枢,作用强,安全范围大。应用呼吸兴奋剂时应注意:①必须保持呼吸道通畅,控制滴速,适当提高吸氧浓度。不可突然停药。②密切观察用药后反应,及时调整药量和给药速度。应用呼吸兴奋剂后,若出现颜面潮红、面部肌肉颤动、烦躁不安等现象,表示用药过量,应减慢滴速或停用。

(3)加强心理护理,教会患者自我放松等各种缓解焦虑的方法,以缓解呼吸困难,改善通气。

(4)对烦躁不安、失眠、Ⅱ型呼吸衰竭患者,禁用对呼吸有抑制的药物,如吗啡等,慎用镇静剂,如地西泮等,以防引起呼吸抑制。

(5)若患者昏迷,应使其处于仰卧位,头后仰,托起下颌并将口打开。患者昏迷程度逐渐加深,呼吸不规则或出现暂停,呼吸道分泌物增多,咳嗽和吞咽反射明显减弱或消失时,应立即建立人工气道,即气管插管或气管切开,使用机械通气。

(6)气道湿化:干燥的气体长期吸入将损伤呼吸道上皮细胞和支气管表面的黏液层,使痰液不易排出,细菌容易侵入而致呼吸道或肺部感染,因此,无论是经过患者自身气道或人工气道进行氧疗,均必须充分湿化呼吸道黏膜。保证患者足够液体摄入是保持呼吸道湿化最有效的措施。目前已有多种提供气道湿化用的湿化器或雾化器装置,可以直接使用或与呼吸机连接应用。湿化是否充分最好的标志是观察痰液是否容易咳出或吸出。应用湿化装置后应当记录每日湿化器消耗的液体量,以免湿化过量。

(7)氧疗:通过鼻导管或面罩吸氧,以提高 PaO_2 和血氧饱和度,改善组织缺氧。急性呼吸衰竭患者,应立即实施氧疗。慢性呼吸衰竭机体有一定的代偿和适应能力,一般将 $PaO_2<$ $60mmHg(8kPa)$ 定为氧疗的指征,$PaO_2<55mmHg(7.33kPa)$ 必须氧疗。对于确定吸氧浓度的原则是保证 PaO_2 提高到 $60mmHg(8kPa)$ 或脉搏容积血氧饱和度(SpO_2)达 90% 以上的前提下,尽量降低吸氧浓度,以免发生氧中毒。

Ⅰ型呼吸衰竭:其主要问题为氧合功能障碍而通气功能基本正常,较高浓度($35\%\sim50\%$)或高浓度($>50\%$)给氧可以迅速缓解低氧血症而不致引起 CO_2 潴留,当 $PaO_2>70mmHg$ $(9.33kPa)$ 时应逐渐降低氧浓度。由于肺水肿和肺不张所致的肺内静脉血分流增加性缺氧,由于肺泡内充满液体和肺泡萎陷不张,若分流$>30\%$,即使吸纯氧也难以纠正缺氧,往往需要机械通气治疗。

Ⅱ型呼吸衰竭:如 COPD 引起的慢性呼吸衰竭,应采取低浓度($<30\%\sim35\%$)持续给氧,这样既能纠正缺氧又能防止 CO_2 潴留的加重。

(三)吸氧装置

1.鼻导管或鼻塞

主要优点为简单、方便;不影响患者咳痰、进食。缺点为氧浓度不恒定,易受患者呼吸的影响;高流量时对局部黏膜有刺激,氧流量不能大于 $7L/min$。吸入氧浓度与氧流量的关系:吸入氧浓度(%)$=21+4\times$氧流量(L/min)。

2.面罩

主要包括简单面罩、带储气囊无重复呼吸面罩和文丘里面罩,主要优点为吸氧浓度相对稳定,可按需调节,该方法对鼻黏膜刺激小,缺点为在一定程度上影响患者咳痰、进食。

(四)纠正酸碱平衡失调和电解质紊乱

在呼吸衰竭治疗过程中,以下几种类型的酸碱平衡失调为多见。

1.呼吸性酸中毒

主要的治疗措施是改善通气,维持有效地通气量,促进 CO_2 排出。失代偿严重者可以给予碱性药,如三羟甲基氨基甲烷(THAM);碳酸氢钠可暂时纠正 pH,但会使通气量减少,加重 CO_2 潴留,应慎用。

2.代谢性酸中毒

其多为低氧血症所致乳酸增多,血容量不足,周围循环衰竭,肾功能障碍影响酸性代谢产物的排出而引起酸中毒,其治疗是通过改善缺氧,并及时治疗引起代谢性酸中毒的因素,若pH<7.20,可给予碱性药。

3.呼吸性酸中毒合并代谢性碱中毒

主要原因为快速利尿或使用激素而致低血钾、低血氯,补充碱性药过量,机械通气治疗中

$PaCO_2$下降过快。因此应注意在使用机械通气时避免CO_2排出过快,严格掌握补碱的量,在应用利尿剂时注意补充氯化钾等。若 pH＞7.45 且 $PaCO_2$≤60mmHg(8kPa)时,也可考虑使用碳酸酐酶抑制剂如乙酰唑胺或精氨酸盐等药物。

4.呼吸性碱中毒

常因过度通气,$PaCO_2$下降过快所致,因此应适当控制通气量。

5.电解质紊乱

以低钾、低氯、低钠最为常见,应及时纠正。

(五)预防及控制感染

呼吸道感染是呼吸衰竭最常见的诱因,尤其在安置人工呼吸机和免疫功能低下时,感染更易反复发生,且不易控制。

(1)做好基础护理,预防感染,尤其是呼吸道感染的发生。

(2)在加强痰液引流的同时,应选择有效抗生素迅速控制呼吸道感染。药物选择应综合临床表现、痰培养及药敏试验结果全面分析。

(六)营养支持

营养支持对提高呼吸衰竭的抢救成功率及患者生活质量均有重要意义。呼吸衰竭患者由于呼吸增快、发热等因素,导致能量消耗增加,机体代谢处于负平衡。抢救时常规鼻饲高蛋白、高脂肪、低糖类,以及含多种维生素、微量元素的流质饮食,必要时给予静脉营养治疗。一般热量达 14.6kJ/(kg·d),病情稳定后,鼓励患者经口进食。

(七)防治并发症

慢性呼吸衰竭常见的并发症是慢性肺源性心脏病、右心衰竭,急性加重时可合并上消化道出血、休克和多器官功能衰竭等,应积极防治。严重呼吸衰竭可因脑水肿、脑疝危及生命,应给予脱水治疗。一般主张以轻、中度脱水为宜,以防止脱水后血液浓缩,痰液不能排出。

(八)病因治疗

协助医生积极进行相关检查,寻找引起呼吸衰竭的不同原发病,积极治疗,如处理药物中毒,治疗脑血管疾病、肌肉疾病等。

第七节　肺结核

肺结核是结核分枝杆菌引起的肺部慢性传染性疾病。结核菌可累及全身多个脏器,但以肺结核最为常见。临床常有低热、乏力、盗汗、消瘦等全身中毒症状和咳嗽、咳痰、咯血、胸痛等呼吸系统表现。结核病是全球流行的传染性疾病之一。结核病的化学治疗成为控制结核病的有效方法。1991 年 WHO 将全程督导、短程化学治疗(DOTS)策略正式确定为官方策略。据WHO 报告:全球约 20 亿人曾受到结核分枝杆菌感染,现有肺结核患者约 2000 万,每年新发病例 800 万～1 000 万,每年死于结核病的人约 300 万。更值得关注的是,全球 90％的结核患者在发展中国家。我国由于人口众多,各地区疫情控制不均衡,结核病的疫情呈现感染率高、患病率高、死亡人数多和地区患病率差异大的特点。每年有 13 万人死于结核病,相当于其他传染病和寄生虫病死亡人数的两倍,是全国十大死亡病因之一。因此,结核病的防治仍是一个需要高度重视的公共卫生问题。

一、病因及发病机制

(一)结核分枝杆菌

结核菌属分枝杆菌,涂片染色具有抗酸性,故俗称抗酸杆菌,其中引起人类结核病的主要为人型结核菌,牛型结核菌感染较少见。结核菌的主要特点有抗酸性、生长缓慢、抵抗力强、菌体结构复杂。结核菌在阴湿环境能生存 5 个月以上,但在烈日下暴晒 2 小时以上、70％乙醇接触 2 分钟或煮沸 1 分钟均能被杀灭。将痰吐在纸上直接焚烧是最简易的灭菌方法。

(二)肺结核的传播

飞沫传播是肺结核最重要的传播途径。传染源主要是排菌的肺结核患者和动物,也可经消化道感染和接触感染;结核菌随血行播散还可并发脑膜、心包、泌尿生殖系统及骨结核。

(三)结核分枝杆菌感染和肺结核的发生与发展

(1)人体被结核菌感染后所获得的免疫力能杀灭入侵的结核菌,防止发病,或使病情减轻。结核病的免疫主要是细胞免疫,表现为淋巴细胞的致敏与吞噬细胞功能的增强。因此,人体感染结核菌后并不一定发病。而生活贫困、年老、糖尿病、矽肺及有免疫缺陷等情况,由于机体免疫力低下而易患结核病。在结核菌侵入人体后 4～8 周,机体组织对结核菌及其代谢产物可发生Ⅳ型变态反应。此时如用结核菌素做皮肤试验,呈阳性反应。

(2)原发感染与继发感染:①原发感染:是指机体首次感染结核分枝杆菌。人体初次感染后,若结核杆菌未被吞噬细胞完全清除,并在肺泡巨噬细胞内外生长繁殖,这部分肺组织即出现炎性病变,称为原发病灶。由于机体缺乏特异性免疫及变态反应,原发病灶中的结核菌被吞噬细胞沿淋巴管携带至肺门淋巴结,引起肺门淋巴结肿大。原发病灶和肿大的气管、支气管、淋巴结合称为原发复合征。②继发感染:是指初次感染后再次感染结核分枝杆菌,多为原发感染时潜伏下来的结核菌重新生长、繁殖所致,称内源性复发,也可以受分枝杆菌的再感染而发病,称为外源性感染。

(3)肺结核的发展过程。Koch 现象:1890 年 Koch 观察到,将结核分枝杆菌注射到未感染的豚鼠体内,10～14 天后注射局部红肿、溃烂,形成深的溃疡乃至局部淋巴结肿大,最后结核分枝杆菌全身播散,造成豚鼠死亡。将同量结核分枝杆菌注射到 3～6 周前已受少量结核分枝杆菌感染且结核菌素皮肤试验阳转的豚鼠,2～3 天后注射局部皮肤出现剧烈反应,但不久即愈合且无局部淋巴结肿大和全身播散,亦不致死亡。较快的局部红肿和表浅溃烂是由结核分枝杆菌诱导的迟发性变态反应的表现。结核分枝杆菌无播散,引流淋巴结无肿大以及溃疡较快愈合是免疫力的反应。这种机体对结核分枝杆菌再感染和初感染所表现不同反应的现象称为 Koch 现象。

(四)结核病的基本病理改变

为渗出、增生和干酪样坏死。渗出性病变通常出现在结核炎症的早期或病灶恶化时;增生性病变多发生于病变恢复阶段,多在菌量较少而机体抵抗力较强时发生,典型的改变是结核结节形成,为结核病的特征性病变;干酪样坏死病变常发生于机体抵抗力降低或菌量过多、变态反应过于强烈时,干酪坏死组织发生液化经支气管排出形成空洞,其内含有大量结核菌,肉眼下见病灶呈黄灰色,质松而脆,状似干酪,故称干酪样坏死。由于在结核病的病理过程中,破坏与修复常同时进行,故上述三种基本病变可同时存在于一个病灶中,多以某一病变为主,且可相互转变。

二、临床表现

(一)症状

1.全身症状

发热最常见,多为长期午后低热。部分患者有乏力、食欲减退、盗汗和体重减轻等全身毒性症状。育龄女性可有月经失调或闭经。若肺部病灶进展播散时,可有不规则高热、畏寒等。

2.呼吸系统症状

(1)咳嗽、咳痰:是肺结核最常见的症状。多为干咳或咳少量白色黏液痰。有空洞形成时,痰液增多;合并细菌感染时,痰呈脓性且量增多;合并厌氧菌感染时有大量脓臭痰;合并支气管结核时表现为刺激性咳嗽。

(2)咯血:1/3～1/2患者有不同程度的咯血,患者常有胸闷、喉痒和咳嗽等先兆,以少量咯血多见,少数严重者可大量咯血。患者突然停止咯血,并出现呼吸急促、面色苍白、口唇发绀、烦躁不安等症状时,常为咯血窒息征象,应及时抢救。

(3)胸痛:炎症波及壁层胸膜时可引起胸痛,为胸膜炎性胸痛,随呼吸运动和咳嗽加重。

(4)呼吸困难:当病变广泛和(或)患结核性胸膜炎大量胸腔积液时,可有呼吸困难。多见于干酪样肺炎和大量胸腔积液患者,也可见于纤维空洞型肺结核的患者。

(二)体征

其体征取决于病变性质和范围。渗出性病变范围较大或干酪样坏死时可有肺实变体征。如触觉语颤增强、叩诊浊音、听诊闻及支气管呼吸音和细湿啰音。较大的空洞性病变听诊也可以闻及支气管呼吸音。慢性纤维空洞型肺结核或胸膜粘连增厚时,纵隔及气管向患侧移位,患侧胸廓塌陷、叩诊浊音、听诊呼吸音减弱并可闻及湿啰音。结核性胸膜炎早期有局限性胸膜摩擦音,出现典型胸腔积液体征。

(三)并发症

咯血窒息是最严重的并发症。其他可并发自发性气胸、脓气胸、支气管扩张症、慢性肺源性心脏病等。结核分枝杆菌随血行播散可并发淋巴结、脑膜、骨及泌尿生殖器官等肺外结核。

(四)肺结核分类标准

新的分类标准将结核病分为以下五种类型。

1.原发型肺结核

此病症包括原发复合征和胸内淋巴结结核,多见于少年儿童及从边远:山区、农村初进城市的成人。结核菌素试验多为强阳性。X线胸片表现为哑铃形阴影,即原发病灶、引流淋巴管炎和肿大的肺门淋巴结,形成典型的原发复合征。

2.血行播散型肺结核

多见于婴幼儿和青少年,起病急、持续高热、中毒症状严重,约一半以上患者并发结核性脑膜炎。X线显示双肺布满粟粒状阴影。

3.继发型肺结核

此病症包括浸润型肺结核、纤维空洞型肺结核和干酪样肺炎等。其中浸润型肺结核为肺结核中最常见的一种类型。多见于成年人。

(1)浸润型肺结核:多发生在肺尖和锁骨下。X线显示为片状、絮状阴影,可融合形成空洞。

(2)空洞型肺结核:临床表现为发热、咳嗽、咳痰和咯血,患者痰中经常排菌。

(3)结核球:干酪样病变吸收,周围形成纤维包膜或空洞阻塞性愈合形成。

(4)干酪样肺炎:发生于免疫力低下、体质衰弱、大量结核分枝杆菌感染的患者,或有淋巴结支气管瘘,淋巴结内大量干酪样物质经支气管进入肺内。

(5)纤维空洞型肺结核:空洞长期不愈,反复进展恶化,双侧或单侧的空洞壁增厚和广泛纤维增生,造成肺门抬高,肺纹理呈垂柳样,纵隔向患侧移位,健侧可发生代偿性肺气肿。

4.结核性胸膜炎

此病症包括结核性干性胸膜炎、结核性渗出性胸膜炎、结核性脓胸。以结核性渗出性胸膜炎最常见。

5.其他肺外结核

按部位和脏器命名,如骨关节结核、肾结核、肠结核等。

6.菌阴肺结核

即三次痰涂片及一次培养阴性的肺结核。

三、治疗要点

肺结核的治疗原则主要是抗结核化学药物治疗和对症治疗。化学治疗的主要作用在于迅速杀死病灶中大量繁殖的结核分枝杆菌,使患者由传染性转为非传染性,中断传播、防止耐药性产生,最终达到治愈的目的。早期、联合、适量、规律和全程治疗是化学治疗的原则,整个化学治疗方案分强化和巩固两个阶段。

(一)常用抗结核药物

抗结核药物依据其抗菌能力分为杀菌剂与抑菌剂。常规剂量下药物在血液中的浓度能达到试管内最低抑菌浓度10倍以上时才能起杀菌作用,否则仅有抑菌作用。

(二)咯血患者急救及用药

大咯血时置患者头低足高45°的俯卧位,同时拍击健侧背部,保持充分体位引流,尽快使积血和血块由气管排出,或直接刺激咽部以咯出血块。必要时可经支气管镜局部止血,或放置球囊导管,压迫止血。大量咯血患者可用垂体后叶素10U加入20~30毫升生理盐水或50%葡萄糖中,在15~20分钟内缓慢静脉推注;然后以10U垂体后叶素加入5%葡萄糖液500毫升静脉滴注维持治疗。

四、常用护理诊断/问题及措施

(一)知识缺乏

缺乏结核病治疗的相关知识。

1.合理休息

休息可以调整新陈代谢,使机体耗氧量减低,有利于病灶愈合。症状明显,有咯血、高热等严重结核病毒性症状,或结核性胸膜炎伴大量胸腔积液者,应卧床休息。恢复期可适当增加户外活动,以提高机体的抗病能力。

2.正确留取痰标本

通常初诊患者应留3份痰标本,夜间无痰者,应在留取清晨痰后2~3小时再留1份。复诊患者应每次送检2份痰标本(夜间痰和清晨痰)。

3.用药护理

(1)督促患者按医嘱服药,不要自行停药,坚持完成规则、全程化疗,以提高治愈率、减少复发。

(2)向患者说明抗结核药的用法、疗程并了解药物不良反应,发现不适及时与医生联系。

(3)用垂体后叶素收缩小动脉,使肺循环血量减少而达到对大咯血的较好止血效果,但高血压、冠状动脉粥样硬化性心脏病、心力衰竭患者和孕妇禁用。

(二)营养失调

低于机体需要量与机体消耗增加、食欲减退有关。

肺结核是一种慢性消耗性疾病,宜给予高热量、高蛋白、富含维生素的易消化饮食,忌酒及辛辣刺激食物。蛋白质可增加机体的抗病能力及机体修复能力,建议每天蛋白质摄入量按1.5~2.0克/千克,其中鱼、肉、蛋、牛奶等优质蛋白摄入量占一半以上;多进食新鲜蔬菜和水果,以补充维生素。注意食物合理搭配,色、香、味俱全,以增加食欲及促进消化液的分泌,保证摄入足够的营养。应鼓励患者多饮水,每日不少于1 500~2 000毫升,既保证机体代谢的需要,又有利于体内毒素排泄。

五、健康指导

(一)疾病预防指导

1.控制传染源

控制传染源的关键是早期发现和彻底治愈肺结核患者。

2.切断传播途径

结核菌主要通过呼吸道传播,患者咳嗽或打喷嚏时应用双层纸巾遮掩;严禁随地吐痰,痰液须经灭菌处理,如将痰吐在纸上直接焚烧是最简易的灭菌方法。接触痰液后用流动水清洗双手。衣物、寝具、书籍等污染物可在烈日下暴晒进行杀菌。每天紫外线消毒病室开窗通风,保持空气新鲜。

3.保护易感人群

对未受过结核菌感染的新生儿、儿童及青少年及时接种卡介苗,使人体对结核菌产生获得性免疫力。

第二章 心内科疾病护理

第一节 心力衰竭

在致病因素作用下,心功能必将受到不同程度的影响,即为心功能不全。在疾病的早期,机体能够通过心脏本身的代偿机制以及心外的代偿措施,可使机体的生命活动处于相对恒定状态,患者无明显的临床症状和体征,此为心功能不全的代偿阶段。心力衰竭,简称心衰,又称充血性心力衰竭,一般是指心功能不全的晚期,属于失代偿阶段,是指在多种致病因素作用下,心脏泵功能发生异常变化,导致心排血量绝对减少或相对不足,以致不能满足机体组织细胞代谢需要,患者有明显的临床症状和体征的病理过程。

一、病因与发病机制

(一)病因

1.基本病因

心力衰竭的关键环节是心排血量的绝对减少或相对不足,而心排血量的多少与心肌收缩性的强弱、前负荷和后负荷的高低以及心率的快慢密切相关。因此,凡是能够减弱心肌收缩性、使心脏负荷过度和引起心率显著加快的因素均可导致心力衰竭的发生。

2.诱因

(1)感染:呼吸道感染为最多,其次是风湿热。女性患者中泌尿道感染亦常见。亚急性感染性心内膜炎也常诱发心力衰竭。

(2)过重的体力劳动或情绪激动。

(3)钠盐摄入过多。

(4)心律失常:尤其是快速性心律失常,如阵发性心动过速、心房颤动等。

(5)妊娠分娩。

(6)输液(特别是含钠盐的液体)或输血过快或过量。

(7)洋地黄过量或不足。

(8)药物作用:如利舍平类、胍乙啶、维拉帕米、奎尼丁、肾上腺皮质激素等。

(9)其他:出血和贫血、肺栓塞、室壁膨胀瘤、心肌收缩不协调,乳头肌功能不全等。

(二)发病机制

心脏有规律的协调的收缩与舒张是保障心排血量的重要前提,其中收缩性是决定心排血量的最关键因素,也是血液循环动力的来源。因此,心力衰竭发病的中心环节,主要是收缩性减弱,但也可见于舒张功能障碍,或二者兼而有之。心肌收缩性减弱的基本机制包括:①心肌结构破坏,导致收缩蛋白和调节蛋白减少。②心肌能量代谢障碍。③心肌兴奋—收缩耦联障碍。④肥大心肌的不平衡生长。

二、临床表现与诊断

(一)临床表现

1.症状和体征

心力衰竭的临床表现与左右心室或心房受累有密切关系。左侧心力衰竭的临床特点主要是由于左心房和(或)左心室衰竭引起肺瘀血、肺水肿;右侧心力衰竭的临床特点是由于右心房和(或)右心室衰竭引起体循环静脉瘀血和水钠潴留。发生左侧心力衰竭后,右心也常相继发生功能损害,最终导致全心心力衰竭。出现右侧心力衰竭后,左心衰竭的症状可有所减轻。

2.辅助检查

(1)X线:左侧心力衰竭可显示心影扩大,上叶肺野内血管纹理增粗,下叶血管纹理细,有肺静脉内血液重新分布的表现,肺门阴影增大,肺间质水肿引起肺野模糊,在两肺野外侧可见水平位的 Kerley B 线。

(2)心脏超声:利用心脏超声可以评价瓣膜、心腔结构、心室肥厚以及收缩和舒张功能等心脏完整功能参数。其对心室容积的测定、收缩功能和局部室壁运动异常的检出结果可靠。可检测射血分数,心脏舒张功能。

(3)血流动力学监测:除二尖瓣狭窄外,肺毛细血管楔嵌压的测定能间接反应左房压或左室充盈压,肺毛细血管楔嵌压的平均压,正常值为<1.6kPa(12mmHg)。

(4)心脏核素检查:心血池核素扫描为评价左和右室整体收缩功能以及心肌灌注提供了简单方法。利用核素技术可以评价左室舒张充盈早期相。

(5)吸氧运动试验:运动耐量有助于评价其病情的严重性并监测其进展。运动时最大氧摄入量和无氧代谢阈(AT)。

(二)诊断

1.急性心力衰竭(AHF)

AHF 的诊断主要依靠症状和体征,辅以适当的检查,如心电图、胸部 X 线、生化标志物和超声心动图。

2.慢性心力衰竭

(1)收缩性心力衰竭(SHF):多指左侧心力衰竭,主要判定标准为心力衰竭的症状、左心腔增大、左心室收缩末容量增加和左室射血分数(LVEF)≤40%。近年研究发现 BNP 在心力衰竭诊断中具有较高的临床价值,其诊断心力衰竭的敏感性为94%,特异性为95%,为心力衰竭的现代诊断提供重要的方法。

(2)舒张性心力衰竭(DHF):是指以心肌松弛性、顺应性下降为特征的慢性充血性心力衰竭,往往发生于收缩性心力衰竭前,约占心力衰竭总数的1/3,欧洲心脏病协会制定了原发性 DHF 的诊断标准,即必须具有以下三点:①有充血性心力衰竭的症状和体征。②LVEF≥45%。③有左心室松弛、充盈、舒张期扩张度降低或僵硬度异常的证据。这个诊断原则在临床上往往难以做到,因此 Zile 等经过研究认为只要患者满足以下 2 项就可以诊断为 DHF:①有心力衰竭的症状和体征。②LVEF>50%。

三、治疗原则

(一)急性心力衰竭

治疗即刻目标是改善症状和稳定血流动力学状态。

(二)慢性心力衰竭

慢性心力衰竭治疗原则:去除病因;减轻心脏负荷;增强心肌收缩力;改善心脏舒张功能;支持疗法与对症处理。治疗目的:纠正血流动力学异常,缓解症状;提高运动耐量,改善生活质量;防治心肌损害进一步加重;降低病死率。

1.防治病因及诱因如能应用

药物和手术治疗基本病因,则心力衰竭可获改善。如高血压心脏病的降压治疗,心脏瓣膜病及先天性心脏病的外科手术矫治等。避免或控制心力衰竭的诱发因素,如感染,心律失常,操劳过度及甲状腺功能亢进纠正甲状腺功能。

2.休息

限制其体力活动,以保证有充足的睡眠和休息。较严重的心力衰竭者应卧床休息。

3.控制钠盐摄入

减少钠盐的摄入,可减少体内水潴留,减轻心脏的前负荷,是治疗心力衰竭的重要措施。在大量利尿的患者,可不必严格限制食盐。

4.利尿药的应用

利尿药可作为基础用药。控制心力衰竭体液潴留的唯一可靠方法。应该用于所有伴有体液潴留的、有症状的心力衰竭患者。但对远期存活率、死亡率的影响尚无大宗试验验证;多与一种 ACEI 类或 β 受体阻滞药合用。旨在减轻症状和体液潴留的表现。

5.血管扩张药的应用

此应用是通过减轻前负荷和(或)后负荷来改善心脏功能。应用小动脉扩张药如肼屈嗪等,可以降低动脉压力,减少左心室射血阻力,增加心排血量。

6.洋地黄类药物的应用

洋地黄可致心肌收缩力加强,可直接或间接通过兴奋迷走神经减慢房室传导。能改善血流动力学,提高左室射血分数,提高运动耐量,缓解症状;降低交感神经及肾素—血管紧张素—醛固酮(R—A—A)活性,增加压力感受器敏感性。地高辛为迄今唯一被证明既能改善症状又不增加死亡危险的强心药,地高辛对病死率呈中性作用。

7.非洋地黄类正性肌力药物

虽有短期改善心力衰竭症状作用,但对远期病死率并无有益的作用。研究结果表明不但不能使长期病死率下降,其与安慰剂相比反而有较高的病死率。

8.血管紧张素转换酶抑制药(ACEI 类)

其作为神经内分泌拮抗药之一已广泛用于临床。可改善血流动力学,直接扩张血管;降低肾素、血管紧张素Ⅱ(AngⅡ)及醛固酮水平,间接抑制交感神经活性;纠正低血钾、低血镁,降低室性心律失常危险,减少心脏猝死(SCD)。

9.β 受体阻滞药

其作为神经内分泌阻断药的治疗地位日显重要。21 世纪慢性心力衰竭的主要药物是 β

受体阻滞药。可拮抗交感神经及 R－A－A 活性,阻断神经内分泌激活;减缓心肌增生、肥厚及过度氧化,延缓心肌坏死与凋亡;上调 β，受体密度,介导信号传递至心肌细胞;通过减缓心率而提高心肌收缩力;改善心肌松弛,增强心室充盈;提高心电稳定性,降低室性心律失常及猝死率。

四、常见护理问题

(一)有急性左侧心力衰竭发作的可能

1.相关因素

左心房和(或)左心室衰竭引起肺瘀血、肺水肿。

2.临床表现

突发呼吸困难,尤其是夜间阵发性呼吸困难明显,患者不能平卧,只能端坐呼吸。呼吸急促、频繁,可达 30～40 次/分,同时患者有窒息感,面色灰白、口唇发绀、烦躁不安、大汗淋漓、皮肤湿冷、咳嗽,咳出浆液性泡沫痰,严重时咳出大量红色泡沫痰,甚至出现呼吸抑制、窒息、神志障碍、休克、猝死等。

3.护理措施

急性左侧心力衰竭发生后的急救口诀:坐位下垂降前荷,酒精高氧吗啡静,利尿扩管两并用,强心解痉激素添。

(二)心排血量下降

1.相关因素

与心肌收缩力降低、心脏前后负荷的改变、缺氧有关。

2.临床表现

左、右侧心力衰竭常见的症状和体征均可出现。

3.护理措施

(1)遵医嘱给予强心、利尿、扩血管药物,注意药效和观察不良反应以及毒性反应。

(2)保持最佳体液平衡状态:遵医嘱补液,密切观察效果;限制液体和钠的摄入量;根据病情控制输液速度,一般每分钟 20～30 滴。

(3)根据病情选择适当的体位。

(4)根据患者缺氧程度予(适当)氧气吸入。

(5)保持患者身体和心理上得到良好的休息:限制活动减少氧耗量;为患者提供安静舒适的环境,限制探视。

(6)必要时每日测体重,记录 24h 尿量。

(三)气体交换受损

1.相关因素

与肺循环瘀血,肺部感染,及不能有效排痰与咳嗽相关。

2.临床表现

(1)劳力性呼吸困难、端坐呼吸、发绀(是指毛细血管血液内还原血红蛋白浓度超过 50g/L,是指皮肤、黏膜出现青紫的颜色,以口唇、舌、口腔黏膜、鼻尖、颊部、耳垂和指、趾末端最为明显)。

(2)咳嗽、咳痰、咯血。

(3)呼吸频率、深度异常。

3.护理措施

(1)休息:为患者提供安静、舒适的环境,保持病房空气新鲜,定时通风换气。

(2)体位:协助患者取有利于呼吸的卧位,如高枕卧位、半坐卧位、端坐卧位。

(3)根据患者缺氧程度给予(适当)氧气吸入。

(4)咳嗽与排痰方法:协助患者翻身、叩背,利于痰液排出,保持呼吸道通畅。

(5)教会患者正确咳嗽、深呼吸与排痰方法:屏气3～5s,用力地将痰咳出来,连续2次短而有力地咳嗽。

1)深呼吸:首先,患者应舒服地斜靠在躺椅或床上,两个膝盖微微弯曲,垫几个枕头在头和肩部后作为支撑,这样的深呼吸练习,也可以让患者坐在椅子上,以患者的手臂做支撑。其次,护理者将双手展开抵住患者最下面的肋骨,轻轻地挤压,挤压的同时,要求患者尽可能地用力呼吸,使肋骨突起,来对抗护理者手的挤压力。

2)年龄较大的心力衰竭患者排痰姿势:年龄较大、排痰困难的心衰患者,俯卧向下的姿势可能不适合他们,因为这样可能会压迫横膈膜,使得呼吸发生困难。可采取把枕头垫得很高,患者身体侧过来倚靠在枕头上,呈半躺半卧的姿势,这样将有助于排痰。

(6)病情允许时,鼓励患者下床活动,以增加肺活量。

(7)呼吸状况监测:呼吸频率、深度改变,有无呼吸困难、发绀。血气分析、血氧饱和度改变。

(8)向患者或家属解释预防肺部感染方法:如避免受凉、避免潮湿、戒烟等。

(四)体液过多

1.相关因素

与静脉系统瘀血致毛细血管压增高,R－A－A系统活性和血管开压素水平,升高使水、钠潴留,饮食不当相关。

2.临床表现

(1)水肿:表现为下垂部位如双下肢水肿,为凹陷性,起床活动者以足、踝内侧和胫前部较明显。仰卧者则表现为骶部、腰背部、腿部水肿,严重者可发展为全身水肿,皮肤绷紧而光亮。

(2)胸腔积液:全心心力衰竭者多数存在,右侧多见,主要与体静脉压增高及胸膜毛细血管通透性增加有关。

(3)腹腔积液:多发生在心力衰竭晚期,常并发有心源性肝硬化,由于腹腔内体静脉压及门静脉压增高引起。

(4)尿量减少,体重增加。

(5)精神差,乏力,焦虑不安。

(6)呼吸短促,端坐呼吸。

3.护理措施

(1)水肿程度的评估:每日称体重,一般在清晨起床后排空大小便而未进食前穿同样的衣服、用同样的磅秤测量。如1～2d体重快速增加,应考虑是否有水潴留,可增加利尿药的用量,应用利尿药后尿量明显增加,水肿消退。体重下降至正常时,体重又称干体重。同时为患者记出入水量。在急性期出量大于入量,出入量的基本平衡,有利于防止或控制心力衰竭。出量为每日全部尿量、大便量、引流量,同时加入呼吸及皮肤蒸发量600～800mL。入量为饮食、饮水量、水果、输液等,每日总入量为1500～2000mL。

(2)体位:尽量抬高水肿的双下肢,以利于下肢静脉回流,减轻水肿的程度。

(3)饮食护理:予低盐、高蛋白饮食,少食多餐。按病情限制钠盐及水分摄入,重度水肿盐摄入量为1g/d、中度水肿3g/d、轻度水肿5g/d;还要控制含钠高的食物摄入,如蜡制品、发酵的点心、味精、酱油、皮蛋、方便面、啤酒、汽水等。每日的饮水量通常一半量在用餐时摄取,另一半量在两餐之间摄入,必要时可给患者行口腔护理,以减轻口渴感。

(4)用药护理:应用强心苷和利尿药期间,监测水、电解质平衡情况,及时补钾。控制输液量和速度。

(5)保持皮肤清洁干燥,保持衣着宽松舒适,床单、衣服干净平整。观察患者皮肤水肿消退情况,定时更换体位,避免水肿部位长时间受压,避免在水肿明显的下肢行静脉输液,防止皮肤破损和压疮形成。

(五)活动无耐力

1.相关因素

与心排血量减少,组织缺血、缺氧及胃肠道瘀血引起食欲缺乏、进食减少有关。

2.临床表现

(1)生活不能自理。

(2)活动持续时间短。

(3)主诉疲乏、无力。

3.护理措施

(1)评估心功能状态。

(2)设计活动目标与计划,以调节其心理状况,促进活动的动机和兴趣。让患者了解活动无耐力原因及限制活动的必要性,根据心功能决定活动量。

(3)循序渐进为原则,逐渐增加患者的活动量,避免使心脏负荷突然增加。

(4)注意监测活动时患者的心率、呼吸、面色、发现异常立即停止活动。

(5)在患者活动量允许范围内,让患者尽可能自理,为患者自理活动提供方便条件。①将患者的常用物品放置在患者容易拿到的地方。②及时巡视病房,询问患者有无生活需要,及时满足其需求。③教会患者使用节力技巧。

(6)教会患者使用环境中的辅助设施,如床栏、病区走廊内、厕所内的扶手等,以增加患者的活动耐力。

(7)根据病情和活动耐力限制探视人次和时间。

(8)间断或持续鼻导管吸氧,氧流量2～3L/min,严重缺氧时4～6L/min为宜。

(六)潜在并发症——电解质紊乱

1.相关因素

(1)全身血流动力学、肾功能及体内内分泌的改变。

(2)交感神经张力增高与R－A－A系统活性增高的代偿机制对电解质的影响。

（3）心力衰竭使 Na^+-K^+-ATP 酶受抑制，使离子交换发生异常改变。

（4）药物治疗可影响电解质：①袢利尿药及噻嗪类利尿药可导致低钾血症、低钠血症和低镁血症。②保钾利尿药如螺内酯可导致高钾血症。③血管紧张素转换酶抑制药（ACEI）可引起高钾血症，尤其肾功能不全的患者。

2.临床表现

（1）低钾血症：轻度乏力至严重的麻痹性肠梗阻、肌肉麻痹、心电图的改变（T 波低平、U 波）、心律失常，并增加地高辛的致心律失常作用。

（2）低钠血症：轻度缺钠的患者可有疲乏、无力、头晕等症状，严重者可出现休克、昏迷，甚至死亡。

（3）低镁血症：恶心，呕吐，乏力，头晕，震颤，痉挛，麻痹，严重低镁可导致房性或室性心律失常。

（4）高钾血症：乏力及心律失常。高钾血症会引起致死性心律失常，出现以下 ECG 改变：T 波高尖；P-R 间期延长；QRS 波增宽。

3.护理措施

（1）密切监测患者的电解质，及时了解患者的电解质变化，尤其是血钾、血钠和血镁。

（2）在服用利尿药、ACEI 等药物期间，密切观察患者的尿量和生命体征变化，观察患者有无因电解质紊乱引起的胃肠道反应、神志变化、心电图改变。

（3）一旦出现电解质紊乱，应立即报告医生，给予相应的处理。

1）低钾血症：停用排钾利尿药及洋地黄制剂；补充钾剂，通常应用 10% 枸橼酸钾口服与氯化钾静脉应用均可有效吸收。传统观念认为严重低钾者可静脉补钾，静脉滴注浓度不宜超过 40mmol/L，速度最大为 20mmol/h（1.5g/h），严禁用氯化钾溶液直接静脉推注。但新的观点认为，在做好患者生命体征监护的情况下，高浓度补钾也是安全的。

高浓度静脉补钾有如下优点：能快速、有效地提高血钾的水平，防止低钾引起的心肌应激性及血管张力的影响；高浓度静脉补钾避免了传统的需输注大量液体，从而减轻了心脏负荷，尤其适合于心力衰竭等低钾血症患者。

高浓度补钾时的护理：①高浓度静脉补钾必须在严密的监测血清钾水平的情况下和心电监护下进行，需每 1～2h 监测 1 次血气分析，了解血清钾水平并根据血钾提高的程度来调整补钾速度，一般心力衰竭患者血钾要求控制在 4.0mmol/L 以上，>45mmol/L 需停止补钾。②严格控制补钾速度，最好用微泵调节，速度控制在 20mmol/h 以内，补钾的通道严禁推注其他药物，避免因瞬间通过心脏的血钾浓度过高而致心律失常。③高浓度静脉补钾应在中心静脉管道内输注，严禁在外周血管注射，因易刺激血管的血管壁引起剧痛或静脉炎。因补钾期间应监测尿量>30mL/h，若尿量不足可结合中心静脉压（CVP）判断血容量，如为血容量不足应及时扩容使尿量恢复。⑤严密观察心电图改变，了解血钾情况，如 T 波低平，ST 段压低，出现 U 波，提示低钾可能，反之 T 波高耸则表示有高钾血症的可能。⑥补钾的同时也应补镁，因为细胞内缺钾的同时多数也缺镁，且缺镁也易诱发心律失常，甚至有人认为，即使血镁正常也应适当补镁，建议监测血钾的同时也监测血镁的情况。

2）低钠血症：稀释性低钠血症患者对利尿药的反应很差，血浆渗透压低，因此选用渗透性利尿药甘露醇利尿效果要优于其他利尿药,联合应用强心药和袢利尿药。甘露醇$100\sim$250mL需缓慢静脉滴注,一般控制在$2\sim3$h内静脉滴注,并在输注到一半时应用强心药(毛花苷C),$10\sim20$min后根据患者情况静脉注射呋塞米$100\sim200$mg。

真性低钠血症利尿药的效果很差。应当采用联合应用大剂量袢利尿药和输注小剂量高渗盐水的治疗方法。补钠的量可以参照下面的补钠公式计算。

补钠量(g)=(142mmol/L—实测血清钠)×0.55×体重(kg)/17

根据临床情况,一般第1d输入补充钠盐量的$1/4\sim1/3$,根据患者的耐受程度及血清钠的水平决定下次补盐量。具体方案:1.4%$\sim$3.0%的高渗盐水150mL,30min内快速输入,如果尿量增多,应注意静脉给予10%KCl $20\sim40$mL/d,以预防低钾血症。入液量为1000mL,每天测定患者体重、24h尿量、血电解质和尿的实验室指标。严密观察心肺功能等病情变化,以调节剂量和滴速,一般以分次补给为宜。

3)低镁血症。有症状的低镁血症:口服$2\sim4$mmol/kg体重,每$8\sim24$h服1次。补镁的过程中应注意不要太快,如过快会超过肾阈值,导致镁从尿液排出。无症状者亦应口服补充。不能口服时,也可用50%硫酸镁20mL溶于50%葡萄糖1000mL静脉滴注,缓慢滴注。通常需连续应用$3\sim5$d才能纠正低镁血症。

4)高钾血症:出现高钾血症时,应立即停用保钾利尿药,纠正酸中毒;静脉注射葡萄糖酸钙剂对抗高钾对心肌传导的作用,这种作用是快速而短暂的,一般数分钟起作用,但只维持不足1h。如ECC改变持续存在,5min后再次应用。为了增加钾向细胞内的转移,应用胰岛素10U加入50%葡萄糖50mL静脉滴注可在$10\sim20$min内降低血钾,此作用可持续$4\sim6$h;应用袢利尿药以增加钾的肾排出;肾功能不全的严重高血钾(>7mmol/L)患者应当立即给予透析治疗。

(七)潜在的并发症——洋地黄中毒

1.相关因素

与洋地黄类药物使用过量、低血钾等因素有关。

2.临床表现

(1)胃肠道反应:一般较轻,常见食欲缺乏、恶心、呕吐、腹泻、腹痛。

(2)心律失常:服用洋地黄过程中,心律突然转变,是诊断洋地黄中毒的重要依据。如心率突然显著减慢或加速,由不规则转为规则,或由规则转为有特殊规律的不规则。洋地黄中毒的特征性心律失常有:多源性室性期前收缩呈二联律,特别是发生在心房颤动基础上;心房颤动伴完全性房室传导阻滞与房室结性心律;心房颤动伴加速的交接性自主心律呈干扰性房室分离;心房颤动频发交界性逸搏或短阵交界性心律;室上性心动过速伴房室传导阻滞;双向性交界性或室性心动过速和双重性心动过速。洋地黄引起的不同程度的窦房和房室传导阻滞也颇常见。应用洋地黄过程中出现室上性心动过速伴房室传导阻滞是洋地黄中毒的特征性表现。

(3)神经系统表现:可有头痛、失眠、忧郁、眩晕,甚至神志错乱。

(4)视觉改变:可出现黄视或绿视以及复视。

(5)血清地高辛浓度>2.0ng/mL。

3.护理措施

(1)遵医嘱正确给予洋地黄类药物。

(2)熟悉洋地黄药物使用的适应证、禁忌证和中毒反应,若用药前心率<60次/分,禁止给药。

用药适应证:心功能Ⅱ级以上各种心力衰竭,除非有禁忌证,心功能Ⅲ、Ⅳ级收缩性心力衰竭,窦性心律的心力衰竭。

用药禁忌证:预激综合征并心房颤动,二度或三度房室传导阻滞,病态窦房结综合征无起搏器保护者,低血钾。

洋地黄中毒敏感人群:老年人;急性心肌梗死心肌炎、肺心病、重度心力衰竭;肝、肾功能不全;低钾血症、贫血、甲状腺功能减退症。使地高辛浓度升高的药物:奎尼丁、胺碘酮、维拉帕米。

(3)了解静脉使用毛花苷C的注意事项:需稀释后才能使用,成人静脉注射毛花苷C洋地黄化负荷剂量为0.8mg,首次给药0.2mg或0.4mg稀释后静脉推注,每隔2～4h可追加0.2mg,24h内总剂量不宜超过0.8～1.2mg。对于易于发生洋地黄中毒者及24h内用过洋地黄类药物者应根据情况酌情减量或减半量给药。推注时间一般15～20min,推注过程中密切观察患者心律和心率的变化,一旦心律出现房室传导阻滞、长间歇、心率<60次/分,均应立即停止给药,并通知医生。

(4)注意观察患者有无洋地黄中毒反应的发生。

(5)一旦发生洋地黄中毒,应采用以下方法及时处理:①临床中毒患者立即停药,同时停用排钾性利尿药,重者内服不久时立即用温水、浓茶或1∶2000高锰酸钾溶液洗胃,用硫酸镁导泻。②内服通用解毒药或鞣酸蛋白3～5g。③发生少量期前收缩或短阵二联律时可口服10%氯化钾液10～20mL,每日3～4次,片剂有发生小肠炎、出血或肠梗阻的可能,故不宜用。如中毒较重,出现频发的异位搏动,伴心动过速、室性心律失常时,可静脉滴注氯化钾,注意用钾安全。④如有重度房室传导阻滞、窦性心动过缓、窦房传导阻滞、窦性停搏、心室率缓慢的心房颤动及交界性逸搏心律等,根据病情轻重酌情采用硫酸阿托品静脉滴注、静脉注射或皮下注射。⑤当出现洋地黄引起的各种快速心律失常时如伴有房室传导阻滞的房性心动过速和室性期前收缩等患者,苯妥英钠可称为安全有效的良好药物,可用250mg稀释于20mL的注射用水或生理盐水中(因为强碱性,不宜用葡萄糖液稀释),于5～15min内注射完,待转为窦性心律后,用口服法维持,每次0.1g,每日3～4次。⑥出现急性快速型室性心律失常,如频发室性期前收缩、室性心动过速、心室扑动及心室颤动等,可用利多卡因50～100mg溶于10%葡萄糖溶液20mL,在5min内缓慢静脉注入,若无效可取低限剂量重复数次,间隔20min,总量不超过300mg,心律失常控制后,继以1～3mg/min静脉滴注维持。

除上述方法外,电起搏对洋地黄中毒诱发的室上性心动过速和引起的完全性房室传导阻滞且伴有阿一斯综合征者是有效而适宜的方法。前者利用人工心脏起搏器发出的电脉冲频率,超过或接近心脏的异位频率,通过超速抑制而控制异位心律;后者是采用按需型人工心脏起搏器进行暂时性右室起搏。为避免起搏电极刺激诱发严重心律失常,应同时合用苯妥英钠或利多卡因。

(八)焦虑

1.相关因素

与疾病的影响、对治疗及预后缺乏信心、对死亡的恐惧有关。

2.临床表现

精神萎靡、消沉、失望;容易激动;夜间难以入睡;治疗、护理欠合作。

3.护理措施

(1)患者出现呼吸困难、胸闷等不适时,守候患者身旁,给患者以安全感。

(2)耐心解答患者提出的问题,给予健康指导。

(3)与患者和家属建立融洽关系,避免精神应激,护理操作要细致、耐心。

(4)尽量减少外界压力刺激,创造轻松和谐的气氛。

(5)提供有关治疗信息,介绍治疗成功的病例,注意正面效果,使患者树立信心。

(6)必要时寻找合适的支持系统,如单位领导和家属对患者进行安慰和关心。

五、健康教育

(一)心理指导

急性心力衰竭发作时,患者因不适而烦躁。护士要以亲切语言安慰患者,告知患者尽量做缓慢深呼吸,采取放松疗法,稳定情绪,配合治疗及护理,才能很快缓解症状。长期反复发病患者,需保持情绪稳定,避免焦虑、抑郁、紧张及过度兴奋,以免诱发心力衰竭。

(二)饮食指导

(1)提供令人愉快、舒畅的进餐环境,避免进餐时间进行治疗。饮食宜少食多餐、不宜过饱,在食欲最佳的时间进食,宜进食易消化、营养丰富的食物。控制钠盐的摄入,每日摄入食盐5g以下。对使用利尿药患者,由于在使用利尿药的同时,常伴有体内电解质的排出,容易出现低血钾、低血钠等电解质紊乱,并容易诱发心律失常、洋地黄中毒等,可指导患者多食香蕉、菠菜、苹果、橙子等含钾高的食物。

(2)适当控制主食和含糖零食,多吃粗粮、杂粮,如玉米、小米、荞麦等;禽肉、鱼类,以及核桃仁、花生、葵花子等坚果类含不饱和脂肪酸较多,可多用;多食蔬菜和水果,不限量,尤其是超体重者,更应多选用带色蔬菜,如菠菜、油菜、番茄、茄子和带酸味的新鲜水果,如苹果、橘子、山楂,提倡吃新鲜蔬菜;多用豆油、花生油、菜油及香油等植物油;蛋白质按2g/kg供给,蛋白尽量多用黄豆及其制品,如豆腐、豆干、百叶等,其他如绿豆、赤豆。

(3)禁忌食物:限制精制糖,包括蔗糖、果糖、蜂蜜等单糖类;最好忌烟酒,忌刺激性食物及调味品,忌油煎、油炸等烹调方法;少用猪油、黄油等动物油烹调;禁用动物脂肪高的食物,如猪肉、牛肉、羊肉及含胆固醇高的动物内脏、动物脂肪、蛋黄等;食盐不宜多用,每天2~4g;含钠味精也应适量限用。

(三)作息指导

减少干扰,为患者提供休息的环境,保证睡眠时间。有呼吸困难者,协助患者采取适当的体位。教会患者放松疗法如局部按摩,缓慢有节奏地呼吸或深呼吸等。根据不同的心功能采取不同的活动量。在患者活动耐力许可范围内,鼓励患者尽可能生活自理。教会患者保存体力,减少氧耗的技巧,在较长时间活动中穿插休息,日常用品放在易取放位置。部分自理活动可坐着进行,如刷牙、洗脸等。心力衰竭症状改善后增加活动量时,首先是增加活动时间和频率,然后才考虑增加运动强度。运动方式可采取半坐卧、坐起、床边摆动肢体、床边站立、室内活动、短距离步行。

(四)出院指导

(1)避免诱发因素,气候转凉时及时添加衣服,预防感冒。

(2)合理休息,体力劳动不要过重,适当的体育锻炼以提高活动耐力。

(3)进食富含维生素、粗纤维食物,保持大便通畅。少量多餐,避免过饱。

(4)强调正确按医嘱服药,不随意减药或撤换药的重要性。

(5)定期门诊随访,防止病情发展。

第二节　心绞痛

心绞痛是冠状动脉供血不足,心肌急剧的、暂时的缺血与缺氧引起的综合征。其特点为阵发性的前胸压榨性疼痛感觉,主要位于胸骨后部,可放射至左上肢,常发生于劳累或情绪激动时,持续数分钟,休息或服用硝酸酯制剂后消失。本病多见于男性,多数患者在 40 岁以上,劳累、情绪激动、饱食、受寒、阴雨天气、急性循环衰竭等为常见的诱因。

一、病因

(一)基本病因

对心脏予以机械性刺激并不引起疼痛,但心肌缺血、缺氧则引起疼痛。当冠状动脉的“供血”与心肌的“需氧”出现矛盾,冠状动脉血流量不能满足心肌代谢需要时,引起心肌急剧的、暂时的缺血、缺氧时,即产生心绞痛。

(二)其他病因

除冠状动脉粥样硬化外,主动脉瓣狭窄或关闭不全、梅毒性主动脉炎、肥厚性心肌病、先天性冠状动脉畸形、风湿性冠状动脉炎,都可引起冠状动脉在心室舒张期充盈障碍,引发心绞痛。

二、临床表现与诊断

(一)临床表现

1.症状和体征

(1)部位:典型心绞痛主要在胸骨体上段或中段之后,可波及心前区,有手掌大小范围,可放射至左肩、左上肢前内侧,达无名指和小指;不典型心绞痛疼痛可位于胸骨下段、左心前区或上腹部,放射至颈、下颌、左肩胛部或右前胸。

(2)性质:胸痛为压迫、发闷,或紧缩性,也可有烧灼感。发作时,患者往往不自觉地停止原来的活动,直至症状缓解。

(3)诱因:典型的心绞痛常在相似的条件下发生。以体力劳累为主,其次为情绪激动。登楼、平地快步走、饱餐后步行、逆风行走,甚至用力大便或将臂举过头部的轻微动作,暴露于寒冷环境、进冷饮、身体其他部位的疼痛,以及恐怖、紧张、发怒、烦恼等情绪变化,都可诱发疾病。

晨间痛阈低,轻微劳力如刷牙、剃须、步行即可引起发作;上午及下午痛阈提高,则较重的劳力亦可不诱发。

(4)时间:疼痛出现后常逐步加重,然后在 3～5min 逐渐消失,一般在停止原活动后缓解。一般为 1～15min,多数 3～5min,偶可达 30min 的,可数天或数星期发作 1 次,亦可 1d 内发作多次。

(5)硝酸甘油的效应:舌下含有硝酸甘油片如有效,心绞痛应于 1～2min 内缓解,对卧位型心绞痛,硝酸甘油可能无效。在评定硝酸甘油的效应时,还要注意患者所用的药物是否已经失效或接近失效。

2.体征

平时无异常体征,心绞痛发作时常见心律增快、血压升高、表情焦虑、皮肤冷或出汗,有时出现第四或第三奔马律。可有暂时性心尖部收缩期杂音,是乳头肌缺血以致功能失调引起二尖瓣关闭不全所致。

(二)诊断

1.冠心病诊断

(1)据典型的发作特点和体征,含用硝酸甘油后缓解,结合年龄和存在冠心病易患因素,除外其他原因所致的心绞痛,一般即可建立诊断。

(2)心绞痛发作时心电图:绝大多数患者 ST 段压低 0.1mV(1mm)以上,T 波平坦或倒置(变异型心绞痛者则有关导联 ST 段抬高),发作过后数分钟内逐渐恢复。

(3)心电图无改变的患者可考虑做负荷试验:发作不典型者,诊断要依靠观察硝酸甘油的疗效和发作时心电图的改变;如仍不能确诊,可多次复查心电图、心电图负荷试验或 24h 动态心电图连续监测,如心电图出现阳性变化或负荷试验诱发心绞痛发作亦可确诊。

(4)诊断有困难者可考虑行选择性冠状动脉造影或做冠状动脉 CT:考虑施行外科手术治疗者则必须行选择性冠状动脉造影。冠状动脉内超声检查可显示管壁的病变,对诊断可能更有帮助。

2.近年对确诊心绞痛的患者主张进行仔细的分型诊断

根据世界卫生组织"缺血性心脏病的命名及诊断标准",现将心绞痛做如下归类。

(1)劳累性心绞痛:是由运动或其他增加心肌需氧量的情况所诱发的心绞痛。包括三种类型。①稳定型劳累性心绞痛:简称稳定型心绞痛,亦称普通型心绞痛。是最常见的心绞痛。指由心肌缺血缺氧引起的典型心绞痛发作,其性质在 1～3 个月并无改变。即每日和每周疼痛发作次数大致相同,诱发疼痛的劳累和情绪激动程度相同,每次发作疼痛的性质和疼痛部位无改变,用硝酸甘油后也在相同时间内发生疗效。②初发型劳累性心绞痛:简称初发型心绞痛。指患者过去未发生过心绞痛或心肌梗死,而现在发生由心肌缺血缺氧引起的心绞痛,时间尚在 1～2 个月。有过稳定型心绞痛但已数月不发生心绞痛,再发生心绞痛未到 1 个月者也归入本型。③恶化型劳累性心绞痛:进行型心绞痛指原有稳定型心绞痛的患者,在 3 个月内疼痛的频率、程度、诱发因素经常变动,进行性恶化。可发展为心肌梗死与猝死。

(2)自发性心绞痛:心绞痛发作与心肌需氧量无明显关系,与劳累性心绞痛相比,疼痛持续时间一般较长,程度较重,且不易为硝酸甘油所缓解。包括四种类型:①卧位型心绞痛:在休息时或熟睡时发生的心绞痛,其发作时间较长,症状也较重,发作与体力活动或情绪激动无明显关系,常发生在半夜,偶尔在午睡或休息时发作。疼痛常剧烈难忍,患者烦躁不安、起床走动。硝酸甘油的疗效不明显或仅能暂时缓解。可能与夜梦、夜间血压降低或发生未被察觉的左心室衰竭,以致狭窄的冠状动脉远端心肌灌注不足;或平卧时静脉回流增加,心脏工作量增加,需氧增加等有关。②变异型心绞痛:本型患者心绞痛的性质、与卧位型心绞痛相似,也常在夜间发作,但发作时心电图表现不同,显示有关导联的 ST 段抬高而与之相对应的导联中则 ST 段压低。本型心绞痛是由于在冠状动脉狭窄的基础上,该支血管发生痉挛,引起一片心肌缺血所致。③中间综合征:亦称冠状动脉功能不全。指心肌缺血引起的心绞痛发作历时较长,达30min 或 1h 以上,发作常在休息时或睡眠中发生,但心电图、放射性核素和血清学检查无心肌坏死的表现。本型疼痛其性质是介于心绞痛与心肌梗死之间,常是心肌梗死的前奏。④梗死后心绞痛:在急性心肌梗死后不久或数周后发生的心绞痛。由于供血的冠状动脉阻塞,发生心肌梗死,但心肌尚未完全坏死,一部分未坏死的心肌处于严重缺血状态下又发生疼痛,随时有再发生梗死的可能。

(3)混合性心绞痛:劳累性和自发性心绞痛混合出现,因冠状动脉的病变使冠状动脉血流储备固定地减少,同时又发生短暂的再减损所致,兼有劳累性和自发性心绞痛的临床表现。有人认为这种心绞痛在临床上实甚常见。

(4)不稳定型心绞痛:在临床上被广泛应用并被认为是稳定型劳累性心绞痛和心肌梗死和猝死之间的中间状态。它包括了除稳定型劳累性心绞痛外的上述所有类型。其病理基础是在原有病变上发生冠状动脉内膜下出血、粥样硬化斑块破裂、血小板或纤维蛋白凝集、冠状动脉痉挛等除了没有诊断心肌梗死的明确的心电图和心肌酶谱变化外,目前应用的不稳定心绞痛的定义根据以下三个病史特征做出。①在相对稳定的劳累相关性心绞痛基础上出现逐渐增强的疼痛。②新出现的心绞痛(通常 1 个月内),由很轻度的劳力活动即可引起心绞痛。③在静息和很轻劳力时出现心绞痛。

三、治疗原则
预防:主要预防动脉粥样硬化的发生和发展。

治疗原则:改善冠状动脉的血供;减低心肌的耗氧;同时治疗动脉粥样硬化。

(一)发作时的治疗
(1)休息:发作时立刻休息,经休息后症状可缓解。

(2)药物治疗:应用作用较快硝酸酯制剂。

(3)在应用上述药物的同时,可考虑用镇静药。

(二)缓解期的治疗
系统治疗,清除诱因、注意休息、使用作用持久的抗动脉粥样硬化药物,以防心绞痛发作,可单独、交替或联合应用。宜尽量避免各种确知足以诱致发作的因素。调节饮食,特别是一次进食不应过饱;禁绝烟酒。调整日常生活与工作量;减轻精神负担;保持适当的体力活动,但以不致发生疼痛症状为度;一般不需卧床休息。

(三)其他治疗
低分子右旋糖酐或羟乙基淀粉注射液,作用为改善微循环的灌流,可用于心绞痛的频繁发作。抗凝药,如肝素;溶血栓药和抗血小板药可用于治疗不稳定型心绞痛。高压氧治疗增加全身的氧供应,可使顽固的心绞痛得到改善,但疗效不易巩固。体外反搏治疗可能增加冠状动脉的血供,也可考虑应用。兼有早期心力衰竭者,治疗心绞痛的同时宜用快速作用的洋地黄类制剂。

(四)外科手术治疗

主动脉—冠状动脉旁路移植手术(CABC)方法:取患者自身的大隐静脉或内乳动脉作为旁路移植材料。一端吻合在主动脉,另一端吻合在有病变的冠状动脉段的远端,引主动脉的血液以改善该冠状动脉所供的心肌的血流量。

(五)经皮腔内冠状动脉成形术

经皮腔内冠状动脉成形术(PTCA)方法:冠状动脉造影后,针对相应病变,应用带球囊的心导管经周围动脉送到冠状动脉,在导引钢丝的指引下进入狭窄部位;向球囊内加压注入稀释的造影剂使之扩张,解除狭窄。

(六)其他冠状动脉介入性治疗

由于 PTCA 有较高的术后再狭窄发生率,近年来采用一些其他成形方法如激光冠状动脉成形术(PTCLA)、冠状动脉斑块旋切术、冠状动脉斑块旋磨术、冠状动脉内支架安置等,期望降低再狭窄发生率。

(七)运动锻炼疗法

谨慎安排进度适宜的运动锻炼有助于促进侧支循环的发展,提高体力活动的耐受量,改善症状。

四、常见护理问题

(一)舒适的改变——心绞痛

1.相关因素

与心肌急剧、短暂的缺血、缺氧,冠状动脉痉挛有关。

2.临床表现

阵发性胸骨后疼痛。

3.护理措施

(1)心绞痛发作时立即停止步行或工作,休息片刻即可缓解。根据疼痛发生的特点,评估心绞痛严重程度,制订相应活动计划。频发者或严重心绞痛者,严格限制体力活动,并绝对卧床休息。

(2)遵医嘱给予患者舌下含服硝酸甘油、吸氧,记录心电图,并通知医生。心绞痛频发或严重者遵医嘱使用硝酸甘油静脉微泵推注。由于此类药物能扩张头面部血管,有些患者使用后会出现颜面潮红、头痛等症状,应向患者说明。

(3)用药后动态观察患者胸痛变化情况,同时监测 ECG,必要时进行心电监测。

(4)告知患者在心绞痛发作时的应对技巧:一是立即停止活动;二是立即含服硝酸甘油。向患者讲解含服硝酸甘油是因为舌下有丰富的静脉丛,吸收见效比口服硝酸甘油快。若疼痛持续 15min 以上不缓解,则有可能发生心肌梗死,需立即急诊就医。

(二)焦虑

1.相关因素

与心绞痛反复频繁发作、疗效不理想有关。

2.临床表现

睡眠不佳,缺乏自信心、思维混乱。

3.护理措施

(1)向患者讲解心绞痛的治疗是一个长期过程,需要有毅力,鼓励其说出内心想法,针对其具体心理情况给予指导与帮助。

(2)心绞痛发作时,尽量陪伴患者,多与患者沟通,指导患者掌握心绞痛发作的有效应对措施。

(3)及时向患者分析讲解疾病好转信息,增强患者治疗信心。

(4)告知患者不良心理状况对疾病的负面影响,鼓励患者进行舒展身心的活动(如听音乐、看报纸),转移患者注意力。

(三)知识缺乏

1.相关因素

与缺乏知识来源,认识能力有限有关。

2.临床表现

患者不能说出心绞痛相关知识,不知如何避免相关因素。

3.护理措施

(1)避免诱发心绞痛的相关因素:如情绪激动、饱食、焦虑不安等不良心理状态。

(2)告知患者心绞痛的症状为胸骨后疼痛,可放射至左臂、颈、胸,常为压迫或紧缩感。

(3)指导患者硝酸甘油使用注意事项。

(4)提供简单易懂的书面或影像资料,使患者了解自身疾病的相关知识。

五、健康教育

(一)心理指导

告知患者需保持良好心态,因精神紧张、情绪激动、饱食、焦虑不安等不良心理状态,可诱发和加重病情。患者常因不适而烦躁不安,且伴恐惧,此时鼓励患者表达感觉,告知尽量做深呼吸,放松情绪才能使疾病尽快消除。

(二)饮食指导

1.减少饮食热能

控制体重少量多餐(每天 4～5 餐),晚餐尤应控制进食量,提倡饭后散步,切忌暴饮暴食,避免过饱;减少脂肪总量,限制饱和脂肪酸和胆固醇的摄入量,增加不饱和脂肪酸;限制单糖和双糖摄入量,供给适量的矿物质及维生素,戒烟戒酒。

2.在食物选择方面,应适当控制主食和含糖零食

多吃粗粮、杂粮,如玉米、小米、荞麦等;禽肉、鱼类,以及核桃仁、花生、葵花子等坚果类含不饱和脂肪酸较多,可多食用;多食蔬菜和水果,不限量,尤其是超体重者,更应多选用带色蔬菜,如菠菜、油菜、番茄、茄子和带酸味的新鲜水果,如苹果、橘子、山楂,提倡吃新鲜泡菜;多用

豆油、花生油、菜油及香油等植物油;蛋白质按劳动强度供给,冠心病患者蛋白质按 2g/kg 供给。尽量多食用黄豆及其制品,如豆腐、豆干、百叶等,其他如绿豆、赤豆也很好。

3.禁忌食物

忌烟、酒、咖啡以及辛辣的刺激性食品;少用猪油、黄油等动物油烹调;禁用动物脂肪高的食物,如猪肉、牛肉、羊肉及含胆固醇高的动物内脏、动物脂肪、脑髓、贝类、乌贼鱼、蛋黄等;食盐不宜多用,每天 2～4g;含钠味精也应适量限用。

(三)作息指导

制订固定的日常活动计划,避免劳累。避免突发性的劳力动作,尤其在较长时间休息以后。如凌晨起来后活动动作宜慢。心绞痛发作时,应停止所有活动,卧床休息。频发或严重心绞痛患者,严格限制体力活动,应绝对卧床休息。

(四)用药指导

1.硝酸酯类

硝酸甘油是缓解心绞痛的首选药。

(1)心绞痛发作时可用短效制剂 1 片舌下含化,1～2min 即开始起作用,持续 30min;勿吞服。如药物不易溶解,可轻轻嚼碎继续含化。

(2)应用硝酸酯类药物时可能出现头晕、头胀痛、头部跳动感、面红、心悸,继续用药数日后可自行消失。

(3)硝酸甘油应储存在棕褐色的密闭小玻璃瓶中,防止受热、受潮,使用时应注意有效期,每用 6 个月须更换药物。如果含服药物时无舌尖麻刺、烧灼感,说明药物已失效,不宜再使用。

(4)为避免直立性低血压所引起的晕厥,用药后患者应平卧片刻,必要时吸氧。长期反复应用会产生耐药性而效力降低,但停用 10d 以上,复用可恢复效力。

2.长期服用 β 受体阻滞药者

如使用阿替洛尔(氨酰心安)、美托洛尔(倍他乐克)时,应指导患者用药。

(1)不能随意突然停药或漏服,否则会引起心绞痛加重或心肌梗死。

(2)应在饭前服用,因食物能延缓此类药物吸收。

(3)用药过程中注意监测心率、血压、心电图等。

3.钙通道阻滞药

目前不主张使用短效制剂(如硝苯地平),以减少心肌耗氧量。

(五)特殊及行为指导

(1)寒冷刺激可诱发心绞痛发作,不宜用冷水洗脸,洗澡时注意水温及时间。外出应戴口罩或围巾。

(2)患者应随身携带心绞痛急救盒(内装硝酸甘油片):心绞痛发作时,立即停止活动并休息,保持安静。及时使用硝酸甘油制剂,如片剂舌下含服,喷雾剂喷舌底 1～2 下,贴剂粘贴在心前区。如果自行用药后,心绞痛未缓解。应请求协助救护。

(3)有条件者可以氧气吸入,使用氧气时,避免明火。

(4)患者洗澡时应告诉家属,不宜在饱餐或饥饿时进行,水温勿过冷过热,时间不宜过长,门不要上锁,以防发生意外。

(5)与患者讨论引起心绞痛的发作诱因,确定需要的帮助,总结预防发作的方法。

(六)病情观察指导

注意观察胸痛的发作时间、部位、性质、有无放射性及伴随症状,定时监测心率、心律。若心绞痛发作次数增加,持续时间延长,疼痛程度加重,含服硝酸甘油无效者,有可能是心肌梗死先兆,应立即就诊。

(七)出院指导

(1)减轻体重,肥胖者需限制饮食热量及适当增加体力活动,避免采用剧烈运动,防治各种可加重病情的疾病,如高血压、糖尿病、贫血、甲状腺功能亢进等。特别要控制血压,使血压维持在正常水平。

(2)慢性稳定型心绞痛患者大多数可继续正常性生活,为预防心绞痛发作,可在 1h 前含服 1 片硝酸甘油。

(3)患者应随身携带硝酸甘油片以备急用,患者及家属应熟知药物的放置地点,以备急需。

第三节　心肌梗死

心肌梗死是心肌缺血性坏死。为在冠状动脉病变基础上,发生冠状动脉供血急剧减少或中断,使相应的心肌严重而持久地急性缺血所致。

一、病因和发病机制

(一)病因

基本病因是冠状动脉粥样硬化(偶为冠状动脉痉挛、栓塞、炎症、先天性畸形、外伤、冠状动脉阻塞所致)。造成管腔狭窄和心肌供血不足,而侧支循环尚未建立时,下列原因加重心肌缺血即可发生心肌梗死。在此基础上,一旦冠状动脉血供进一步急剧减少或中断 20~30min,使心肌严重而持久地急性缺血达 0.5h 以上,即可发生心肌梗死。

心肌梗死发生严重心律失常、休克、心力衰竭,均可使冠状动脉血流量进一步下降,心肌坏死范围扩大。

(二)发病机制

冠状动脉病变:血管闭塞处于相应的心肌部位坏死。

二、临床表现

临床表现与梗死面积大小、梗死部位、侧支循环情况密切相关。

(一)先兆

多数患者于发病前数日可有前驱症状,如原有心绞痛近日发作频繁,程度加重,持续时间较久,休息或硝酸甘油不能缓解,甚至在休息中或睡眠中发作。表现为突发上腹部剧痛、恶心、呕吐、急性心力衰竭,或严重心律失常。心电图检查可显示 ST 段一过性抬高或降低,T 波高大或明显倒置。

(二)症状

1.疼痛

最早出现症状。少数患者可无疼痛,起病即表现休克或急性肺水肿。有些患者疼痛部位在上腹部,且伴有恶心、呕吐、易与胃穿孔、急性胰腺炎等急腹症相混淆。

2.全身症状

发热、心动过速、白细胞增高、红细胞沉降率增快,由坏死物质吸收所引起。一般在疼痛24～48h出现,程度与梗死范围呈正相关,体温38℃左右,很少超过39℃,持续约1周。

3.胃肠道症状

疼痛可伴恶心、呕吐、上腹胀痛,与迷走神经受坏死物质刺激和胃肠道组织灌注不足等有关。

4.心律失常

75%～95%的患者伴有心律失常,以24h内为最多见,以室性心律失常最多。

5.休克

20%患者休克在数小时至1周内发生,主要原因如下。①心肌遭受严重损害,左心室排血量急剧降低(心源性休克)。②剧烈胸痛引起神经反射性周围血管扩张。③因呕吐、大汗、摄入不足所致血容量不足。

6.心力衰竭

主要是急性左侧心力衰竭。可在最初几天内发生,或在疼痛、休克好转阶段,为梗死后心脏舒缩力减弱或不协调所致。

急性心肌梗死引起的心力衰竭称为泵衰竭。按Killip分级法可分为:Ⅰ级,尚无明显心力衰竭;Ⅱ级,有左侧心力衰竭;Ⅲ级,有急性肺水肿;Ⅳ级,有心源性休克。

(三)体征

1.心脏体征

心率多增快,第一心音减弱,出现第四心音。若心尖区出现收缩期杂音,多为乳头肌功能不全所致。反应性纤维心包炎者,有心包摩擦音。

2.血压

均有不同程度的降低,起病前有高血压者,血压可降至正常。

3.其他

可有心力衰竭、休克体征、心律失常有关的体征。

三、治疗原则

心肌梗死的救治原则为:①挽救濒死心肌,防止梗死扩大,缩小心肌缺血范围。②保护、维持心脏功能。③及时处理严重心律失常、泵衰竭及各种并发症。

(一)监护及一般治疗

1.休息

卧床休息1周,保持安静,必要时给予镇静药。

2.吸氧

持续吸氧2～3d,有并发症者需延长吸氧时间。

3.监测

在 CCU 进行 ECG、血压、呼吸、监测 5～7d。

4.限制活动

无并发症者,根据病情制订活动计划,详见护理部分。

5.进食易消化食物

不宜过饱,可少量多餐。保持大便通畅,必要时给予缓泻药。

(二)解除疼痛

尽快止痛,可应用强力止痛药。

(1)哌替啶(度冷丁)50～100mg 紧急肌内注射。

(2)吗啡 5～10mg 皮下注射,必要时 1～2h 后再注射 1 次以后每 4～6h 可重复应用,注意呼吸抑制作用。

(3)轻者:可待因 0.03～0.06g 口服或罂粟碱 0.03～0.06g 肌内注射或口服。

(4)试用硝酸甘油 0.3mg,异山梨酯 5～10mg 舌下含用或静脉滴注,注意心率增快,BP 下降等不良反应。

(5)顽固者:人工冬眠疗法。

(三)再灌注心肌

意义:再通疗法是目前治疗 AMI 的积极治疗措施,在起病 3～6h,使闭塞的冠状动脉再通,心肌得到再灌注,挽救濒死的心肌,以缩小梗死范围,改善预后。

适应证:再通疗法只适于透壁心肌梗死,所以心电图上必须要有 2 个或 2 个以上相邻导联 ST 段抬高＞0.1mV,方可进行再通治疗。心肌梗死发病后 6h 内再通疗法是最理想的;发病 6～12hST 段抬高的 AMI。

方法:溶栓疗法,紧急施行 PTCA,随后再安置支架。

1.溶栓疗法

(1)溶栓的药物:尿激酶、链激酶、重组组织型纤维蛋白溶酶原激活药(n－PA)等。

(2)注意事项。①溶栓期间进行严密心电监护:及时发现并处理再灌注心律失常。溶栓 3h 内心律失常发生率最高,84％心律失常发生在溶栓 4h 之内。前壁心肌梗死时,心律失常多为室性心律失常,如频发室性期前收缩、加速室性自主心律、室性心动过速、心室颤动等;下壁梗死时,心律失常多发生窦性心动过缓、房室传导阻滞。②血压监测:低血压是急性心肌梗死的常见症状,可由于心肌大面积梗死、心肌收缩力明显降低、心排血量减少所至,但也可能与血容量不足、再灌注性损伤、血管扩张药及合并出血等有关。一般低血压在急性心肌梗死后 4h 最明显。对单纯的低血压状态,应加强对血压的监测。在溶栓进行的 30min 内,10min 测量 1 次血压;溶栓结束后 3h 内,30min 测量 1 次;之后 1h 测量 1 次;血压平稳后根据病情延长测量时间。③用药期间注意出血倾向:在溶栓期间应严密观察患者有无皮肤黏膜出血、尿血、便血及颅内出血(观察瞳孔意识),输液穿刺部位有无瘀点、瘀斑、牙龈出血等。

溶栓后 3d 内每天检查 1 次尿常规、大便隐血和出凝血时间,溶栓次日复查血小板,应尽早发现出血性并发症,早期采取有效的治疗措施。

(3)不宜溶栓的情况:①年龄大于 70 岁。②ST 段抬高,时间＞24h。③就诊时严重高血压

（＞180/110mmHg）。④仅有 ST 段压低（如非 Q 心梗，心内膜下心肌梗死）及不稳定性心绞痛。⑤有出血倾向、外伤、活动性溃疡病、糖尿病视网膜病变，脑出血史及 6 个月内缺血性脑卒中史，夹层动脉瘤，半个月内手术等。

（4）判断再通指标。

1）冠状动脉造影直接判断。

2）临床间接判断血栓溶解（再通）指标：①ECG 抬高的 ST 段于 2h 内回降＞50％。②胸痛 2h 内基本消失。③2h 内出现再灌注性心律失常。④血清 CK－MB 酶峰值提前出现（14h 内）。

2.经皮冠状动脉腔内成形术

（1）补救性 PTCA：经溶栓治疗，冠状动脉再通后又再堵塞，或再通后仍有重度狭窄者，如无出血禁忌，可紧急施行 PTCA，随后再安置支架。预防再梗和再发心绞痛。

（2）直接 PTCA：不进行溶栓治疗，直接进行 PTCA 作为冠状动脉再通的手段，其目的在于挽救心肌。适应证：①对有溶栓禁忌或不适宜溶栓治疗的患者，以及对升压药无反应的心源性休克患者应首选直接 PTCA。②对有溶栓禁忌证的高危患者，如年龄＞70 岁、既往有 AMI 史、广泛前壁心肌梗死以及收缩压＜100mmHg、心率＞100 次/分或 Killip 分级＞Ⅰ级的患者若有条件最好选择直接 PTCA。

（四）控制休克

最好根据血流动力学监测结果用药。

1.补充血容量

估计血容量不足，中心静脉压下降者，用低分子右旋糖酐、10％GS 500mL 或 0.9％NS 500mL 静脉滴入。输液后中心静脉压＞18cmH_2O，则停止补充血容量。

2.应用升压药

补充血容量后血压仍不升，而心排血量正常时，提示周围血管张力不足，此时可用升压药物。多巴胺或间羟胺微泵静脉使用，两者亦可合用。亦可选用多巴酚丁胺。

3.应用血管扩张药

经上述处理后血压仍不升，周围血管收缩致四肢厥冷时可使用硝酸甘油。

4.其他措施

纠正酸中毒，保护肾功能，避免脑缺血，必要时应用糖皮质激素和洋地黄制剂。

5.主动脉内球囊反搏术（IABP）

上述治疗无效时可考虑应用 IABP，在 IABP 辅助循环下行冠脉造影，随即行 PTCA、CABG。

（五）治疗心力衰竭

主要治疗左侧心力衰竭，见心力衰竭急性左侧心力衰竭的急救。

（六）其他治疗

其他治疗有助于挽救濒死心肌，防止梗死扩大，缩小缺血范围，根据患者具体情况选用。

1.β 受体阻滞药、钙通道阻滞药，ACE 抑制药的使用

此方法可改善心肌重构，防止梗死范围扩大改善预后。

2.抗凝疗法

口服阿司匹林等药物。

3.极化液疗法

此方法有利于心脏收缩,减少心律失常,有利 ST 段恢复。极化液具体配置 10％ KCl 15mL＋胰岛素 8U＋10％GS 500mL。

4.促进心肌代谢药物

其药物包括维生素 C、维生素 B_6、1、6－二磷酸果糖、辅酶 Q_{10} 等。

5.右旋糖酐 40 或羟乙基淀粉

此药物可以降低血黏度,改善微循环。

(七)并发症的处理

1.栓塞

溶栓或抗凝治疗。

2.心脏破裂

乳头肌断裂、VSD 者手术治疗。

3.室壁瘤

影响心功能或引起严重心律失常者行手术治疗。

4.心肌梗死后综合征

此症状可用糖皮质激素、阿司匹林、吲哚美辛等。

(八)右室心肌梗死的处理

其表现为右侧心力衰竭伴低血压者治疗以扩容为主,维持血压治疗,不宜用利尿药。

四、常见护理问题

(一)疼痛

1.相关因素

其与心肌急剧缺血、缺氧有关。

2.主要表现

胸骨后剧烈疼痛,伴烦躁不安、出汗、恐惧或有濒死感。

3.护理措施

(1)绝对卧床休息(包括精神和体力):休息即为最好的疗法之一,病情稳定无特殊不适,且在急性期均应绝对卧床休息,严禁探视,避免精神紧张,一切活动包括翻身、进食、洗脸、大小便等均应在医护人员协助下进行,避免生扯硬拽现象。如果患者焦虑、抑郁情绪严重并有睡眠障碍等表现时,应根据病情选择没有禁忌的镇静药物,如哌替啶等。

(2)做好氧疗管理:心肌梗死时由于持续的心肌缺血缺氧,代谢物积聚或产生多肽类致痛物等,刺激神经末梢,经神经传导至大脑产生痛觉,而疼痛使患者烦躁不安、情绪恶化,加重心肌缺氧,影响治疗效果。若胸闷、疼痛剧烈或症状不缓解、持续时间长,氧流量可控制在 5～6L/min,待症状消失后改为 3～4L/min,一般不少于 72h,5d 后可根据情况间断给氧。

(3)患者的心理管理:疾病给患者带来胸闷、疼痛等压抑的感觉,再加上环境的生疏,可使患者恐惧、紧张不安,而这又导致交感神经兴奋引起血压升高,心肌耗氧量增加,诱发心律失常,加重心肌缺血坏死,因此,我们应了解患者的职业、文化、经济、家庭情况及发病的诱因,关心体贴患者,消除紧张恐惧心理,让患者树立战胜疾病的信心,使患者处于一个最佳心理状态。

(二)恐惧

1.相关因素

可与下列因素有关。①胸闷不适、胸痛、濒死感。②因病房病友病重或死亡。③病室环境陌生/监护、抢救设备。

2.主要表现

心情紧张、烦躁不安。

3.护理措施

(1)消除患者紧张与恐惧心理:救治过程中要始终关心体贴,态度和蔼,鼓励患者表达自己的感受,安慰患者,使之尽快适应环境,进入患者角色。

(2)了解患者的思想状况,向患者讲清情绪与疾病的关系,使患者明白紧张的情绪会加重病情,使病情恶化。劝慰患者消除紧张情绪,使患者处于接受治疗的最佳心理状态。

(3)向患者介绍救治心肌梗死的特效药及先进仪器设备,肯定效果与作用,使患者得到精神上的安慰和对医护人员的信任。在治疗护理过程中做到忙而不乱,紧张而有序,迅速而准确。

(4)给患者讲解抢救成功的例子,使其树立战胜疾病的信心。

(5)针对心理反应进行耐心解释,真诚坦率地为其排忧解难,做好生活护理,给他们创造一个安静、舒适、安全、整洁的休息环境。

(三)自理缺陷

1.相关因素

与治疗性活动受限有关。

2.主要表现

日常生活不能自理。

3.护理措施

(1)心肌梗死急性期卧床期间协助患者洗漱进食、大小便及个人卫生等生活护理。

(2)将患者经常使用的物品放在易拿取的地方,以减少患者拿东西时的体力消耗。

(3)将呼叫器放在患者手边,听到铃响立即给予答复。

(4)提供患者有关疾病治疗及预后的确切消息,强调正面效果,以增加患者自我照顾的能力和信心,并向患者说明健康程序,不要允许患者延长卧床休息时间。

(5)在患者活动耐力范围内,鼓励患者从事部分生活自理活动和运动,以增加患者的自我价值感。

(6)让患者有足够的时间,缓慢地进行自理活动或者在活动过程中提供多次短暂的休息时间;或者给予较多的协助,以避免患者过度劳累。

(四)便秘

1.相关因素

其与长期卧床、不习惯床上排便、进食量减少有关。

2.主要表现

大便干结,超过 2d 未排大便。

3.护理措施

(1)合理饮食:提醒患者饮食要节制,要选择清淡易消化、产气少、无刺激的食物。进食速度不宜过快、少食多餐。

(2)遵医嘱给予大便软化药或缓泻药。

(3)鼓励患者定时排便,安置患者于舒适体位排便。

(4)不习惯于床上排便的患者,应向其讲明病情及需要在床上排便的理由并用屏风遮挡。

(5)告知病患者排便时不要太用力,可用手掌在腹部按乙状结肠走行方向做环形按摩。

(五)潜在并发症——心力衰竭

1.相关因素

其与梗死面积过大、心肌收缩力减弱有关。

2.主要表现

咳嗽、气短、心悸、发绀,严重者出现肺水肿表现。

3.护理措施

(1)避免诱发心力衰竭的因素:上感、劳累、情绪激动、感染,不适当的活动。

(2)若突然出现急性左侧心力衰竭,应立即采取急救。

(六)潜在并发症——心源性休克

1.相关因素

心肌梗死、心排血量减少。

2.主要表现

血压下降,面色苍白、皮肤湿冷、脉细速、尿少。

3.护理措施

(1)严密观察神志、意识、血压、脉搏、呼吸、尿量等情况并做好记录。

(2)观察患者末梢循环情况,如皮肤温度、湿度、色泽。

(3)注意保暖。

(4)保持输液通畅,并根据心率、血压、呼吸及用药情况随时调整滴速。

(七)潜在并发症——心律失常

1.相关因素

其与心肌缺血、缺氧、电解质失衡有关。

2.主要表现

室性期前收缩、快速型心律失常、缓慢型心律失常。

3.护理措施

(1)给予心电监护,监测患者心律、心率、血压、脉搏、呼吸及心电图改变,并做好记录。

(2)嘱患者尽量避免诱发心律失常的因素:如情绪激动、烟酒、浓茶、咖啡等。

(3)向患者说明心律失常的临床表现及感受,若出现心悸、胸闷、胸痛、心前区不适等症状,应及时告诉医护人员。

（4）遵医嘱应用抗心律失常药物，并观察药物疗效及不良反应。

（5）备好各种抢救药物和仪器：如除颤器、起搏器，抗心律失常药及复苏药。

五、健康教育

（一）心理指导

本病起病急，症状明显，患者因剧烈疼痛而有濒死感，又因担心病情及疾病预后而产生焦虑、紧张等情绪，护士应陪伴在患者身旁，允许患者表达出对死亡的恐惧如呻吟、易怒等，用亲切的态度回答患者提出的问题。解释先进的治疗方法及监护设备的作用。

（二）饮食指导

急性心肌梗死 2～3d 时以流质为主，每天总热能 500～800kcal；控制液体量，减轻心脏负担，口服液体量应控制在 1000mL/d；用低脂、低胆固醇、低盐、适量蛋白质、高食物纤维饮食，脂肪限制在 40g/d 以内，胆固醇应<300mg/d；选择容易消化吸收的食物，不宜过热过冷，保持大便通畅，排便时不可用力过猛；病情稳定 3d 后可逐渐改半流质、低脂饮食，总热能 1000kcal/d 左右。避免食用辛辣或发酵食物，减少便秘和腹胀。康复期低糖、低胆固醇饮食，多吃富含维生素和钾的食物，伴有高血压病或心力衰竭者应限制钠盐摄入量。

在食物选择方面，心梗急性期主食可用藕粉、米汤、菜水、去油过筛肉汤、淡茶水、红枣泥汤；选低胆固醇及有降脂作用的食物，可食用的有鱼类、鸡蛋清、瘦肉末、嫩碎蔬菜及水果，降脂食物有山楂、香菇、大蒜、洋葱、海鱼、绿豆等。病情好转后改为半流质，可食用浓米汤、厚藕粉、枣泥汤、去油肉绒、鸡绒汤、薄面糊等。病情稳定后，可逐渐增加或进软食，如面条、面片、馄饨、面包、米粉、粥等。恢复期饮食治疗按冠心病饮食治疗。

禁忌食物：凡胀气、刺激性流质不宜吃，如豆浆、牛奶、浓茶、咖啡等；忌烟酒及刺激性食物和调味品，限制食盐和味精用量。

（三）作息指导

保证睡眠时间，两次活动间要有充分的休息。急性期后 1～3d 应绝对卧床，第 4～6d 可在床上做上下肢被动运动。1 周后，无并发症的患者可床上坐起活动。每天 3～5 次，每次 20min，动作宜慢。有并发症者，卧床时间延长。第 2 周起开始床边站立→床旁活动→室内活动→完成个人卫生。根据患者对运动的反应，逐渐增加活动量。第 2 周后室外走廊行走，第 3～4 周试着上下 1 层楼梯。

（四）用药指导

常见治疗及用药观察如下。

1.止痛

使用吗啡或哌替啶止痛，配合观察镇静止痛的效果及有无呼吸抑制，脉搏加快。

2.溶栓治疗

溶栓过程中应配合监测心率、心律、呼吸、血压，注意胸痛情况和皮肤、牙龈、呕吐物及尿液有无出血现象，发现异常应及时报告医护人员，及时处理。

3.硝酸酯类药

配合用药时间及用药剂量，使用过程中要注意观察疼痛有无缓解，有无头晕、头痛、血压下降等不良反应。

4.抑制血小板聚集药物

药物宜餐后服。用药期间注意有无胃部不适,有无皮下、牙龈出血,定期检查血小板数量。

(五)行为指导

(1)大便干结时忌用力排便,应用开塞露塞肛或服用缓泻药如口服酚酞等方法保持大便通畅。

(2)接受氧气吸入时,要保证氧气吸入的有效浓度以达到改善缺氧状态的效果,同时注意用氧安全,避免明火。

(3)病情未稳定时忌随意增加活动量,以免加重心脏负担,诱发或加重心肌梗死。

(4)在输液过程中,应遵循医护人员控制的静脉滴注速度,切忌随意加快输液速度。

(5)当患者严重气急,大汗,端坐呼吸,应取坐位或半坐卧位,两腿下垂,有条件者立即吸氧。并应注意用氧的安全。

(6)当患者出现心脏骤停时,应积极处理。

(7)指导患者3个月后性生活技巧。

(8)选择一天中休息最充分的时刻行房事(早晨最好)。避免温度过高或过低时,避免饭后或酒后进行房事。

(9)如需要,可在性生活时吸氧。

(10)如果出现胸部不舒适或呼吸困难,应立即终止。

(六)病情观察指导

注意观察胸痛的性质、部位、程度、持续时间,有无向他处放射;配合监测体温、心率、心律、呼吸及血压及电解质情况,以便及时处理。

(七)出院指导

(1)养成良好的生活方式,生活规律,作息定时,保证充足的睡眠。病情稳定无并发症的急性心肌梗死,6周后可每天步行、打太极拳。8~12周可骑车、洗衣等。3~6个月后可部分或完全恢复工作。但不应继续从事重体力劳动、驾驶员、高空作业或工作量过大。

(2)注意保暖,适当添加衣服。

(3)饮食宜清淡,避免饱餐,忌烟酒及减肥,防止便秘。

(4)坚持按医嘱服药,随身备硝酸甘油,有多种剂型的药物,如片剂、喷雾剂,定期复诊。

(5)心肌梗死最初3个月内不适宜坐飞机及单独外出,原则上不过性生活。

第四节　感染性心内膜炎

感染性心内膜炎是心内膜表面的微生物感染,伴赘生物形成。生物是大小不等、形状不一的血小板和纤维素团块,内有微生物和炎症细胞。瓣膜是最常受累部位,间隔缺损部位、腱索或心壁内膜也可发生感染。而动静脉瘘、动脉瘘(如动脉导管未闭)、主动脉缩窄部位的感染虽然属于动脉内膜炎,但临床与病理均类似于感染性心膜炎。

感染性心内膜炎根据病程可分为急性和亚急性。急性感染性心内膜炎特点有:中毒症状明显;病情发展迅速,数天或数周引起瓣膜损害;迁移性感染多见;病原体主要是金黄色葡萄球菌。亚急性感染性心内膜炎的特点是:中毒症状轻;病程长,可数周至数月;迁移性感染少见;病原体多见草绿色链球菌,其次为肠球菌。

感染性心内膜炎又可分为自体瓣膜心内膜炎、人工瓣膜心内膜炎和静脉药瘾者的心内膜炎。本章主要阐述自体瓣膜心内膜炎。

一、病因与发病机制

(一)病因

感染性心内膜炎主要是由链球菌和葡萄球菌感染。急性感染性心内膜炎主要由金黄色葡萄球菌引起,少数患者由肺炎球菌、淋球菌、A 族链球菌和流感杆菌等所致。亚急性感染性心内膜炎由草绿色链球菌感染最常见,其次为 D 族链球菌(牛链球菌和肠球菌)、表皮葡萄球菌,其他细菌较少见。真菌、立克次体和衣原体等是感染性心内膜炎少见的致病微生物。

(二)发病机制

1.急性感染性心内膜炎

目前尚不明确,由来自皮肤、肌肉、骨骼、肺等部位的活动性感染灶的病原菌,细菌量大,细菌毒力强,具有很强的侵袭性和黏附于心内膜的能力。主要累及正常心瓣膜,主动脉瓣常受累。

2.亚急性感染性心内膜炎

亚急性感染性心内膜炎临床上至少占据病例的 2/3,其发病与以下因素有关:

(1)血流动力学因素:亚急性感染性心内膜炎患者约有 3/4 主要发生于器质性心脏病,多为心脏瓣膜病,主要是二尖瓣和主动脉瓣,其次是先天性心血管病,如室间隔缺损、动脉导管未闭、法洛四联征和主动脉狭窄。赘生物常位于二尖瓣关闭不全的瓣叶心房面、主动脉瓣关闭不全的瓣叶心室面和室间隔缺损的间隔右心室侧,可能与这些部位的压力下降和内膜灌注减少,利于微生物沉积和生长有关。高速射流冲击心脏或大血管内膜处可使局部损伤,如二尖瓣反流面对的左心房壁、主动脉反流面对的二尖瓣前叶有关腱索和乳头肌,未闭动脉导管射流面对的肺动脉壁的内皮损伤,并容易感染。在压差小的部位,发生亚急性感染性心内膜炎少见,如房间隔缺损和大室间隔缺损或血流缓慢时,如房颤和心力衰竭时少见,瓣膜狭窄时比关闭不全少见。

近年来,随着风湿性心脏病发病率的下降,风湿性瓣膜心内膜炎发生率也随之下降。由于超声心动图诊断技术的普遍应用,主动脉瓣二叶瓣畸形、二尖瓣脱垂和老年性退行性瓣膜病的诊断率提高和风湿性瓣膜病心内膜炎发病率的下降,而非风湿性瓣膜病的心内膜炎发病率有所升高。

(2)非细菌性血栓性心内膜病变:研究证实,当内膜的内皮受损暴露内皮下结缔组织的胶原纤维时,血小板聚集,形成血小板微血栓和纤维蛋白沉积,成为结节样无菌性赘生物,称其为非细菌性血栓性心内膜病变,是细菌定居瓣膜表面的重要因素。无菌性赘生物最常见于湍流区域、瘢痕处(如感染性心内膜炎后)和心脏外因素所致内膜受损。正常瓣膜可偶见。

(3)短暂性菌血症感染无菌性赘生物:各种感染或细菌寄居的皮肤黏膜的创伤(如手术、器械操作等)导致暂时性菌血症。皮肤和心脏外其他部位葡萄球菌感染的菌血症;口腔创伤常致草绿色链球菌菌血症;消化道和泌尿生殖道创伤或感染常引起肠球菌和革兰阴性杆菌菌血症,循环中的细菌如定居在无菌性赘生物上。细菌定居后,迅速繁殖,促使血小板进一步聚集和纤维蛋白沉积,感染性赘生物增大。纤维蛋白层覆盖在赘生物外,阻止吞噬细胞进入,为细菌生存繁殖提供良好的庇护所,即发生感染性心内膜炎。

细菌感染无菌性赘生物需要有几个因素:①发生菌血症的频度。②循环中细菌的数量,这与感染程度和局部寄居细菌的数量有关。③细菌黏附于无菌性赘生物的能力。草绿色链球菌从口腔进入血流的机会频繁,黏附性强,因而成为亚急性感染性心内膜炎最常见致病菌;虽然大肠埃希菌的菌血症常见,但黏附性差,极少引起心内膜炎。

二、临床表现

从短暂性菌血症的发生至症状出现之间的时间多在 2 周以内,但有不少患者无明确的细菌进入途径可寻。

(一)症状

1.发热

发热是感染性心内膜炎最常见的症状,除有些老年或心、肾衰竭重症患者外,几乎均有发热,常伴有头痛、背痛和肌肉关节痛的症状。亚急性感染性心内膜炎起病隐匿,可伴有全身不适、乏力、食欲缺乏和体重减轻等症状,可有弛张性低热,一般<39℃,午后和晚上高。急性感染性心内膜炎常有急性化脓性感染,呈暴发性败血症过程,有高热、寒战。常可突发心力衰竭。

2.非特异性症状

(1)脾大:有 15%~50%,病程>6 周的患者可出现。急性感染性心内膜炎少见。

(2)贫血:贫血较为常见,尤其多见于亚急性感染性心内膜炎,伴有苍白无力和多汗。多为轻、中度贫血,晚期患者有重度贫血。主要由于感染骨髓抑制所致。

(3)杵状指(趾):部分患者可见。

3.动脉栓塞

多发生于病程后期,但也有少部分患者为首发症状。赘生物引起动脉栓塞可发生在机体的任何部位,如脑、心脏、脾、肾、肠系膜及四肢。脑栓塞的发生率最高。在由左向右分流的先天性心血管病或右心内膜炎时,肺循环栓塞常见。如三尖瓣赘生物脱落引起肺栓塞,表现为突然咳嗽、呼吸困难、咯血或胸痛等症状。肺栓塞还可发展为肺坏死、空洞,甚至脓气胸。

(二)体征

1.心脏杂音

80%~85%的患者可闻心脏杂音,是基础心脏病和(或)心内膜炎导致瓣膜损害所致。

2.周围体征

可能是微血管炎或微栓塞所致,多为非特异性,包括:①瘀点:多见病程长者,可出现于任何部位,以锁骨、皮肤、口腔黏膜和睑结膜常见。②指、趾甲下线状出血。③Roth 斑:多见于亚急性感染性心内膜炎,表现为视网膜的卵圆形出血斑,其中心呈白色。④Osler 结节:为指和趾垫出现豌豆大的红或紫色痛性结节,较常见于亚急性感染性心内膜炎。⑤Janeway 损害:是手掌和足底处直径 1~4mm,无痛性出血红斑,主要见于急性感染性心内膜炎。

(三)并发症

1.心脏

(1)心力衰竭:是最常见并发症,主要由瓣膜关闭不全所致,以主动脉瓣受损患者最多见。其次为二尖瓣受损的患者,三尖瓣受损的患者也可发生。各种原因的瓣膜穿孔或腱索断裂导致急性瓣膜关闭不全时,均可诱发急性左心衰竭。

(2)心肌脓肿:常见于急性感染性心内膜炎患者,可发生于心脏任何部位,以瓣膜周围特别在主动脉瓣环多见,可导致房室和室内传导阻滞。可偶见心肌脓肿穿破。

(3)急性心肌梗死:多见于主动脉瓣感染时,出现冠状动脉细菌性动脉瘤,引起冠状动脉栓塞,发生急性心肌梗死。

(4)化脓性心包炎:主要发生于急性感染性心内膜炎患者,但不多见。

(5)心肌炎。

2.细菌性动脉瘤

多见于亚急性感染性心内膜炎患者,发生率为3%～5%。一般见于病程晚期,多无自觉症状。受累动脉多为近端主动脉及主动脉窦、脑、内脏和四肢,可扪及的搏动性肿块,发生周围血管时易诊断。如果发生在脑、肠系膜动脉或其他深部组织的动脉时,常到动脉瘤出血时才可确诊。

3.迁移性脓肿

多见于急性感染性心内膜炎患者,亚急性感染性心内膜炎患者少见,多发生在肝、脾、骨髓和神经系统。

4.神经系统

神经系统受累表现,约有1/3患者发生。

(1)脑栓塞:占其中1/2。最常受累的是大脑中动脉及其分支。

(2)脑细菌性动脉瘤:除非破裂出血,多无症状。

(3)脑出血:由脑栓塞或细菌性动脉瘤破裂所致。

(4)中毒性脑病:可有脑膜刺激征。

(5)化脓性脑膜炎:不常见,主要见于急性感染性心内膜炎患者,尤其是金黄色葡萄球菌性心内膜炎。

(6)脑脓肿。

5.肾

大多数患者有肾损害。①肾动脉栓塞和肾梗死:多见于急性感染性心内膜炎患者。②局灶性或弥漫性肾小球肾炎:常见于亚急性感染性心内膜炎患者。③肾脓肿:但少见。

三、实验室检查

(一)常规项目

1.尿常规

显微镜下常有血尿和轻度蛋白尿。肉眼血尿提示肾梗死。红细胞管型和大量蛋白尿提示弥漫性肾小球性肾炎。

2.血常规

白细胞计数正常或轻度升高,分类计数轻度左移。可有"耳垂组织细胞"现象,即揉耳垂后穿刺的第一滴血液涂片时可见大单核细胞,是单核一吞噬细胞系统过度受刺激的表现。急性感染性心内膜炎常有血白细胞计数增高,并有核左移。红细胞沉降率升高。亚急性感染性心内膜炎患者常见正常色素型正常细胞性贫血。

(二)免疫学检查

80%的患者血清出现免疫复合物,25%的患者有高丙种球蛋白血症。亚急性感染性心内膜炎在病程 6 周以上的患者中有 50%类风湿因子阳性。当并发弥漫性肾小球肾炎的患者,血清补体可降低。免疫学异常表现在感染治愈后可消失。

(三)血培养

血培养是诊断菌血症和感染性心内膜炎的最有价值重要方法。近期未接受过抗生素治疗的患者血培养阳性率可高达 95%以上。血培养的阳性率降低,常由于 2 周内用过抗生素或采血、培养技术不当所致。

(四)X 线检查

肺部多处小片状浸润阴影,提示脓毒性肺栓塞所致的肺炎。左心衰竭时可有肺瘀血或肺水肿征。主动脉增宽可是主动脉细菌性动脉瘤所致。

细菌性动脉瘤有时需经血管造影协助诊断。

CT 扫描有助于脑梗死、脓肿和出血的诊断。

(五)心电图

心肌梗死心电图表现可见于急性感染性心内膜炎患者。主动脉瓣环或室间隔脓肿的患者可出现房室、室内传导阻滞的情况。

(六)超声心动图

超声心动图发现赘生物、瓣周并发症等支持心内膜炎的证据,对明确感染性心内膜炎诊断有重要价值。经食管超声(TTE)可以检出<5mm 的赘生物,敏感性高达 95%以上。

四、治疗原则

(一)抗微生物药物治疗

抗微生物药物治疗是治疗本病最重要的措施。用药原则为:①早期应用。②充分用药,选用灭菌性抗微生物药物,大剂量和长疗程。③静脉用药为主,保持稳定、高的血药浓度。④病原微生物不明时,急性感染性心内膜炎应选用针对金黄色葡萄球菌、链球菌和革兰阴性杆菌均有效的广谱抗生素,亚急性感染性心内膜炎应用针对链球菌、肠球菌的抗生素。⑤培养出病原微生物时,应根据致病菌对药物的敏感程度选择抗微生物药物。

1.经验治疗

病原菌尚未培养出时,对急性感染性心内膜炎患者,采用萘夫西林、氨苄西林和庆大霉素,静脉注射或滴注。亚急性感染性心内膜炎患者,按常见的致病菌链球菌的用药方案,以青霉素为主或加庆大霉素静脉滴注。

2.已知致病微生物时的治疗

(1)青霉素敏感的细菌治疗:至少用药 4 周。对青霉素敏感的细菌如草绿色链球菌、牛链球菌、肺炎球菌等。①首选大剂量青霉素分次静脉滴注。②青霉素加庆大霉素静脉滴注或肌内注射。③青霉素过敏时可选择头孢曲松或万古霉素静脉滴注。

（2）青霉素耐药的链球菌治疗：①青霉素加庆大霉素，青霉素应用4周，庆大霉素应用2周。②万古霉素剂量同前，疗程4周。

（3）肠球菌心内膜炎治疗：①大剂量青霉素加庆大霉素静脉滴注。②氨苄西林加庆大霉素，用药4～6周，治疗过程中酌减或撤除庆大霉素，防其不良反应。③治疗效果不佳或不能耐受者可改用万古霉素，静脉滴注，疗程4～6周。

（4）对金黄色葡萄球菌和表皮葡萄球菌的治疗：①萘夫西林或苯唑西林，静脉滴注，用药4～6周，治疗开始3～5d加用庆大霉素，剂量同前。②青霉素过敏或无效患者，可用头孢唑林，静脉滴注，用药4～6周，治疗开始3～5d，加用庆大霉素。③如青霉素和头孢菌素无效时，可用万古霉素4～6周。

（5）耐药的金黄色葡萄球菌和表皮葡萄球菌治疗：应用万古霉素治疗4周。

（6）对其他细菌治疗：用青霉素、头孢菌素或万古霉素，加或不加氨基糖苷类，疗程4～6周。革兰阴性杆菌感染，可用氨苄西林、哌拉西林、头孢噻肟或头孢拉定，静脉滴注。加庆大霉素，静脉滴注。环丙沙星，静脉滴注也可有效。

（7）真菌感染治疗：用两性霉素B，静脉滴注。首日1mg，之后每日递增3～5mg，总量3～5g。在用药过程中，应注意两性霉素的不良反应。完成两性霉素疗程后，可口服氟胞嘧啶，用药需数月。

（二）外科治疗

有严重心脏并发症或抗生素治疗无效的患者，应考虑手术治疗。

五、护理措施

（一）一般护理

要保持室内环境清洁整齐，定时开窗通风，保持空气新鲜。注意防寒保暖，保持口腔、皮肤清洁，预防呼吸道、皮肤感染。

（二）饮食护理

给予高热量、高蛋白、富含维生素、易消化的半流食或软食，注意补充蔬菜、水果，变换膳食花样和口味，促进食欲，补充高热引起的机体消耗。

（三）发热护理

观察体温和皮肤黏膜，每4～6h测量1次，并准确记录，以判断病情进展和治疗效果。观察患者皮肤情况，检查有无指、趾甲下线状出血、指和趾垫出现豌豆大的红或紫色痛性结节、手掌和足底无痛性出血红斑等周围体征。

高热患者应卧床休息，给予物理降温如温水擦浴、冰袋等，及时记录降温后体温变化。及时更换被汗浸湿的床单、被套，为避免患者因大汗频繁更换衣服而受凉，可在患者出汗多的时候，在衣服与皮肤之间衬以柔软的毛巾，便于及时更换，增加舒适感。

患者高热、大汗要及时补充水分，必要时注意补充电解质，记录出入量，保证水及电解质的平衡。

注意口腔护理，防止感染，增加食欲。

（四）正确采集血标本

正确留取合格的血培养标本,对于本病的诊断、治疗十分重要,而采血方法、培养技术及应用抗生素的时间,都可影响血培养阳性率。告诉患者暂时停用抗生素和反复多次抽取血的必要性,以取得患者的理解和配合。留取血培养标本方法如下:

对于未开始治疗的亚急性感染性心内膜炎患者应在第 1d 每间隔 1h 采血 1 次,共 3 次。如次日未见细菌生长,重复采血 3 次后,开始抗生素治疗。

已用过抗生素患者,应停药 2～7d 后采血。急性感染心内膜炎患者应在入院后 3h 内,每隔 1h1 次共取 3 个血标本后开始治疗。

每次取静脉血 10～20mL,做需氧和厌氧培养,至少应培养 3 周,并周期性做革兰染色涂片和次代培养。必要时培养基需补充特殊营养或采用特殊培养技术。

（五）病情观察

严密观察体温及生命体征的变化;观察心脏杂音的部位、强度、性质有无变化,如有新杂音出现、杂音性质的改变往往与赘生物导致瓣叶破损、穿孔或腱索断裂有关;注意观察脏器动脉栓塞有关症状,当患者发生可疑征象,尽早报告医生及时处理。

（六）用药护理

遵医嘱给予抗生素治疗,告诉患者病原菌隐藏在赘生物内和内皮下,需要坚持大剂量、全疗程、时间长的抗生素治疗才能杀灭,要严格按时间,剂量准确地用药,以确保维持有效的血药浓度。注意保护患者静脉血管,有计划地使用,以保证完成长时间的治疗。在用药过程中要注意观察用药效果和可能出现的不良反应,如有发生及时报告医生,调整抗生素应用方案。

（七）健康教育

1.提高患者依从性

帮助患者及家属认识本病的病因、发病机制,坚持足够疗程的治疗意义。

2.就诊注意事项

告诉患者在就诊时应向医生讲明本人有心内膜炎病史,在实施口腔内手术如拔牙、扁桃体摘除,上呼吸道手术或操作及生殖、泌尿、消化道侵入性检查或其他外科手术前,应预防性使用抗生素。

3.预防感染

嘱咐患者平时要注意防寒、保暖,保持口腔及皮肤清洁,不要挤压痤疮、疖、痈等感染病灶,减少病原菌侵入机会。

4.病情观察

帮助患者掌握病情自我观察方法,如自测体温,观察体温变化,观察有无栓塞表现等,定期门诊随诊,有病情变化及时就诊。

5.家属支持

教育患者家属要在长时间疾病诊治的过程中,注意给患者生活照顾,心理支持,鼓励协助患者积极治疗。

第五节　原发性高血压病

高血压是一种以动脉压升高为主要特征,同时伴有心、脑、血管、肾等靶器官功能性或器质性损害以及代谢改变的全身性疾病。我国目前采用的高血压诊断标准是《2019 年中国高血压诊治指南》,是在未用抗高血压药物情况下收缩压≥140mmHg 和(或)舒张压≥90mmHg,将被认定为高血压,按血压水平将高血压分为三级。收缩压≥140mmHg 和舒张压＜90mmHg单列为单纯型收缩期高血压。患者既往有高血压病史,目前正在服用抗高血压药物,血压虽然低于 140/90mmHg,亦应该诊断为高血压。

临床上高血压可分为两类:第一类为原发性高血压,又称为高血压病,是一种以血压升高为主要临床表现而病因尚未明确的独立疾病,占所有高血压患者的 90%～95%。第二类为继发性高血压,又称为症状性高血压,在这类疾病中病因明确,高血压仅是该种疾病的临床表现之一,血压可暂时性或持久性升高,占所有高血压患者的 5%～10%。例如,继发于急慢性肾小球肾炎、肾动脉狭窄等肾脏疾病之后的肾性高血压;继发于嗜铬细胞瘤等内分泌疾病之后的内分泌性高血压;继发于脑瘤等疾病之后的神经源性高血压等。

一、病因和发病机制

(一)病因

高血压的病因尚未完全明了,可能与下列因素有关。

1.遗传因素

调查表明,60%左右的高血压病患者均有家族史,但遗传的方式未明。某些学者认为属单基因常染色体显性遗传,但也有学者认为属多基因遗传。

2.环境因素

包括饮食习惯(如饮食中热能过高以致肥胖或超重,高盐饮食等)、职业、噪声、吸烟、气候改变、微量元素摄入不足和水质硬度等。

3.神经精神因素

缺少运动或体力活动,精神紧张或情绪创伤与本病的发生有一定的关系。

(二)病理

1.心脏

左心室肥厚和扩大。

2.脑

脑血管缺血与变性、粥样硬化,形成微动脉瘤或闭塞性病变,从而发生脑出血、脑血栓、腔隙性脑梗死。

3.肾

肾小球纤维化、萎缩,肾动脉硬化,引起肾实质缺血和肾单位不断减少,从而导致肾衰竭。

4.视网膜

视网膜小动脉痉挛、硬化,甚至可能引起视网膜渗出和出血。

(三)发病机制

有关高血压发病原理的学说较多,包括精神神经源学说、内分泌学说、肾源学说、遗传学说及钠盐摄入过多学说等。各种学说、各有其根据,综合起来认为高级神经中枢功能失调在发病中占主导地位,体液、内分泌因素、肾及钠盐摄入过多也参与本病的发病过程。

外界环境的不良刺激及某些不利的内在因素,可引起人体剧烈、反复、长时间的精神紧张和情绪波动,导致大脑皮质功能障碍和下丘脑神经内分泌中枢功能失调。由此可通过下列几条途径促使周围小动脉痉挛,进而形成高血压:①皮质下血管舒缩中枢形成了以血管收缩神经冲动占优势的兴奋灶,引起细小动脉痉挛,外周血管阻力增加,血压升高;②大脑皮质功能失调可引起神经垂体释放更多的血管升压素,后者可直接引起小动脉痉挛,也可通过肾素—醛固酮系统,引起钠潴留,进一步促使小动脉痉挛;③大脑皮质功能失调也可引起垂体前叶促肾上腺皮质激素(ACTH)和肾上腺皮质激素分泌增加,促使钠潴留;④大脑皮质功能失调还可引起肾上腺髓质激素分泌增多,后者可直接引起小动脉痉挛,也可通过增加心排血量进一步加重高血压。

二、临床表现

(一)症状

起病缓慢,常有头晕、头痛、耳鸣、颈部紧板、眼花、乏力、失眠,有时可有心悸和心前区不适感等症状,紧张或劳累后加重。但约有1/5的患者可无任何症状,在查体或出现心、脑、肾损害等并发症就诊时发现。

合并脏器受累的高血压患者,还可出现胸闷、气短、心绞痛、多尿等症状。在高血压合并动脉粥样硬化、心功能减退的患者易发生严重眩晕,常是短暂性脑缺血发作或直立性低血压、过度降压。

(二)并发症

1.高血压危象

高血压危象在高血压早期与晚期均可发生。主要表现有头痛、烦躁、眩晕、心悸、气急、视物模糊、恶心呕吐等症状,同时可伴有动脉痉挛和累及靶器官缺血症状。

诱因常是紧张、劳累、寒冷。嗜铬细胞瘤发作、突然停用降压药等。

2.高血压脑病

重症高血压患者易发生。临床表现以脑病症状和体征为特点,严重者头痛、呕吐、意识障碍、精神错乱、抽搐,甚至昏迷。

3.脑血管病

其包括短暂性脑缺血发作、脑出血、脑血栓、腔隙性脑梗死等。

(三)高血压危险因素

1.主要危险因素

(1)年龄:男性>55岁,女性>65岁。

(2)吸烟。

(3)糖尿病。

(4)高胆固醇血症,血浆胆固醇>5.75mmol/L。

(5)家族早发冠心病史,男性<55岁,女性<65岁。

(6)高敏C反应蛋白≥1mg/dL。

2.次要危险因素

(1)高密度脂蛋白胆固醇(HDL-C)<1.0mmol/L。

(2)低密度脂蛋白胆固醇(LDL-C)>3.3mmol/L。

(3)肥胖,腹围男性≥85cm,女性≥80cm;或体重指数>28kg/m²。

(4)糖耐量异常。

(5)缺乏体力活动。

三、实验室检查

相关检查有助于发现相关的危险因素、病情程度和靶器官损害。即:①检查尿常规。②血生化检查,如血糖、血脂、肾功能、血尿酸、血电解质。③检查眼底。④心电图。⑤超声心动图。

四、治疗原则

使血压接近或达到正常范围,预防或延缓并发症的发生是原发性高血压治疗的目的。

(一)改善生活行为

改善生活行为要从多方面做起:①减轻体重,尽量将体重指数控制在<25kg/m²。②限制钠盐摄入,每日食盐量不超过6g。③补充钙和钾,每日食用新鲜蔬菜400~500g,牛奶500mL,可以补充钾1000g和钙400mg。④减少脂肪摄入,脂肪量应控制在膳食总热量的25%以下。⑤戒烟,限制饮酒,每日饮酒量不超过50g乙醇的量。⑥进行低、中度等张运动,可根据年龄和身体状况选择运动方式如慢跑、步行,每周3~5次,每次可进行20~60分钟。

(二)药物治疗

1.利尿剂

利尿剂有噻嗪类、襻利尿剂、保钾利尿剂三类。使用最多是噻嗪类,如氢氯噻嗪12.5mg,1~2次/天;氯噻酮20~40mg,1~2次/天。噻嗪类利尿剂的主要不良反应有电解质紊乱和高尿酸血症,痛风患者禁用。保钾利尿剂可引起高血钾,肾功能不全者禁用,不宜与ACEI、ARB合用。襻利尿剂主要用于肾功能不全者。

2.β受体阻滞剂

常用有:美托洛尔25~50mg,2次/天;阿替洛尔50~200mg,1~2次/天。注意需要从小剂量开始,逐渐增量,主要不良反应有心动过缓和支气管收缩,急性心力衰竭病态窦房结综合征、房室传导阻滞、外周血管病、阻塞性支气管疾病患者禁用。另外,此类药物可以增加胰岛素抵抗,还可以掩盖和延长降糖治疗的低血糖症,在必须使用时需要注意。

3.钙通道阻滞剂(CCB)

常用有:硝苯地平5~20mg,3次/天;维拉帕米40~120mg,3次/天。主要不良反应有颜面潮红,头痛,长期服用硝苯地平可出现胫前水肿。注意需要从小剂量开始,逐渐增量。

4.血管紧张素转换酶抑制剂(ACEI)

此类药物特别适用于伴有心力衰竭、心肌梗死后,糖耐量减退、糖尿病肾病的高血压患者。常用有:卡托普利12.5~25mg,2~3次/天;依那普利10~20mg,2次/天。主要不良反应有干咳、味觉异常、皮疹等。注意需要从小剂量开始,逐渐增量。高血钾、妊娠、双侧肾动脉狭窄的患者禁用。

5.血管紧张素Ⅱ受体阻滞剂(ARB)

常用有:氯沙坦 50～100mg,1 次/天;缬沙坦 80～160mg,1 次/天,可以避免 ACEI 类药物的不良反应。注意需要从小剂量开始,逐渐增量。

(三)并发症的治疗原则

及时正确处理高血压急症十分重要,在短时间内缓解病情,预防进行性或不可逆靶器官损害,降低死亡率。

1.迅速降血压

在血压严密监测的情况下,静脉给予降压药,根据血压情况及时调整给药剂量。如果病情许可,及时开始口服降压药治疗。

2.控制性降压

为防止短时间内血压骤然下降,使机体重要器官的血流灌注明显减少,要采用逐渐降压,在 24 小时内降压 20%～25%,48 小时内血压不低于 160/100mmHg。如果降压后患者重要器官出现缺血的表现,血压降低幅度应更小些,在随后的 1～2 周将血压逐渐降至正常。

3.选择合适降压药

处理高血压急症应要求使用起效快、作用持续时间短、不良反应小的药物,临床上常用有硝普钠、硝酸甘油、尼卡地平、地尔硫䓬,拉贝洛尔等,一般情况下首选硝普钠。

(1)硝普钠:可扩张动脉和静脉,降低心脏前后负荷。可适用各种高血压急症,静脉滴注 10～25μg/min,但需密切观察血压的变化。不良反应比较轻,可有恶心、呕吐、肌肉颤动等,本药不宜长期、大量使用,因长期、大量使用可引起硫氰酸中毒,特别是肾功能不好者。

(2)硝酸甘油:可扩张静脉,选择性扩张冠状动脉和大动脉。主要用于急性心力衰竭或急性冠脉综合征时高血压急症,起效快。密切观察血压情况下,静脉滴注 5～10μg/min,然后每 5～10 分钟增加滴速至 20～30μg/min。不良反应有心动过速、面色潮红、头痛、呕吐等。

(3)尼卡地平:本药作用快、持续时间短。在降压的同时还可以改善脑血流量,主要用于高血压危象、急性脑血管病时高血压急症。开始静脉滴注 0.5μg/(kg·min),逐渐增加剂量至 6μg/(kg·min)。不良反应有心动过速、面色潮红等。

(4)地尔硫䓬:本药具有降压、改善冠状动脉血流量和控制快速室上性心律失常的作用,主要用于高血压危象、急性冠脉综合征。密切观察血压情况下,5～15mg/h 静脉滴注,根据血压变化调整滴速。不良反应有面色潮红、头痛等。

(5)拉贝洛尔:本药起效快,但持续时间长,主要用于妊娠或肾衰竭时高血压急症。开始缓慢静脉注射 50mg,每隔 15 分钟重复注射一次,使用总量不超过 300mg。不良反应有头晕、直立性低血压、房室传导阻滞等。

五、护理
(一)护理评估
1.身体评估

评估患者意识状态,有无注意力不集中、倦怠等表现;评估心率、双侧肢体血压变化;评估体重、腹围、腰围、BMI、膳食结构、有无水肿;评估有无留置针及留置针是否通畅、有无静脉炎、药物渗出等;评估患者排泄型态、睡眠型态是否改变。

2.病史评估

测量基础血压值及血压波动范围,评估患者高血压分级;评估患者此次发病的经过,有无头晕、搏动性头痛、耳鸣等症状,有无靶器官损害的表现;了解目前服药种类及剂量;评估患者有无心血管危险因素、既往高血压病史、家族史、过敏史;采用高血压患者生活方式调查表评估患者生活方式;了解患者有无烟酒嗜好、性格特征、自我保健知识掌握程度;了解家属对高血压病的认识及对患者给予的理解和支持情况。

3.相关辅助检查评估

评估患者在测量血压前是否做到静息 30 分钟,询问患者是否规律测量血压,采用何种血压计,测量血压时是否做到四定,方法是否正确。

(二)护理措施

1.一般护理

(1)患者出现症状时应立即卧床休息,监测血压变化;遵医嘱给氧,开通静脉通路,及时准确地给药。

(2)皮肤护理:出现水肿的患者,密切观察其水肿出现的部位、严重程度及消退情况。双下肢水肿患者可抬高双下肢以促进静脉回流。保持皮肤清洁、床单位平整,避免皮肤破溃引发感染。

(3)合理膳食:优化膳食结构,控制能量摄入,遵医嘱给予低盐(<3g/d)、低脂等治疗饮食。

(4)生活护理:如患者头晕严重,协助患者床上大小便。呼叫器置于患者床边可触及处,实施预防跌倒护理措施。如患者呕吐后应协助漱口,保持口腔清洁,及时清理呕吐物,更换清洁病号服及床单位。对于卧床的患者,嘱其头偏向一侧,以免误吸。若恶心、呕吐症状严重,遵医嘱应用药物治疗。告知患者待血压稳定后恶心、呕吐症状会好转。

2.病情观察

密切监测血压变化;严密观察患者神志及意识状态,有无头痛、头晕、恶心、呕吐等症状。

3.用药护理

高血压需要长期、终身服药治疗,向患者讲解服用药物的种类,方法、剂量、服药时间、药物的不良反应等。告知患者在服用降压药物期间,定时测量血压、脉搏,做好自我监测,当血压有变化时应及时就医,降压药物不可擅自增减或停药。

(1)利尿剂:通过利钠排水、降低细胞外高血容量、减轻外周血管阻力,从而达到降低血压的目的。常用药物有呋塞米、螺内酯、托拉塞米、氢氯噻嗪。①适应证:主要用于轻中度高血压,尤其是老年人高血压或并发心力衰竭时,肥胖者、有肾衰竭或心力衰竭的高血压患者。②不良反应:低钾血症、胰岛素抵抗和脂代谢异常等。

(2)β受体拮抗剂:通过抑制过度激活的交感神经活性、抑制心肌收缩力、减慢心率发挥降压作用。常用药物有美托洛尔、比索洛尔等。①适应证:主要用于轻中度高血压,尤其是静息心率较快的中青年患者或合并心绞痛者。②不良反应:心动过缓、心肌收缩抑制、糖脂代谢异常等。

（3）CCB：通过血管扩张以达到降压目的。在具有良好降压效果的同时，能明显降低心脑血管并发症的发生率和病死率，延缓动脉硬化进程。常用药物有氨氯地平、硝苯地平控释片、硝苯地平缓释片、地尔硫草等。①适应证：老年高血压、单纯收缩期高血压、稳定型心绞痛、脑卒中患者。②不良反应：血管扩张性头痛、颜面潮红、踝部水肿等。

（4）ACEI：通过抑制血管紧张素转换酶阻断肾素－血管紧张素系统发挥降低血压的作用。可有效降低高血压患者心力衰竭发生率及病死率。常用药物有贝那普利、福辛普利钠等。①适应证：适用于高血压伴有糖尿病、慢性肾衰竭、心力衰竭、心肌梗死后心功能不全、心房颤动、肥胖以及脑卒中患者。②不良反应：干咳、高钾血症、血管神经性水肿等。

（5）ARB：通过阻断血管紧张素Ⅱ受体发挥降压作用。常用药物有氯沙坦、缬沙坦、厄贝沙坦、替米沙坦。作用机制与ACEI相似，但更加直接。患者很少有干咳、血管神经性水肿发生。

4.并发症护理

（1）高血压危象护理：患者应绝对卧床休息，根据病情选择合适卧位，遵医嘱立即给予吸氧、开通静脉通路、使用降压药物。在使用药物降压过程中密切观察患者神志、心率、呼吸、血压及尿量的变化，发现异常时立即通知医生调整用药。硝普钠是治疗高血压危象的首选药物。静脉滴注硝普钠过程中注意药物配伍禁忌，注意避光，现用现配，配制后24小时内使用；滴注时使用微量泵控制滴注速度，硝普钠对血管作用较强烈，可引起血压下降过快，要密切监测患者的血压变化。

（2）高血压脑病护理：严密观察患者脉搏、心率、呼吸、血压、瞳孔、神志、尿量变化，观察患者是否出现头晕、头痛、恶心、呕吐等症状。在用药过程中血压不宜降得过低、过快，对神志不清、烦躁的患者应加床档，防止发生坠床。抽搐的患者应于上下齿之间垫牙垫，以防咬伤舌头，并注意保持患者呼吸道通畅。

（3）主动脉夹层动脉瘤护理：密切观察患者血压、心率、呼吸、血氧饱和度变化，对疑似病例的患者应密切观察患者有无疼痛发作及部位、注意双侧肢体血压有无差异，发现异常及时协助患者卧床休息，给氧并遵医嘱给予处理。

5.心理护理

高血压患者常表现为紧张、易怒、情绪不稳，这些又都是使血压升高的诱因。嘱咐患者改变自己的行为方式，培养对自然环境和社会的良好适应能力，避免情绪激动及过度紧张、焦虑，遇事要冷静、沉着，当有较大的精神压力时设法释放，向朋友、亲人倾诉或参加轻松愉快的业余活动，从而达到维持、稳定血压的目的。

6.健康宣教

（1）分层目标教育：健康教育计划的总目标可分为不同层次的小目标，每个层次目标设定为患者可以接受并通过努力能达到，前一层次目标达到后再设定下一层次目标。对不同人群、不同阶段进行健康教育也应分层、分内容进行。

（2）健康教育方法：①门诊教育：门诊可采取口头讲解，发放宣传手册、宣传单，设立宣传栏等形式开展健康教育。②开展社区调查：利用各种渠道宣传、普及高血压病相关健康知识，提高社区人群对高血压及其危险因素的认识，提高健康意识。③社会性宣传教育：利用节假日或专题宣传日（全国高血压日等），积极参加或组织社会性宣传教育、咨询活动，免费发放防治高血压的自我检测工具(盐勺、油壶、计步器等)。

(3)活动指导:嘱咐患者要劳逸结合,保证充足的睡眠。为了防止直立性低血压的发生,指导患者做到"下床三部曲":第一步将病床摇起,在床上坐半分钟;第二步将下肢垂在床旁,坐于床缘休息半分钟,第三步站立于床旁,扶稳,活动下肢半分钟,再缓慢移步。告知患者运动可降低安静时的血压,一次 10 分钟以上、中低强度运动的降压效果可以维持 10～22 小时,长期坚持规律运动,可以增强运动带来的降压效果。嘱患者应根据血压情况合理安排休息和活动,每天应进行适当的、30 分钟以上中等强度的有氧活动,每周至少进行 3～5 次。应避免短跑、举重等短时间内剧烈使用肌肉和需要屏气的无氧运动,以免血压瞬间剧烈上升引发危险。安静时血压未能很好控制或超过 180/110mmHg 的患者暂时禁止中度及以上的运动。

(4)饮食指导:饮食以低盐(<3g/d)、低脂、低糖清淡食物为原则。减少动物油和胆固醇的摄入,减少反式脂肪酸摄入,适量选用橄榄油,每日烹调油用量<25g(相当于 2.5 汤匙)。适量补充蛋白质,高血压患者每日蛋白质的量为每千克体重 1g 为宜,如高血压合并肾功能不全时,应限制蛋白质的摄入。主张每天食用 400～500g(8 两至 1 斤)新鲜蔬菜、1～2 个水果,对伴有糖尿病的高血压患者,在血糖控制平稳的前提下,可选择低糖或中等含糖的水果,包括苹果,猕猴桃等。增加膳食钙摄入,补钙最有效及安全的方法是选择适宜的高钙食物,保证奶类及其制品的摄入,即 250～500mL/d 脱脂或低脂牛奶。多吃含钾、钙丰富而含钠低的食品。

(5)用药指导:高血压患者需长期坚持服药,不能自己随意增减药物种类及剂量,避免血压出现较大幅度的波动。

(6)戒烟限酒:告诫患者应做到绝对戒烟;每日酒精摄入量男性不应超过 25g,女性减半。

(7)控制体重:成年人正常体重指数为 18.5～23.9kg/m^2,患者应适当降低体重,减少体内脂肪含量,最有效的减重措施是控制能量摄入和增加体力活动。减肥有益于高血压的治疗,可明显降低患者发生心血管病的风险,每减少 1kg 体重,收缩压可降低 2mmHg。

(8)血压监测:告知患者及其家属做好血压自我监测,让患者出院后定期测量血压,1～2 周应至少测量一次。条件允许,可自备血压计,做到定时间,定部位、定体位、定血压计进行测量,并做好记录。

(9)延续护理:告知患者定期门诊复查。血压升高或过低、血压波动大时或出现眼花、头晕、头痛、恶心呕吐、视物模糊、偏瘫、失语、意识障碍、呼吸困难、肢体乏力等异常情况立即就医。

第六节　冠状动脉粥样硬化性心脏病

一、概述

冠状动脉粥样硬化性心脏病(CHD)简称冠心病,是指冠状动脉粥样硬化使血管腔狭窄或阻塞,和(或)因冠状动脉功能性改变(痉挛)导致心肌缺血或坏死而引起的心脏病。冠心病是大多数工业化国家人群的首要死亡原因,也是威胁人类健康最主要的非传染性疾病。据世界卫生组织 2011 年资料显示,我国冠心病死亡人数位列世界第二。冠心病的发生是多基因的遗传因素与复杂的环境因素相互作用的结果,这些因素称为冠心病的危险因素。年龄(男性≥45岁,女性≥55岁或未用雌激素替代治疗的过早绝经妇女)、脂代谢异常、高血压、吸烟、糖尿病和糖耐量异常是本病最重要的危险因素;肥胖、缺少体力活动、遗传因素及摄入过多动物脂肪、胆固醇、糖和钠盐等同样增加冠心病的发生风险;近年来发现血中同型半胱氨酸升高、胰岛素抵抗增强,血中纤维蛋白原及一些凝血因子升高等也可使发生本病的风险增加。

(一)病因

冠状动脉发生粥样硬化为多种因素作用的结果,常见的危险因素或易患因素如下。

1.年龄、性别

本病多发生在 40 岁以后,女性在绝经期后的发病率与男性接近。年龄和性别属于不可改变的危险因素。

2.血脂异常

脂质代谢异常是动脉粥样硬化最重要的危险因素。关系最密切的血脂异常为总胆固醇(TC)、三酰甘油(TG)、低密度脂蛋白(LDL)或极低密度脂蛋白(VLDL)升高,高密度脂蛋白尤其是载脂蛋白 A(ApoA)降低和载脂蛋白 B(ApoB)升高都被认为是危险因素。新近又认为脂蛋白(a)[Lp(a)]升高是独立的危险因素。

3.高血压

血压升高与本病密切相关,收缩压、舒张压升高都与本病关系密切。

4.吸烟

吸烟可造成动脉壁氧含量不足,促进动脉粥样硬化的形成。被动吸烟也是冠心病的危险因素。

5.糖尿病和糖耐量异常

糖尿病患者中本病发生率远较非糖尿病者为高。糖耐量减低者中也常见本病患者。

6.肥胖

体重超过标准体重 20%者,尤其是短期内体重迅速增加者易患本病。

7.遗传

有家族性高脂血症的家庭可因血脂异常而好发此病。

8.其他

缺少体力活动,进食过多的动物脂肪、胆固醇、糖和钠盐,以及 A 型性格等均为冠心病的易患因素。新近发现的危险因素还有血中同型半胱氨酸升高、胰岛素抵抗增强,血中红纤维蛋白原及一些凝血因子升高及病毒、衣原体感染等。

近年来提出肥胖与血脂异常、高血压、糖尿病和糖耐量异常同时存在时称为"代谢综合征",是本病重要的危险因素。

(二)临床分型

1979 年世界卫生组织将本病分为五种类型:无症状性心肌缺血、心绞痛、心肌梗死、缺血性心肌病以及猝死。近年,趋向于将本病分为急性冠脉综合征(ACS)和慢性冠心病(CAD)或称慢性缺血综合征(CIS)两大类。前者包括不稳定型心绞痛(UA)、非 ST 段抬高型心肌梗死

(NSTEMI)、ST 段抬高型心肌梗死(STEMI)和冠心病猝死;后者包括稳定型心绞痛、冠脉正常的心绞痛(如 X 综合征)、无症状心肌缺血和缺血性心力衰竭(缺血性心肌病)。

WHO 将冠心病分为以下五种类型。

1.无症状性心肌缺血

患者无自觉症状,但静息、动态或运动心电图有 ST 段压低,T 波低平或倒置等心肌缺血性改变。

2.心绞痛

有发作性胸骨后疼痛,为一时性心肌供血不足引起。

3.心肌梗死

症状严重,由冠状动脉闭塞致心肌急性缺血性坏死所致。

4.缺血性心肌病

其表现为心脏增大、心力衰竭和心律失常,为长期心肌缺血导致心肌纤维化引起。临床表现与扩张型心肌病类似。

5.猝死

因原发性心搏骤停而猝然死亡,多为缺血心肌局部发生电生理紊乱,引起严重的室性心律失常所致。

(三)发病机制

当冠状动脉的供血和心肌的需血之间产生矛盾,冠状动脉血流量不能满足心肌代谢的需要时,就可以引起心肌缺血缺氧,急剧的、暂时的缺血缺氧引起心绞痛。持续的、严重的心肌缺血可引起心肌坏死,即为心肌梗死。

当冠状动脉的管腔存在显著狭窄时(>50%~75%),安静时尚能代偿,而运动、心动过速,情绪激动造成心肌需氧量增加时,可导致短暂的供氧和需氧之间的不平衡,这是引起大多数慢性稳定型心绞痛发作的机制。

另一些情况,由于不稳定性粥样硬化斑块发生破裂、糜烂或出血,继发血小板聚集或血栓形成导致管腔狭窄程度急剧加重,或冠状动脉痉挛,均可使心肌氧供应量减少,清除代谢产物也发生障碍,这是引起急性冠脉综合征的主要原因。但在许多情况下,心肌的缺氧是需氧量增加和供氧量减少两者共同作用的结果。

二、稳定型心绞痛

稳定型心绞痛是指在冠状动脉狭窄的基础上,由心肌负荷增加引起心肌急剧的,暂时的缺血与缺氧所致的临床综合征,以发作性胸痛为主要临床特点。

(一)病因及发病机制

给予心脏机械性刺激不引起疼痛,但心脏的缺血、缺氧则引起疼痛。正常情况下,心肌已最大限度地利用冠状动脉中的氧,当需氧量再增加时,只能靠增加冠状动脉血流量来维持。正常冠状动脉有很大扩张能力,可以通过增加血流量进行代偿。

冠状动脉粥样斑块导致管腔狭窄或扩张性减弱,限制了血流量的增加。一旦心脏负荷增加时,狭窄的冠状动脉不能明显增加心肌供血,出现心肌供血不足而发生心肌缺血缺氧、酸性代谢产物积聚,产生疼痛。

（二）临床表现

1.症状

以稳定的发作性胸痛为主要临床表现,其特点为:①部位:常见于胸骨上段或中段之后,常放射至颈、咽、下颌部,左肩、左臂内侧、无名指、小指及上腹部。②性质:多为压榨性、烧灼或紧缩样疼痛。③持续时间:典型者持续 3～5 分钟,很少超过 15 分钟。④诱因:常由体力劳动、情绪激动、饱餐、心动过速、休克、寒冷、吸烟等诱发。⑤缓解方式:休息或含服硝酸甘油 1～5 分钟内缓解。

2.体征

心绞痛发作时,患者面色苍白、出冷汗、心率增快、血压升高,心尖部有时出现第四心音或一过性收缩期杂音等。

（三）辅助检查

1.心电图

(1)静息心电图:约 50% 以上患者为正常,也可有陈旧性心肌梗死或特异性 ST－T 改变。

(2)发作时心电图:绝大多数患者出现暂时性心肌缺血性 ST 段下移(≥0.1mV),可见 T 波的倒置。发作缓解后恢复。

(3)心电图负荷试验:通过运动增加心脏负荷,诱发心肌缺血,有助于诊断可疑心绞痛者。运动中出现典型心绞痛,ST 段水平型或下斜型压低≥0.1mV,持续 2 分钟为运动试验阳性。

(4)24 小时动态心电图:连续记录 24 小时以上的心电图,从中发现心电图 ST－T 改变和各种心律失常,并与患者的活动情况、症状进行对照和分析。活动时胸痛发作,且相应心电图呈缺血性 ST－T 改变有助于诊断。

2.冠状动脉造影

这是公认的冠心病诊断"金标准"。冠状动脉造影可显示冠状动脉主干及其主要分支,并能确定病变部位、范围、程度等。

3.放射性核素检查

利用放射性铊或锝显像显示灌注缺损,提示心肌供血不足或消失区域,对心肌缺血的诊断很有价值。

（四）治疗

调整生活方式、纠正冠心病易患因素;改善冠状动脉的血供和降低心肌耗氧,减轻症状和缺血的发作,改善生活质量;治疗冠状动脉粥样硬化,预防心肌梗死和死亡,延长寿命。

1.发作时治疗

(1)休息发作时应立即休息,一般患者在停止活动后症状逐渐消除。

(2)药物治疗较重的患者发作可选用较快速的硝酸酯类制剂。这类药物能较快地松弛血管平滑肌,除扩张冠状动脉外还使全身血管尤其是静脉扩张,从而减少回心血量,降低心脏前后负荷。该药还可减少心室容量、降低室壁张力,减少心脏机械活动、心排血量和血压,因而降低心肌耗氧量,从而缓解心绞痛。

2.缓解期的治疗

(1)一般治疗:一般不需要卧床休息,应尽量避免各种已知的可以避免的诱发因素。调节饮食,特别是一次进食不应过饱;禁烟、酒。调整日常生活与工作量;减轻精神负担,保持适当的体力活动,以不导致发生疼痛为宜。

(2)药物治疗:以改善缺血、减轻症状、改善预后的药物为主。

1)减轻症状及改善缺血的药物。①β受体拮抗剂:能抑制心脏β肾上腺素受体,减慢心率、降低血压、减低心肌收缩力以减少心肌耗氧量,从而缓解心绞痛的发作和增加运动耐量。用药后要求静息心率降至55～60次/分,严重心绞痛患者如无心动过缓症状,可降至50次/分。β受体拮抗剂能降低心肌梗死后稳定型心绞痛患者死亡和再梗死的风险。推荐使用无内在拟交感活性的选择性β受体拮抗剂,如美托洛尔、阿替洛尔及比索洛尔。只要无禁忌证(严重心动过缓和高度房室传导阻滞,窦房结功能混乱,支气管痉挛或支气管哮喘),β受体拮抗剂应作为稳定型心绞痛的初始治疗药物。②硝酸酯类制剂:为内皮依赖性血管扩张剂,能减少心肌需氧和改善心肌灌注,从而改善心绞痛的症状,并有预防和减少心绞痛发作的作用。常用的药物有二硝酸异山梨酯、单硝酸异山梨酯、硝酸甘油。长效硝酸酯制剂用于降低心绞痛发作的频率和程度,并可能增加运动耐量。长效硝酸酯制剂不适宜用于心绞痛发作的治疗,而适宜用于慢性长期治疗。每天用药时应注意给予足够的无药间期,以减少耐药性的发生。硝酸酯类药物的不良反应包括头痛、面色潮红、心率反射性加快和低血压。③钙通道阻滞剂:抑制钙离子进入心肌细胞及平滑肌细胞,也抑制心肌细胞—收缩耦联中钙离子的利用。因而抑制心肌收缩,减少氧耗;扩张冠状动脉,解除冠状动脉痉挛,改善心内膜下心肌的供血;扩张周围血管,降低动脉压,减轻心脏负荷;还降低血黏度,抗血小板聚集,改善心肌的微循环。常用药物有维拉帕米、硝苯地平控释片、氨氯地平、地尔硫草。不良反应有头痛、头晕、便秘、失眠、颜面潮红、下肢水肿,低血压等。④代谢性药物:曲美他嗪通过抑制脂肪酸氧化和增加葡萄糖代谢提高氧的利用率而治疗心肌缺血,缓解心绞痛。⑤中医中药治疗:以活血化瘀、芳香温通及中医辨证施治等治疗为主。常用药物有麝香保心丸、复方丹参滴丸等。

2)预防心肌梗死和改善预后的药物。①阿司匹林:通过抑制环氧化酶和血栓烷(TXA_2)的合成达到抗血小板聚集作用。可降低心肌梗死、脑卒中或心血管性死亡的风险,所有患者只要没有用药禁忌证都应服用阿司匹林。阿司匹林最佳剂量范围为75～150mg/d,抑制每天新生血小板的10%。主要不良反应为胃肠道出血或阿司匹林过敏。②氯吡格雷:通过选择性不可逆地抑制血小板ADP受体而阻断ADP依赖激活的GPⅡb/Ⅲa复合物,有效减少ADP介导的血小板激活和聚集。其主要用于支架植入术后及阿司匹林有禁忌证的患者。常用维持剂量为75mg/d,1次口服。③他汀类药物:能有效降低血清总胆固醇(TC)和低密度脂蛋白胆固醇(LDL-C)含量,能延缓斑块进展,对斑块稳定和抗炎等起有益作用。患者使用他汀类药物治疗的主要目标为降低LDL-C,根据危险程度不同,LDL-C的目标值不同,并根据LDL-C水平调整剂量。常用药物有辛伐他汀、阿托伐他汀、瑞舒伐他汀。在应用药物时要严密监测氨基转移酶及肌酸激酶等生化指标,及时发现药物可能引起的肝损害和肌病。④血管紧张素转化酶抑制剂(ACEI)或血管紧张素受体阻滞剂(ARB):在稳定型心绞痛患者中,合并糖尿病、心力衰竭或左心室收缩功能不全的高危患者应使用ACEI类药物。其作用与ACEI降压、保护内皮功能及抗炎作用有关。常用药物有卡托普利、依那普利、培哚普利、贝那普利、雷米普利。不能耐受ACEI类药物者可用ARB类药物替代。

(3)血管重建治疗。①经皮冠状动脉介入治疗(PCI):是一组经皮介入治疗。对于药物治疗后仍有心绞痛发作,而且狭窄的血管中到大面积存活心肌的患者或介入治疗后复发、管腔再狭窄的患者,可考虑行 PCI 治疗,包括经皮冠状动脉腔内成形术(PTCA)、冠状动脉内支架植入术、冠状动脉内旋切术与旋磨术等。随着新型药物洗脱支架及新型抗血小板药物的应用,冠状动脉介入治疗的效果也有提高,已成为治疗本症的重要方法。②冠状动脉旁路移植术(CABG):通过取患者的自身大隐静脉作为旁路移植材料,一端吻合在主动脉,另一端吻合在有病变的冠状动脉段的远端;或游离内乳动脉与病变冠状动脉远端吻合,引主动脉血流以改善病变冠状动脉所供血心肌的血液供应。

(五)常见护理问题

1.疼痛

(1)相关因素:与心肌急剧、短暂的缺血、缺氧,冠状动脉痉挛有关。

(2)临床表现:阵发性胸骨后疼痛。

(3)护理措施:

1)休息与活动:心绞痛发作时立即停止活动,就地休息,必要时卧床休息,并密切观察。

2)心理护理:安慰患者,消除紧张不安,以减少心肌耗氧量。医护人员守候在患者床边,以增加其安全感。

3)给氧。

4)疼痛观察:评估胸痛部位、性质、程度、持续时间,密切观察患者神志和面色变化,嘱患者疼痛加重时,及时告知医护人员,描记疼痛发作时心电图。

5)用药护理:①心绞痛发作时给予硝酸甘油 0.5mg 舌下含服,1~2 分钟即开始起作用,约30 分钟作用消失。观察药物疗效,观察胸痛变化情况,监测血压、心率变化。延迟见效或完全无效时提示患者并非患冠心病或为 ACS 的可能,应及时报告医生。部分患者用药后出现面色潮红、头部胀痛、头晕、心动过速、心悸等不适,告知患者为硝酸酯类药物不良反应,以解除患者顾虑。第 1 次含用硝酸甘油时,应注意可能发生直立性低血压,嘱患者宜平卧片刻。②应用他汀类药物时,应注意监测氨基转移酶及肌酸激酶等生化指标,及时发现药物可能引起的肝损害和肌病,尤其在采用大剂量他汀类药物进行强化调脂治疗时,应注意监测药物的安全性。

6)减少或避免诱因:做好患者宣教工作,避免过度劳累、情绪激动,保持大便通畅,禁烟酒。

2.活动无耐力

(1)相关因素:与心肌氧的供需失调有关。

(2)临床表现:疲乏无力、活动持续时间短。

(3)护理措施:①评估活动受限的程度:评估患者心绞痛严重程度及活动受限程度。②制订合理的活动计划:心绞痛发作时应立即停止活动,缓解期一般不需要卧床休息。鼓励患者参加适当的体力劳动和体育锻炼,循序渐进,最大活动量以不发生心绞痛症状为度。避免精神紧张的工作和长时间工作。适当运动有利于侧支循环建立,提高患者活动耐力。③活动中不良反应的观察与处理:观察活动中有无呼吸困难、胸痛、脉搏增快等问题。一旦出现症状,立即停止活动,并及时予以处理,如含服硝酸甘油、吸氧等。

3.焦虑

(1)相关因素：与心绞痛反复发作、疗效不理想有关。

(2)临床表现：睡眠不佳，缺乏自信心、思维混乱。

(3)护理措施：①向患者讲解心绞痛的治疗是一个长期过程，需要有毅力，鼓励其说出内心的想法，针对其具体心理情况给予指导和帮助。②心绞痛发作时，尽量陪伴患者，多与患者沟通，指导患者掌握心绞痛发作的有效应对措施。③及时向患者分析讲解疾病好转信息，增强患者的治疗信心。④告知患者不良的心理状况对疾病的负面影响，鼓励患者进行舒展身心的活动，如看报纸、听音乐等，转移患者注意力。

4.知识缺乏(特定的)

(1)相关因素：与缺乏知识来源，认知能力有限有关。

(2)临床表现：患者不能说出心绞痛相关知识，不知道如何避免相关诱发因素。

(3)护理措施：①避免诱发心绞痛的相关因素：如情绪激动，饱食、焦虑不安等不良心理状态。②告知患者心绞痛的症状为胸骨后疼痛，可放射至左臂、颈、胸，常为压迫或紧缩感。③指导患者服用硝酸甘油的注意事项。④提供简单易懂的书面或影像资料，使患者了解自身疾病的相关知识。

(六)健康教育

1.心理指导

告知患者需保持良好心态，因精神紧张、情绪激动、饱食、焦虑不安等不良心理状态可诱发和加重病情。患者常因不适而烦躁不安，且伴恐惧，此时鼓励患者表达感觉，告知尽量做深呼吸放松情绪才能使疾病尽快消除。

2.饮食指导

(1)减少饮食热能，控制体重：少量多餐(每天 4～5 餐)，晚餐尤应控制进食量，饭后散步，切忌暴饮暴食，避免过饱；减少脂肪总量，限制饱和脂肪酸和胆固醇的摄入量，增加不饱和脂肪酸；限制单糖和双糖摄入量，供给适量的矿物质及维生素，戒烟戒酒。

(2)在食物选择方面，应适当控制主食和含糖零食：多吃粗粮、杂粮，如玉米、小米、荞麦等；禽肉、鱼类，以及核桃仁、花生、葵花籽等硬果类含不饱和脂肪酸较多，可多食用；多食蔬菜和水果，尤其是超体重患者，更应多选用带色蔬菜，如菠菜、油菜、番茄，以及带酸味的新鲜水果，如橘子、山楂；多食用豆油、花生油、菜油及香油等植物油；蛋白质按劳动强度供给，冠心病患者蛋白质按 2g/kg 供给。尽量多食用黄豆及其制品，如豆腐、豆干等，其他如绿豆、赤豆。

(3)禁忌食物：忌烟、酒、咖啡，以及辛辣的刺激性食品；少用猪油、黄油等动物油烹调；禁用动物脂肪高的食物，如猪肉、牛肉、羊肉及含胆固醇高的动物内脏动物脂肪、动物脑髓、贝类、乌贼鱼、蛋黄等；食盐不宜多用，每天 2～4g；含钠味精也应适量限用。

3.作息指导

制订固定的日常活动计划，避免劳累。避免突发性的劳力动作，尤其在较长时间休息以后。如凌晨起来后活动动作宜慢。心绞痛发作时，应停止所有活动，卧床休息。频发或严重心绞痛患者，应绝对卧床休息，严格限制体力活动。

4.用药指导

(1)硝酸酯类:硝酸甘油是缓解心绞痛的首选药物。

1)心绞痛发作时可用短效制剂 1 片舌下含服,勿吞服,1~2 分钟即开始起作用,一般可持续 30 分钟。如药物不易溶解,可轻轻嚼碎继续含化。

2)应用硝酸酯类药物时可能出现头晕、头胀痛、头部跳动感、面红、心悸等症状,继续用药数日后可自行消失。

3)硝酸甘油应储存在棕褐色的密闭小玻璃瓶中,防止受热、受潮,使用时应注意有效期,每 6 个月需更换药物。如果含服药物时无舌尖麻刺、烧灼感,说明药物已失效,不宜再使用。

4)为避免直立性低血压所引起的晕厥,用药后患者应平卧片刻,必要时吸氧。长期反复应用会产生耐药性而效力降低,但停用 10 天以上,复用可恢复效力。

(2)长期服用 β 受体拮抗剂:如使用阿替洛尔(氨酰心安)、美托洛尔(倍他乐克)时,应指导患者用药。

1)不能随意突然停药或漏服,否则会引起心绞痛加剧或心肌梗死。

2)应在饭前服用,因食物能延缓此类药物吸收。

3)用药过程中注意监测心率、血压、心电图等。

(3)钙通道阻滞剂:目前不主张使用短效制剂(如硝苯地平),以减少心肌耗氧量。

5.特殊及行为指导

(1)寒冷刺激可诱发心绞痛发作,不宜用冷水洗脸,洗澡时注意水温及时间。外出应戴口罩或围巾。

(2)患者应随身携带心绞痛急救盒(内装硝酸甘油片)。心绞痛发作时,立即停止活动并休息,保持安静。及时使用硝酸甘油制剂,如片剂舌下含服,喷雾剂喷舌底 1~2 下,贴剂粘贴在心前区。如果自行用药后,心绞痛未缓解,应请求协助救护。

(3)有条件者可以吸入氧气,使用氧气时,避免明火。

(4)患者洗澡时应告诉家属,不宜在饱餐或饥饿时进行,水温勿过冷过热,时间不宜过长,门不要上锁,以防发生意外。

(5)与患者讨论引起心绞痛的发作诱因,确定患者需要的帮助,总结预防发作的方法。

6.病情观察指导

注意观察胸痛的发作时间、部位、性质、有无放射性及伴随症状,定时监测心率、心律。若心绞痛发作次数增加,持续时间延长,疼痛程度加重,含服硝酸甘油无效者,有可能是心肌梗死先兆,应立即就诊。

7.出院指导

(1)减轻体重,肥胖者需限制饮食热量及适当增加体力活动,避免采用剧烈运动,防治各种可加重病情的疾病,如高血压、糖尿病、贫血、甲状腺功能亢进等。特别要控制血压,使血压维持在正常水平。

(2)慢性稳定型心绞痛患者大多数可继续正常性生活,为预防心绞痛发作,可在 1 小时前含服硝酸甘油 1 片。

(3)患者应随身携带硝酸甘油片以备急用,患者及其家属应熟知药物的放置地点,以备急需。

三、非 ST 段抬高型急性冠脉综合征

不稳定型心绞痛(UA)和非 ST 段抬高型心肌梗死(NSTEMI)主要为冠状动脉严重狭窄和(或)易损斑块破裂或糜烂所致的急性血栓形成,伴或不伴血管收缩、微血管栓塞,引起冠状动脉血流减低和心肌缺血的一组临床综合征。合称为非 ST 段抬高型急性冠脉综合征(NSTE－ACS)。UA/NSTEMI 的发病机制和临床表现相当,但严重程度不同。其区别主要看缺血是否严重到导致心肌损伤,并且可以定量检测到心肌损伤的生物标志物。UA 患者血清心肌损伤标志物在正常范围,若伴有血清心肌标志物明显升高,即可确立 NSTEMI 的诊断。

(一)病因和发病机制

NSTE－ACS 有着共同的病理生理学基础,即冠状动脉严重狭窄和(或)易损斑块破裂或糜烂、溃疡,并发血栓形成、血管收缩微血管栓塞等导致急性或亚急性的心肌供氧减少和心肌缺血。

1.斑块破裂和糜烂

易损斑块的最常见形态学特征包括纤维帽较薄、脂核大,平滑肌细胞密度低,富含单核巨噬细胞和组织因子。

易损斑块破裂的主要机制包括单核巨噬细胞或肥大细胞分泌的蛋白酶(如胶原酶,凝胶酶、基质溶解酶等)消化纤维帽使斑块纤维帽变薄;动脉壁压力、斑块位置和大小、血流对斑块表面的冲击;冠状动脉内压力升高、血管痉挛、心动过速时心室过度收缩和扩张所产生的剪切力以及斑块滋养血管破裂,诱发与正常管壁交界处的斑块破裂。斑块糜烂多见于女性、糖尿病和高血压患者,此时血栓附着于斑块表面,而斑块破裂后血栓可进入斑块的脂核内,并导致斑块的迅速生长。易损性斑块内炎性细胞如巨噬细胞、肥大细胞和激活的 T 淋巴细胞等的含量显著升高,提示炎症过程在斑块破裂中起重要作用。

2.血小板聚集和血栓形成

血栓形成在 NSTE－ACS 进展中发挥核心作用,斑块破裂后脂核暴露于管腔,而脂核是高度致血栓形成物质,并且富含组织因子。血栓形成通常发生在斑块破裂或糜烂处,从而导致管腔狭窄程度的急剧变化,进一步导致管腔的不完全性或完全性闭塞。不同于 ST 段抬高型心肌梗死时含大量纤维蛋白和红细胞的红色血栓,NSTE－ACS 的血栓为富含血小板而少含纤维蛋白(白色血栓),脱落的血栓碎片或斑块成分可沿血流到远端引起微血管的栓塞,导致局灶性心肌梗死。

3.血管收缩

富含血小板的血栓可释放诸如血清素、血栓素 A2 等缩血管物质,引起局部及远端血管、微血管的收缩。NSTE－ACS 时,内皮功能不全促使血管释放收缩介质(如内皮素－1)、抑制血管释放舒张因子(如前列环素、内皮衍生的舒张因子),引起血管收缩。这些因素在变异型心绞痛发病中占主导地位。

少数 NSTE－ACS 由非动脉粥样硬化性疾病所致,如其他原因导致的急性冠状动脉供血不足(血管痉挛性心绞痛、冠状动脉栓塞和动脉炎)、非冠状动脉原因导致的心肌供氧,需氧不平衡(低血压、严重贫血、高血压、心动过速、严重主动脉瓣狭窄等)。

（二）临床表现

1.症状

UA 和 NSTEMI 胸部不适的部位及性质与典型的稳定型心绞痛相似，但通常程度更重，持续时间更长，可达 30 分钟，胸痛可在休息时发生。UA 和 NSTEMI 的临床表现一般具有以下三个特征之一：①静息时或夜间发生心绞痛，常持续 20 分钟以上。②新近发生的心绞痛（病程在 2 个月内）且程度严重。③近期心绞痛逐渐加重（包括发作的频度、持续时间、严重程度和疼痛放射到新的部位）。发作时可有出汗、恶心、呕吐、心悸或呼吸困难等表现；而原来可以缓解心绞痛的措施此时变得无效或不完全有效。不稳定型心绞痛严重度分级如下。

Ⅰ级：严重的初发型或恶化型心绞痛，无静息时疼痛。1 年内死亡率或心肌梗死率为 7.3%。

Ⅱ级：亚急性静息型心绞痛（在就诊前 1 个月内发生），但近 48 小时内无发作。1 年内死亡率或心肌梗死率为 10.3%。

Ⅲ级：急性静息型心绞痛，在 48 小时内有发作。1 年内死亡率或心肌梗死率为 10.8%。

2.体征

胸痛发作时可出现脸色苍白、皮肤湿冷；可闻及一过性收缩期杂音。

（三）辅助检查

1.心电图

症状发作时的心电图有重要诊断意义，UA 患者症状发作时主要表现为 ST 段压低，其心电图变化随症状缓解而完全或部分消失，如心电图变化持续 12 小时，常提示发生 NSTEMI。NSTEMI 常有持续性 ST 段压低 $\geq$ 0.1mV 或伴对称性 T 波倒置，相应导联 R 波电压进行性降低，ST 段和 T 波的改变常持续存在。

2.心肌标志物检查

心肌血清标志物是鉴别 UA 和 NSTEMI 的主要标准。UA 时，心肌标志物一般无异常增高，若 cTnT 及 cTnI 超过正常值，则可考虑 NSTEMI 的诊断。

3.其他

冠状动脉造影和其他侵入性检查。

（四）诊断

根据典型的胸痛症状和辅助检查尤其是心电图改变，结合冠心病危险因素，非 ST 段抬高型 ACS 可确诊。UA 与 NSTEMI 的鉴别主要参考心电图上 ST－T 改变的持续时间和血清心肌标志物检测结果。

（五）治疗

应及早发现、及早住院，连续监测心电图，以发现缺血和心律失常；多次测定血清心肌标志物。UA 或 NSTEMI 的治疗目标是稳定斑块、缓解心肌缺血以及改善长期预后。

1.一般治疗

不稳定型心绞痛患者应收治 CCU，卧床休息 12～24 小时，给予心电监护。有明确低氧血症患者或存在左心室衰竭患者需给氧。病情稳定或血运重建后症状控制可建议循序渐进的活动。最初 2～3 天给予流食，症状缓解后可给予易消化的半流食，少食多餐。保持大便通畅，避免便秘,必要时可给予缓泻剂。

2.抗栓治疗

可预防冠状动脉内进一步血栓形成、促进内源性纤溶酶原活性溶解血栓,包括抗血小板和抗凝两部分。

3.抗心肌缺血治疗

其包括应用β受体拮抗剂、硝酸酯类药物、镇痛剂、钙离子通道阻滞剂。

4.其他药物治疗

长期应用 ACEI 对预防再发缺血事件和死亡、改善心室重构有益;他汀类调脂药物除了对血脂的调节作用外,还可以稳定斑块、改善内皮细胞功能。

5.其他

血运重建治疗。

（六）护理

1.护理评估

(1)身体评估:①一般状态:评估患者精神、活动耐力、饮食状况。评估患者体重、BMI、腰围、腹围。②生命体征:评估患者体温、血压、脉搏、呼吸、意识、末梢循环情况等。

(2)病史评估:除了解患者是否具有冠心病的危险因素外,重点评估心绞痛发作特点、心绞痛严重分级、心肌酶学的变化及危险分层。危险分层的内容包括病史、疼痛特点、临床表现心电图、心脏标志物等。评估患者服药情况:既往是否服药、服药种类以及服药后反应。评估患者对疾病知识及诱因相关知识的掌握程度、合作程度、心理状况（如患者有无焦虑、抑郁等表现）。

(3)其他:评估患者的活动能力,判断患者发生跌倒、坠床、压疮的危险程度。

2.护理措施

(1)一般护理:①患者应卧床休息 12～24 小时,给予持续心电监护。②保持病室环境安静,使患者充分休息;对患者进行必要的解释和鼓励,使其积极配合治疗,解除其焦虑和紧张情绪,减轻其心脏负担。③有明确低氧血症(动脉血氧饱和度≤92%)或存在左心室功能衰竭者,遵医嘱给氧。④疾病最初 2～3 天以流质饮食为主,以后随症状减轻而逐渐增加易消化的半流食,宜少量多餐,钠盐和液体的摄入量应根据尿量、呕吐量及有无心衰症状而做调整,告知患者其治疗饮食的目的和作用。⑤病情稳定或血运重建、症状控制后,鼓励患者早期、循序渐进地活动。⑥告知患者排便时避免用力,可通过增加饮食中膳食纤维的含量或按摩腹部来促进肠蠕动,必要时遵医嘱给予缓泻剂。

(2)病情观察:①遵医嘱每日和(或)出现症状时做心电图检查,标记胸前导联位置,观察心电图的动态演变。②必要时给予心电监护,观察患者心率、心律,血压、血氧饱和度的情况。每 24 小时更换电极片及粘贴位置,避免影响监护效果,减少粘胶过敏发生。按时记录各项指标数值,如有变化及时通知医生。③准确记录患者出入量。④保证输液管路通畅,按时观察输液泵工作状态,确保药液准确输注。观察穿刺部位,预防静脉炎及药物渗出。

(3)用药护理:①应用硝酸甘油时,应注意用法是否正确、胸痛症状是否改善;使用静脉制剂时,应遵医嘱严格控制输液速度,观察用药后反应,同时告知患者由于药物扩张血管会导致面部潮红、头部胀痛、心悸等不适,以解除患者顾虑。②应用他汀类药物时,定期监测血清氨基转移酶及肌酸激酶等生化指标。③应用阿司匹林时,建议饭后服用,以减少恶心、呕吐、上腹部不适或疼痛等胃肠道症状。观察患者是否出现皮疹、皮肤黏膜出血等不良反应,如发生,及时通知医生。④应用β受体拮抗剂时,监测患者心率、心律、血压变化。嘱患者在改变体位时动作应缓慢。⑤应用低分子肝素等抗凝药物时,注意口腔、黏膜、皮肤、消化道等部位出血情况。⑥应用吗啡的患者,应观察患者有无呼吸抑制,以及使用后疼痛程度改善的情况。

（4）心理护理:患者反复发作胸痛,使其常有紧张不安或焦虑的情绪,应向患者做好解释,减轻患者的心理压力。护士应态度和蔼,多关心体贴患者,观察病情细致,技术操作娴熟、有条不紊,以取得患者信任。向患者详细解释病情,使患者对所患疾病有所了解,同时和患者及其家属就病情变化进行沟通,强调治疗的正面效果,使患者增强康复信心。

（5）健康教育:①指导患者改变生活方式,合理膳食,增加膳食纤维和维生素,少食多餐,避免暴饮暴食,戒烟限酒。②告知患者心绞痛发作时安静卧床休息,缓解期应以有氧运动为主,如散步、打太极、骑车、游泳等,运动前做好准备活动并备好硝酸甘油,如有不适应立即停止运动。生活作息规律,保证充足睡眠。保持大便通畅,避免过度用力加重心脏负荷。③指导患者出院后遵医嘱服药,不擅自增减药量或停药,做好药物不良反应的自我监测。随身携带硝酸甘油以备急需。硝酸甘油应在棕色避光瓶内保存并放于干燥阴凉处,开封6个月后不再使用,及时更换,以确保疗效。告知服用他汀类药物的患者,如出现肌痛、肝区胀痛等症状时及时就医。④病情监测指导:教会患者及其家属心绞痛发作时缓解胸痛的方法,胸痛发作时应立即停止活动或舌下含服硝酸甘油,如含服硝酸甘油后胸痛不能缓解,或心绞痛发作比以往频繁、程度加重、疼痛时间延长,应及时就医。定期复查心电图、血压、血脂、肝功能。

四、急性 ST 段抬高型心肌梗死

急性 ST 段抬高型心肌梗死(STEMI)主要是由于冠状动脉粥样硬化斑块破裂或糜烂和血栓形成,导致冠状动脉血供急剧减少或中断,使相应供血的心肌严重而持久地缺血导致心肌坏死,心电图表现为 ST 段抬高。

我国推荐使用第三版"心肌梗死全球定义",将心肌梗死分为五型六类。

1 型:自发性心肌梗死。由于动脉粥样斑块破裂、溃疡、裂纹、糜烂或夹层,引起一支或多支冠状动脉血栓形成,导致心肌血流减少或远端血小板栓塞伴心肌坏死。患者大多有严重的冠状动脉病变,少数患者冠状动脉仅有轻度狭窄甚至正常。

2 型:继发于心肌氧供需失衡的心肌梗死。除冠状动脉病变外的其他情形引起心肌需氧与供氧失衡,导致心肌损伤和坏死,如冠状动脉内皮功能异常、冠状动脉痉挛或栓塞,心动过速/过缓性心律失常、贫血、呼吸衰竭、低血压,高血压伴或不伴左心室肥厚。

3 型:突发、未预料到的心脏性死亡。心脏性死亡伴心肌缺血症状和新的缺血性心电图改变或左束支阻滞,但无心肌损伤标志物检测结果。

4a 型:经皮冠状动脉介入治疗(PCI)相关心肌梗死。基线心肌肌钙蛋白(cTn)正常的患者在 PCI 后 cTn 升高超过正常上限 5 倍;或基线 cTn 升高的患者,PCI 术后 cTn 升高≥20%,然后稳定下降。同时发生:①心肌缺血症状;②心电图缺血性改变或新发左束支阻滞;③造影示冠状动脉主支或分支阻塞或持续性慢血流或无复流或栓塞;④新的存活心肌丧失或节段性室

壁运动异常的影像学表现。

4b 型:支架血栓形成引起的心肌梗死。冠状动脉造影或尸检发现支架植入处血栓性阻塞,患者有心肌缺血症状和(或)至少 1 次心肌损伤标志物高于正常上限。

5 型:外科冠状动脉旁路移植术(CABG)相关心肌梗死。基线 cTn 正常患者,CABG 后 cTn 升高超过正常上限 10 倍,同时发生:①新的病理性 Q 波或左束支阻滞;②血管造影提示新的桥血管或自身冠状动脉阻塞;③新的存活心肌丧失或节段性室壁运动异常的影像学证据。

(一)病因和发病机制

STEMI 的基本病因是冠脉粥样硬化(偶为冠脉栓塞、炎症、先天性畸形、痉挛和冠状动脉阻塞所致),造成一支或多支管腔狭窄和心肌血供不足,而侧支循环未充分建立。在此基础上,一旦血供急剧减少或中断,使心肌严重而持久地急性缺血达 20～30 分钟以上,即可发生急性心肌梗死(AMI)。

大量的研究已证明,绝大多数的 AMI 是由于不稳定的粥样斑块溃破,继而出血和管腔内血栓形成,而使管腔闭塞。少数情况下粥样斑块内出血或血管持续痉挛,也可使冠状动脉完全闭塞。

促使斑块破裂出血及血栓形成的诱因有:①晨起 6 时至 12 时交感神经活动增加,机体应激反应性增强,心肌收缩力升高、心率加快、血压升高,冠状动脉张力升高;②在饱餐特别是进食大量脂肪后,血脂升高,血液黏稠度升高;③重体力活动、情绪过分激动、血压剧升或用力大便时,致左心室负荷明显加重;④休克、脱水、出血、外科手术或严重心律失常,致心排血量骤降,冠状动脉灌注量锐减。

AMI 可发生在频发心绞痛的患者,也可发生在原来从无症状者中。AMI 后发生的严重心律失常、休克或心力衰竭,均可使冠状动脉灌流量进一步降低,心肌坏死范围扩大。

(二)临床表现

其与梗死的部位、大小、侧支循环情况密切相关。

1.先兆

发病前数天有乏力、胸部不适、活动时心悸、烦躁、心绞痛等前驱症状,心绞痛发作较以往频繁、性质较剧烈、持续时间长,硝酸甘油疗效差,诱发因素不明显。心电图 ST 段一时性明显抬高或压低。

2.症状

(1)疼痛:性质和部位与稳定型心绞痛相似,程度更剧烈,伴有大汗、烦躁、濒死感,持续时间可达数小时至数天,休息和服用硝酸甘油不缓解。少数患者无疼痛,一开始即表现为休克或急性心力衰竭。

(2)胃肠道症状:疼痛剧烈时常伴恶心、呕吐、上腹胀痛。

(3)心律失常:24 小时内最多见。以室性心律失常为主,如室性期前收缩、室性心动过速,室性期前收缩落在前一心搏的易损期时(R－on－T 现象),常为心室颤动的先兆。室颤是心肌梗死早期的主要死亡原因。下壁心肌梗死易发生房室传导阻滞及窦性心动过缓;前壁心肌梗死易发生室性心律失常。

(4)低血压和休克:疼痛可引起血压下降,如疼痛缓解而收缩压仍低于 80mmHg,则应警惕心肌广泛坏死造成心输排血量急剧下降所致的心源性休克的发生。

（5）心力衰竭：主要为急性左心衰竭，由于心肌梗死后心脏收缩力显著减弱或不协调所致。重者可发生急性肺水肿并可危及生命。右心室心肌梗死的患者可一开始就出现右心衰竭表现，伴血压下降。根据有无心衰表现，按 Killip 分级法将急性心肌梗死的心功能分为四级。

Ⅰ级：无明显心功能损害证据。

Ⅱ级：轻、中度心衰主要表现为肺底啰音（<50％的肺野）、第三心音及 X 线胸片上肺淤血的表现。

Ⅲ级：重度心衰（肺水肿），啰音>50％的肺野。

Ⅳ级：心源性休克。

3.体征

心率多增快，右心室梗死或梗死面积大，可发生心率减慢；心律失常；心尖部第一心音减弱。

（三）辅助检查

1.心电图

急性心肌梗死患者做系列心电图检查时，可记录到典型的心电图动态变化，是临床上进行急性心肌梗死检出和定位的重要检查。

2.血清心肌标志物检查

肌酸磷酸激酶同工酶（CK－MB）升高是反映急性坏死的指标。cTnT 或 cTnI 诊断心肌梗死的敏感性和特异性均极高。血肌红蛋白升高，其出现最早而恢复也快，但特异性差。

3.放射性核素检查

可显示心肌梗死的部位和范围，判断是否有存活心肌。

4.超声心动图

了解心室壁运动及左心室功能，帮助除外主动脉夹层，诊断室壁瘤和乳头肌功能失调等。

5.磁共振成像

可评价心肌梗死的范围以及评估左心室功能。

6.选择性冠状动脉造影

可明确冠状动脉闭塞的部位，为决定下一步血运重建策略提供依据。

（四）诊断

世界卫生组织（WHO）的急性心肌梗死诊断标准：依据典型的临床表现、特征性的心电图表现、血清心肌标志物水平动态改变，三项中具备两项，特别是后两项即可确诊。

2012 年召开的欧洲心脏病学会（ESC）年会上公布了第三版更新的心肌梗死全球统一诊断标准：检测到心肌标志物，尤其是肌钙蛋白（cTn）升高和（或）下降，至少有一次超出正常参考值上限，并且至少伴有下列其中任意一项证据。①心肌缺血的症状；②新发的或推测新发的显著ST－T改变或新出现的左束支传导阻滞（LBBB）；③心电图出现病理性 Q 波；④影像学检查发现新发的心肌丢失或新发的节段性室壁运动异常；⑤冠脉造影或尸检发现冠脉内存在新鲜血栓。

（五）治疗

早发现、早入院治疗，缩短因就诊、检查、处置、转运等延误的治疗时间。原则是尽早使心肌血液再灌注，挽救濒死心肌，保护和维持心脏功能；及时处理严重心律失常、泵衰竭和各种并发症，防止猝死，注重二级预防。

1.一般治疗

（1）休息：应绝对卧床休息，保持环境安静，防止不良刺激，解除患者焦虑。

（2）给氧。

（3）监测：急性期应常规给予心电监测3～5天，除颤器处于备用状态。严重心力衰竭者应监测肺毛细血管压和静脉压。

（4）抗血小板药物治疗。

2.解除疼痛

根据疼痛程度选择不同药物尽快解除疼痛，并注意观察用药后反应。

3.再灌注心肌

及早再通闭塞的冠状动脉使心肌得到再灌注，是STEMI治疗最为关键的措施，可挽救濒死心肌、缩小心肌梗死的范围，从而显著改善患者预后。包括溶栓治疗、介入治疗、CABG。

4.其他药物治疗

（1）β受体拮抗剂、ACEI、CCB：有助于改善恢复期心肌重构，降低AMI病死率。

（2）他汀类调脂药物：宜尽早应用，除了对低密度脂蛋白胆固醇（LDL－C）降低带来的益处外，他汀类药物还通过抗炎、改善内皮功能和稳定斑块等作用达到二级预防作用。

5.抗心律失常治疗

心律失常必须及时消除，以免演变为严重心律失常甚至导致猝死。

6.抗低血压和心源性休克治疗

其包括维持血容量、应用升压药、应用血管扩张剂、纠正酸中毒及电解质紊乱等。上述治疗无效时，可用主动脉内球囊反搏（IABP），增加冠状动脉灌流，降低左心室收缩期负荷。

7.治疗心力衰竭

主要是治疗急性左心衰竭，以应用利尿剂为主，也可选用血管扩张剂减轻左心室的前、后负荷。

8.抗凝疗法

无论是否采用再灌注治疗，均应给予抗凝治疗，药物的选择视再灌注治疗方案而定。

（六）护理

1.专科护理评估

（1）身体评估。

1）一般状态：评估患者的神志状况，尤其注意有无面色苍白、表情痛苦、大汗或神志模糊、反应迟钝甚至晕厥等表现。评估患者BMI、腰围、腹围，以及睡眠，排泄型态有无异常。

2）生命体征：评估患者体温、心率、心律、呼吸、血压、血氧饱和度有无异常。

（2）病史评估。

1)评估患者年龄、性别、职业、饮食习惯、有无烟酒嗜好、家族史及锻炼习惯。

2)评估患者此次发病有无明显的诱因、胸痛发作的特征,尤其是起病的时间、疼痛程度、是否进行性加重,有无恶心、呕吐、乏力、头晕、呼吸困难等伴随症状,是否有心律失常、休克、心力衰竭的表现。了解患病后的诊治过程,是否规律服药、服药种类以及服药后反应。评估患者对疾病知识及诱因相关知识的掌握程度、合作程度、心理状况(如患者有无焦虑、抑郁等表现)。

3)评估患者心电图变化。

ST 段抬高型心肌梗死的特征性改变:①面向坏死区的导联 ST 段抬高呈弓背向上型,面向透壁心肌坏死区的导联出现宽而深的 Q 波,面向损伤区的导联上出现 T 波倒置。②在背向心肌坏死区的导联出现相反的改变,即 R 波升高、ST 段压低和 T 波直立并升高。

非 ST 段抬高型心肌梗死的特征性改变:①无病理性 Q 波,有普遍性 ST 段压低≥0.1mV,但 aVR 导联(有时还有 V$_1$ 导联)ST 段抬高,或有对称性 T 波倒置。②无病理性 Q 波,也无 ST 段变化,仅有 T 波倒置变化。

ST 段抬高型心肌梗死的心电图演变:①急性期起病数小时内可无异常或出现异常高大两支不对称的 T 波。②急性期起病数小时后,ST 段明显抬高呈弓背向上型,与直立的 T 波连接,形成单相曲线;数小时至 2 天内出现病理性 Q 波,同时 R 波减低。③亚急性期改变若早期不进行干预,抬高的 ST 段可在数天至 2 周内逐渐回到基线水平,T 波逐渐平坦或倒置。④慢性期改变数周至数月后,T 波呈 V 形倒置,两支对称。T 波倒置可永久存在,也可在数月至数年内逐渐恢复。

ST 段抬高型心肌梗死的定位:ST 段抬高型心肌梗死的定位和范围可根据出现特征性改变的导联来判断。

4)评估心肌损伤标志物变化。①心肌肌钙蛋白 I(cTnI)或 T(cTnT):是诊断心肌坏死最特异和敏感的首选指标,起病 2～4 小时后升高。cTnI 于 10～24 小时达峰值,7～10 天降至正常;cTnT 于 24～48 小时达峰值,10～14 天降至正常。②CK－MB:对判断心肌坏死的临床特异性较高,在起病后 4 小时内升高,16～24 小时达峰值,3～4 天恢复正常。适用于早期诊断和再发心肌梗死的诊断,还可用于判断溶栓效果。③肌红蛋白:有助于早期诊断,但特异性差,起病后 2 小时内即升高,12 小时内达峰值,24～48 小时内恢复正常。

5)评估患者管路的情况,判断有无管路滑脱的可能。

(3)评估患者的活动能力,判断患者发生跌倒、坠床、压疮的危险程度。

2.护理措施

(1)急性期的护理。

1)入院后遵医嘱给氧,氧流量为 3～5L/min,可减轻气短、疼痛或焦虑症状,有利于心肌氧合。

2)心肌梗死早期易发生心律失常、心率和血压的波动,立即给予心电监护,同时注意观察患者神志、呼吸、出入量、末梢循环情况等。

3)立即进行 22 导联心电图检查,初步判断梗死位置并采取相应的护理措施:前壁心肌梗死患者应警惕发生心功能不全,注意补液速度,观察有无呼吸困难、咳嗽、咳痰等症状。如前壁梗死面积较大影响传导系统血供者,也会发生心动过缓,应注意心率变化;下壁、右室心肌梗死患者易发生低血压、心动过缓、呕吐等,密切观察心率、血压变化,遵医嘱调整用药,指导患者恶心时将头偏向一侧,防止误吸。

4)遵医嘱立即建立静脉通路,及时给予药物治疗并注意用药后反应。

5)遵医嘱采血,做床旁心肌损伤标志物检查,一般先做肌红蛋白和 cTnI 检测。

6)遵医嘱给予药物负荷剂量,观察用药后反应,如有呕吐,观察呕吐物的性质与颜色,观察呕吐物内有无之前已服药物,并通知医生。

7)如患者疼痛剧烈,遵医嘱给予镇痛药物,如吗啡、硝酸酯类药物,同时观察患者血压变化及有无呼吸抑制的发生。

8)拟行冠状动脉介入治疗的患者给予双侧腕部及腹股沟区备皮准备,备皮范围为双上肢腕关节上 10cm、从脐下到大腿中上 1/3,两侧至腋中线,包括会阴部。

9)在患者病情允许的情况下简明扼要地向患者说明手术目的、穿刺麻醉方法、术中出现不适如何告知医生等,避免患者因手术引起进一步紧张、焦虑。

10)接到导管室通知后,立即将患者转运至导管室,用过床易将患者移至检查床上,避免患者自行挪动加重心肌氧耗。

11)介入治疗后,如患者使用血小板糖蛋白 GPⅡb/Ⅲa 受体拮抗剂(如替罗非班)药物治疗,注射低分子肝素者应注意用量减半,同时应观察患者的皮肤、牙龈、鼻腔黏膜等是否有出血、瘀斑,穿刺点是否不易止血等,必要时通知医生,遵医嘱处理。

12)遵医嘱根据发病时间定期复查心电图及心肌酶,观察动态变化。

(2)一般护理。

1)休息:发病 12 小时内绝对卧床休息,避免活动,并保持环境安静。告知患者及其家属,休息可以降低心肌氧耗量,有利于缓解疼痛,以取得合作。

2)给氧:遵医嘱鼻导管给氧,2～5L/min,以增加心肌氧供。吸氧过程中避免患者自行摘除吸氧管。

3)饮食:起病后 4～12 小时内给予流食,以减轻胃扩张。随后遵医嘱过渡到低脂、低胆固醇、高维生素、清淡、易消化的治疗饮食,少量多餐,患者病情允许时告知其治疗饮食的目的和作用。

4)准备好急救用物。

5)排泄的护理:及时增加富含纤维素的水果、蔬菜的食用,按摩腹部以促进肠蠕动;必要时遵医嘱使用缓泻剂;告知患者不要用力排便。

(3)病情观察。

1)遵医嘱每日检查心电图,标记胸前导联位置,观察心电图的动态变化。患者出现症状时随时行心电图检查。

2)给予持续心电监护,密切观察患者心率、心律、血压、氧饱和度的情况。24 小时更换电极片及粘贴位置,避免影响监护效果,减少粘胶过敏发生。按照护理级别要求定时记录各项指标数值,如有变化及时通知医生。

3)保证输液通路通畅,观察输液速度,定时观察输液泵工作状态,确保药液准确输注,观察穿刺部位,预防静脉炎及药物渗出。

4)严格记录患者出入量,防止患者体液过多增加心脏负荷。

5)嘱患者呕吐时将头偏向一侧,防止发生误吸。

(4)用药护理。

1)应用硝酸甘油时,应注意用法是否正确、胸痛症状是否改善;使用静脉制剂时,遵医嘱严格控制输液速度,观察用药后反应,同时告知患者由于药物扩张血管会导致面部潮红、头部胀痛、心悸等不适,以解除患者顾虑。

2)应用他汀类药物时,定期监测血清氨基转移酶及肌酸激酶等生化指标。

3)应用阿司匹林时,建议饭后服用,以减轻恶心、呕吐、上腹部不适或疼痛等胃肠道症状。观察患者是否出现皮疹、皮肤黏膜出血等不良反应,如发生及时通知医生。

4)应用β受体拮抗剂时,监测患者心率、心律、血压变化,同时嘱患者在改变体位时动作应缓慢。

5)应用低分子肝素等抗凝药物时,注意观察口腔黏膜、皮肤、消化道等部位出血情况。

6)应用吗啡的患者,应观察患者有无呼吸抑制,以及使用后疼痛程度改善的情况。

(5)并发症护理。

1)猝死急性期:严密进行心电监护,以及时发现心率及心律变化。发现频发室性期前收缩、室性心动过速、多源性或 R−on−T 现象的室性期前收缩及严重的房室传导阻滞时,应警惕发生室颤或心搏骤停、心源性猝死。需立即通知医生并协助处理,同时遵医嘱监测电解质及酸碱平衡状况,备好急救药物及抢救设备。

2)心力衰竭:AMI 患者在急性期由于心肌梗死对心功能的影响可发生心力衰竭,特别是急性左心衰竭。应严密观察患者有无呼吸困难、咳嗽、咳痰、少尿、低血压、心率加快等,严格记录出入量。嘱患者避免情绪激动、饱餐、用力排便。发生心力衰竭时,需立即通知医生并协助处理。

3)心律失常:心肌梗死后室性异位搏动较常见,一般不需要做特殊处理。应密切观察心电监护变化,如患者有心力衰竭、低血压、胸痛伴有多形性室速,持续性单形室速,应及时通知医生,并监测电解质变化。如发生室颤,应立即协助医生除颤。

4)心源性休克:密切观察患者心电监护及血流动力学(如中心静脉压、动脉压)监测指标,定时记录数值,遵医嘱给予补液治疗及血管活性药物,并观察给药后效果、患者尿量、血气指标等变化。

(6)心理护理:急性心肌梗死患者胸痛程度异常剧烈,有时可有濒死感,患者常有紧张不安、焦虑惊恐心理,应耐心倾听患者主诉,向患者解释各种仪器、监测设备的使用及治疗方法,以及需要患者配合的注意事项等,以减轻患者的心理压力。

(7)健康宣教:发生心肌梗死后必须做好二级预防,以预防心肌梗死再发。嘱患者合理膳食,戒烟、限酒,适度运动,保持心态平和,坚持服用抗血小板药物、β受体拮抗剂、他汀类调脂药及 ACEI,控制高血压及糖尿病等危险因素,并定期复查。

除上述二级预防所述各项内容外,在日常生活中还要注意以下几点。

1)避免过度劳累,逐步恢复日常活动,生活规律。

2)放松精神,愉快生活,对任何事情要能泰然处之。

3)不要在饱餐或饥饿的情况下洗澡。洗澡时水温最好与体温相当,时间不宜过长。冠心病程度较严重的患者洗澡时,应在他人帮助下进行。

4)在严寒或强冷空气影响下,冠状动脉可发生痉挛而诱发急性心肌梗死。所以每遇气候恶劣时,冠心病患者要注意保暖或适当防护。

5)急性心肌梗死患者在排便时,因屏气用力可使心肌耗氧量增加,加重心脏负担,易诱发心搏骤停或室颤甚至致死,因此要保持大便通畅,防止便秘。

6)要学会识别心肌梗死的先兆症状并能正确处理。心肌梗死患者约 70% 有先兆症状,主要表现为:①既往无心绞痛的患者突然发生心绞痛,或原有心绞痛的患者无诱因性发作、发作后症状突然明显加重。②心绞痛性质较以往发生改变、时间延长,使用硝酸甘油不易缓解。③疼痛伴有恶心、呕吐、大汗或明显心动过缓或过速。④心绞痛发作时伴气短、呼吸困难。⑤冠心病患者或老年人突然出现不明原因的心律失常、心力衰竭、休克或晕厥等情况时都应想到心肌梗死的可能性。一旦发生,必须认真对待,患者首先应原地休息,保持安静,避免精神过度紧张,同时舌下含服硝酸甘油或吸入硝酸甘油喷雾剂,若 20 分钟胸痛不缓解或出现严重胸痛伴恶心、呕吐、呼吸困难、晕厥等症状时,应马上拨打"120"。

第三章　神经内科疾病护理

第一节　癫痫

癫痫是多种原因导致的脑部神经元高度同步化异常放电所引起的临床综合征,临床表现具有发作性、短暂性、重复性和刻板性的特点。临床上每次发作或每种发作的过程称为痫性发作。

一、病因与发病机制

(一)病因

癫痫不是独立的疾病,而是一组疾病或综合征。引起癫痫的病因非常复杂,根据病因学不同,癫痫可分为以下三大类。

1.症状性癫痫

症状性癫痫由各种明确的中枢神经系统结构损伤和功能异常引起,如脑肿瘤、脑外伤、脑血管病、中枢神经系统感染、寄生虫感染、遗传性代谢性疾病、神经系统变性疾病等。

2.特发性癫痫

特发性癫痫的病因不明,未发现脑部有足以引起癫痫发作的结构性损伤或功能异常,可能与遗传因素密切相关。

3.隐源性癫痫

隐源性癫痫的病因不明,但临床表现提示为症状性癫痫,现有的检查手段不能发现明确的病因。其占全部癫痫的 $60\%\sim70\%$。

(二)发病机制

癫痫的发病机制非常复杂,至今尚未能完全了解其全部机制,但发病的一些重要环节已被探知。

1.痫性放电的起始

神经元异常放电是癫痫发病的电生理基础。

2.痫性放电的传播

异常高频放电反复通过突触联系和强化后的易化作用诱发周边及远处的神经元同步放电,从而引起异常电位的连续传播。

3.痫性放电的终止

目前机制尚未完全明了。

二、临床表现

(一)痫性发作

1.部分性发作

部分性发作包括以下几种。①单纯部分性发作:常以发作性一侧肢体、局部肌肉节律性抽动或感觉障碍为特征,发作时程短。②复杂部分性发作:表现为意识障碍,多有精神症状和自动症。③部分性发作继发全面性发作:上述部分性发作后出现全身性发作。

2.全面性发作

这类发作起源于双侧脑部,发作初期即有意识丧失,根据其临床表现的不同,可分为以下几类。

(1)全面强直-阵挛发作:以意识丧失、全身抽搐为主要临床特征。早期出现意识丧失、跌倒,随后的发作过程分为三期:强直期、阵挛期和发作后期。发作过程中可有喉部痉挛、尖叫、心率增快、血压升高、瞳孔散大、呼吸暂停等症状,发作后各项体征逐渐恢复正常。

(2)失神发作:典型表现为正常活动中突然发生短暂的意识丧失,两眼凝视且呼之不应,发作停止后立即清醒,继续原来的活动,对发作没有丝毫记忆。

(3)强直性发作:多在睡眠中发作,表现为全身骨骼肌强直性阵挛,常伴有面色潮红或苍白、瞳孔散大等症状。

(4)阵挛性发作:表现为全身骨骼肌阵挛伴意识丧失,见于婴幼儿。

(5)肌阵挛发作:表现为短暂、快速、触电样肌肉收缩,一般无意识障碍。

(6)失张力发作:表现为全身或部分肌肉张力突然下降,造成张口、垂颈、肢体下垂甚至跌倒。

3.癫痫持续状态

癫痫持续状态指一次癫痫发作持续30分钟以上,或连续多次发作致发作间期意识或神经功能未恢复至通常水平。可见于各种类型的癫痫,但通常是指全面强直-阵挛发作持续状态。可由不适当地停用抗癫痫药物或治疗不规范、感染、精神刺激、过度劳累、饮酒等诱发。

(二)癫痫综合征

癫痫综合征是特定病因引发的由特定症状和体征组成的癫痫。

三、辅助检查

(一)脑电图检查

脑电图检查是诊断癫痫最有价值的辅助检查方法,其典型表现是尖波、棘波、棘-慢或尖-慢复合波。

(二)血液检查

通过血糖、血常规、血寄生虫等检查,可了解有无低血糖、贫血、寄生虫病。

(三)影像学检查

应用数字减影血管造影(DSA)、CT、磁共振成像(MRI)等检查可发现脑部器质性病变,为癫痫的诊断提供依据。

四、治疗要点

目前癫痫治疗仍以药物治疗为主,药物治疗应达到三个目的:①控制发作或最大限度地减少发作次数;②长期治疗无明显不良反应;③使患者保持或恢复其原有的生理、心理和社会功能状态。

(一)病因治疗

祛除病因,避免诱因。如全身性代谢性疾病导致癫痫的应先纠正代谢紊乱,睡眠不足诱发癫痫的要保证充足的睡眠,颅内占位性病变引起癫痫者首先考虑手术治疗,脑寄生虫病患者行驱虫治疗。

(二)发作时治疗

立即让患者就地平卧,保持呼吸道通畅,及时给氧;防止外伤,预防并发症;应用药物预防再次发作,如地西泮、苯妥英钠等。

(三)发作间歇期治疗

合理应用抗癫痫药物,常用的抗癫痫药物有地西泮、氯硝西泮、卡马西平、丙戊酸、苯妥英钠、苯巴比妥、扑痫酮、拉莫三嗪、奥卡西平、左乙拉西坦、加巴喷丁等。强直性发作、部分性发作和部分性发作继发全面性发作的患者首选卡马西平;全面强直—阵挛发作、典型失神发作、肌阵挛发作、阵挛性发作的患者首选丙戊酸。

(四)癫痫持续状态的治疗

保持稳定的生命体征和进行性心肺功能支持;终止呈持续状态的癫痫发作,减少癫痫发作对脑部神经元的损害;寻找并尽可能根除病因及诱因;处理并发症。可依次选用地西泮、异戊巴比妥钠、苯妥英钠和水合氯醛等药物。及时纠正血液酸碱度和电解质失衡,发生脑水肿时给予甘露醇和呋塞米注射,注意预防和控制感染。

(五)其他治疗

对于药物难治性、有确定癫痫灶的癫痫可采用手术治疗,中医针灸治疗对某些癫痫也有一定疗效。

五、护理措施

(一)一般护理

(1)饮食:为患者提供充足的营养,癫痫持续状态的患者可给予鼻饲,嘱发作间歇期的患者进食清淡、无刺激性、富于营养的食物。

(2)休息与运动:癫痫发作后宜卧床休息,平时应劳逸结合,保证充足的睡眠,生活规律,避免不良刺激。

(3)纠正水、电解质及酸碱平衡紊乱,预防并发症。

(二)病情观察

密切观察生命体征、意识状态、瞳孔变化、大小便等情况;观察并记录发作的类型、频率和持续时间;观察发作停止后意识恢复的时间,有无疲乏、头痛及行为异常。

(三)安全护理

告知患者有发作先兆时立即平卧。活动中发作时,立即将患者置于平卧位,避免摔伤。摘下眼镜、手表、义齿等硬物,用软垫保护患者的关节及头部,必要时用约束带适当约束,避免外伤。

用牙垫或厚纱布置于患者口腔一侧上下磨牙间,防止口、舌咬伤。发作间歇期,应为患者创造安静、安全的休养环境,避免或减少诱因,防止意外的发生。

(四)保持呼吸道通畅

发作时立即解开患者的领扣、腰带以减少呼吸道受压,及时清除口腔内的食物、呕吐物和分泌物,防止呼吸道阻塞。让患者平卧、头偏向一侧,必要时用舌钳拉出舌头,避免舌后坠阻塞呼吸道。必要时可行床旁吸引和气管切开。

(五)用药护理

有效的抗癫痫药物治疗可使 80% 患者的癫痫发作得到控制。医生应告诉患者抗癫痫药物治疗的原则及药物疗效与不良反应的观察,指导患者遵医嘱坚持长期正确服药。

1.服药注意事项

服药注意事项包括:①根据发作类型选择药物。②药物使用一般从小剂量开始,逐渐加量,以尽可能控制发作又不致引起毒性反应的最小有效剂量为宜。③坚持长期有规律服药,完全不发作后还需根据发作类型、频率,再继续服药 2～3 年,然后逐渐减量至停药,切忌服药控制发作后就自行停药。④间断不规则服药不利于癫痫控制,易导致癫痫持续状态的发生。

2.常用抗癫痫药物的不良反应

每种抗癫痫药物均有多种不良反应。不良反应轻者一般不需停药,从小剂量开始逐渐加量或与食物同服可以减轻,严重反应时应减量或停药、换药。服药前患者应做血、尿常规和肝、肾功能检查,服药期间定期监测其血药浓度,复查血常规和生化检查。

(六)避免促发因素

1.癫痫的诱因

癫痫的诱因包括疲劳、饥饿、缺睡、便秘、经期、饮酒、感情冲动、一过性代谢紊乱和变态反应。过度换气对于失神发作、过度饮水对于强直性阵挛发作、闪光对于肌阵挛发作也有诱发作用。有些反射性癫痫还应避免如声光刺激、惊吓、心算、阅读、书写、下棋、玩牌、刷牙、起步、外耳道刺激等特定因素。

2.癫痫持续状态的诱发因素

癫痫持续状态的诱发因素常为突然停药、减药、漏服药及换药不当;其次为发热、感冒、劳累、饮酒、妊娠与分娩;使用异烟肼、利多卡因、氨茶碱或抗抑郁药亦可诱发。

(七)手术的护理

对于手术治疗癫痫的患者,术前应做好心理护理以减少恐惧和紧张。密切观察患者的意识、瞳孔肢体活动和生命体征等情况,并按医嘱做好术前检查和准备;术后麻醉清醒后应采取头高脚低位,以减轻脑水肿的发生。严密监测病情,做好术后常规护理、用药护理和安全护理。

(八)心理护理

病情反复发作、长期服药常会给患者带来沉重的精神负担,易产生焦虑、恐惧、抑郁等不良心理状态。护士应多关心患者,随时关注其心理状态并给予安慰和疏导,缓解患者的心理负担,使其更好地配合治疗。

(九)健康指导

(1)向患者及其家属介绍疾病治疗和预防的相关知识,教会其癫痫的基本护理方法,安静的环境、规律的生活、合理的饮食、充足的睡眠、远离不良刺激等均有利于患者的康复。

(2)告知患者及其家属遵医嘱长期、规律用药,不可突然减药甚至停药,定期复查,病情出现变化应立即就诊。

(3)应尽量避免患者单独外出,不参与蹦极、游泳等可能危及生命的活动,避免紧张、劳累。

（4）特发性癫痫且有家族史的女性患者，婚后不宜生育，双方均有癫痫，或一方患病，另一方有家族史者不宜婚配。

第二节　偏头痛

偏头痛是一类发作性且常为单侧发作的搏动性头痛。发病率各家报道不一，Solomon 描述约 6% 的男性、18% 的女性患有偏头痛，男女之比为 1∶3；Wilkinson 的数字为约 10% 的英国人患有偏头痛；Saper 报道，在美国约有 2300 万人患有偏头痛，其中男性占 6%，女性占17%。偏头痛多开始于青春期或成年早期，约 25% 的患者于 10 岁以前发病，55% 的患者发生在 20 岁以前，90% 以上的患者发生于 40 岁以前。在美国，偏头痛造成的社会经济负担为 10亿～17 亿美元。在我国也有大量患者因偏头痛而影响工作、学习和生活。多数患者有家庭史。

一、病因与发病机制

偏头痛的确切病因及发病机制仍处于讨论之中。很多因素可诱发、加重或缓解偏头痛的发作。通过物理或化学的方法，学者们也提出了一些学说。

（一）激发或加重因素

对于某些个体而言，很多外部或内部环境的变化可激发或加重偏头痛发作。

（1）激素变化：口服避孕药可增加偏头痛发作的频度；月经是偏头痛常见的触发或加重因素（"周期性头痛"）；妊娠、性交可触发偏头痛发作（"性交性头痛"）。

（2）某些药物：某些易感个体服用心痛定、消心痛或硝酸甘油后可出现典型的偏头痛发作。

（3）天气变化：特别是天气转热、多云或天气潮湿。

（4）某些食物添加剂和饮料：最常见者是酒精性饮料，如某些红葡萄酒；奶制品、奶酪，特别是硬奶酪；咖啡；含亚硝酸盐的食物，如汤、热狗；某些水果，如柑橘类水果；巧克力（"巧克力性头痛"）；某些蔬菜；酵母；人工甜食；发酵的腌制品，如泡菜；味精。

（5）运动：头部的微小运动可诱发偏头痛发作或使之加重，有些患者因惧怕乘车引起偏头痛发作而不敢乘车；踢足球的人以头顶球可诱发偏头痛（"足球运动员偏头痛"）；爬楼梯上楼可出现偏头痛。

（6）睡眠过多或过少。

（7）一顿饭漏吃或延后。

（8）抽烟或置身于烟中。

（9）闪光灯、灯光过强。

（10）紧张、生气、情绪低落、哭泣（"哭泣性头痛"）：很多女性逛商场或到人多的场合可致偏头痛发作；国外有人骑马时尽管拥挤不到一分钟，也可使偏头痛加重。

在激发因素中，剂量、联合作用及个体差异尚应考虑。如对于敏感个体，吃一瓣橘子可能不致引起偏头痛，而吃数枚橘子则可引起偏头痛。有些情况下，吃数个橘子也不引起偏头痛发作,但如同时有月经的影响,这种联合作用就可引起偏头痛发作。有的个体在商场中待一会儿即出现发作,而有的个体仅于商场中久待才出现发作。

偏头痛尚有很多改善因素。有人于偏头痛发作时静躺片刻,即可使头痛缓解。有人于光线较暗淡的房间闭目而使头痛缓解。有人于头痛发作时喜以双手压迫双颞侧,以期使头痛缓解。有人通过冷水洗头使头痛得以缓解。妇女绝经后及妊娠 3 个月后偏头痛趋于缓解。

(二)有关发病机制的几个学说

1.血管活性物质

在所有血管活性物质中,5-羟色胺(5-HT)学说是学者们提及最多的一个。人们发现偏头痛发作期血小板中 5-HT 浓度下降,而尿中 5-HT 代谢物 5-HT 羟吲哚乙酸增加。脑干中 5-HT 能神经元及去甲肾上腺素能神经元可调节颅内血管舒缩。很多 5-HT 受体拮抗剂治疗偏头痛有效。

2.三叉神经血管脑膜反应

有研究曾通过刺激齿齿动物的三叉神经,使其脑膜产生炎性反应,而治疗偏头痛的药物麦角胺、双氢麦角胺、舒马普坦等可阻止这种神经源性炎症。在偏头痛患者体内可检测到由三叉神经所释放的降钙素基因相关肽,而降钙素基因相关肽为强烈的血管扩张剂。双氢麦角胺、sumatriptan 既能缓解头痛,又能降低降钙素基因相关肽含量。因此,偏头痛的疼痛是由神经血管性炎症产生的无菌性脑膜炎。Wilkinson 认为三叉神经分布于涉痛区域,偏头痛可能就是一种神经源性炎症。Solomon 在复习儿童偏头痛的研究文献后指出,儿童眼肌麻痹型偏头痛的复视,源于海绵窦内颈内动脉的肿胀伴第Ⅲ对脑神经的损害。另一种解释是小脑上动脉和大脑后动脉肿胀造成的第Ⅲ对脑神经的损害,也可能为神经的炎症。

3.内源性疼痛控制系统障碍

中脑水管周围及第四脑室室底灰质中含有大量与镇痛有关的内源性阿片肽类物质,如脑啡肽、β-内啡肽等。正常情况下,这些物质通过对疼痛传入的调节而起到镇痛作用。虽然报道的结果不一,但多数报道显示偏头痛患者脑脊液或血浆中 β-内啡肽或其类似物降低,提示偏头痛患者存在内源性疼痛控制系统障碍。这种障碍导致患者疼痛阈值降低,对疼痛感受性增强,易于发生疼痛。鲑钙紧张素治疗偏头痛的同时可引起患者血浆 β-内啡肽水平升高。

4.自主功能障碍

自主功能障碍很早即引起了学者们的重视。瞬时心率变异及心血管反射研究显示,偏头痛患者存在交感功能低下。24 小时动态心率变异研究提示,偏头痛患者存在交感、副交感功能平衡障碍。也有学者报道偏头痛患者存在瞳孔直径不均,提示这部分患者存在自主功能异常。有人认为在偏头痛患者中的猝死现象可能与自主功能障碍有关。

5.偏头痛的家族聚集性及基因研究

偏头痛患者具有肯定的家族聚集性倾向。遗传因素最明显,研究较多的是家族性偏瘫型偏头痛及基底型偏头痛。有先兆偏头痛比无先兆偏头痛具有更高的家族聚集性。有先兆偏头痛和偏瘫发作可在同一个体交替出现,并可同时出现于家族中,基于此,学者们认为家族性偏瘫型偏头痛和非复杂性偏头痛可能具有相同的病理生理和病因。Baloh 等报道了数个家族,其家族中多个成员出现偏头痛性质的头痛,并有眩晕发作或原发性眼震,有的晚年继发进行性周围性前庭功能丧失,有的家族成员发病年龄趋于一致,如均于 25 岁前出现症状发作。

有报道,偏瘫型偏头痛家族基因缺陷与 19 号染色体标志点有关,但也有发现提示有的偏瘫型偏头痛家族与 19 号染色体无关,提示家族性偏瘫型偏头痛存在基因的变异。与 19 号染色体有关的家族性偏瘫型偏头痛患者出现发作性意识障碍的频度较高,这提示在各种与 19 号染色体有关的偏头痛发作的外部诱发阈值较低是由遗传决定的。Ophoff 报道 34 例与 19 号染色体有关的家族性偏瘫型偏头痛家族,在电压闸门性钙离子通道 α_1 亚单位基因代码功能区域存在 4 种不同的错义突变。

有一种伴有发作间期眼震的家族性发作性共济失调,其特征是共济失调。眩晕伴以发作间期眼震,为显性遗传性神经功能障碍,这类患者约有 50% 出现无先兆偏头痛,临床症状与家族性偏瘫型偏头痛有重叠,二者亦均与基底型偏头痛的典型状态有关,且均可有原发性眼震及进行性共济失调。Ophoff 报告了 2 例伴有发作间期眼震的家族性共济失调家族,存在 19 号染色体电压依赖性钙离子通道基因的突变,这与在家族性偏瘫型偏头痛所探测到的一样。所不同的是其阅读框架被打断,并产生一种截断的 α_1 亚单位,这导致正常情况下可在小脑内大量表达的钙离子通道密度的减少,由此可能解释其发作性及进行性加重的共济失调。同样的错义突变是如何导致家族性偏瘫型偏头痛中的偏瘫发作尚不明确。

Baloh 报告了 3 个伴有双侧前庭病变的家族性偏头痛家族。家族中多个成员经历偏头痛性头痛、眩晕发作(数分钟),晚年继发前庭功能丧失,晚期,当眩晕发作停止,由于双侧前庭功能丧失导致平衡障碍及走路摆动。

6.血管痉挛学说

颅外血管扩张可伴有典型的偏头痛性头痛发作。偏头痛患者是否存在颅内血管的痉挛尚有争议。以往认为偏头痛的视觉先兆是由血管痉挛引起的,现在有确切的证据表明,这种先兆是由于皮层神经元活动由枕叶向额叶的扩散抑制(3mm/min)造成的。血管痉挛更像是视网膜性偏头痛的始动原因,一些患者经历短暂的单眼失明,于发作期检查,可发现视网膜动脉的痉挛。另外,这些患者对抗血管痉挛剂有反应。与偏头痛相关的听力丧失和(或)眩晕可基于内听动脉耳蜗和(或)前庭分支的血管痉挛来解释。血管痉挛可导致内淋巴管或囊的缺血性损害,引起淋巴液循环损害,并最终发展成为水肿。经颅多普勒超声(TCD)脑血流速度测定发现,不论是在偏头痛发作期还是发作间期,均存在血流速度的加快,提示这部分患者颅内血管紧张度升高。

7.离子通道障碍

很多偏头痛综合征所共有的临床特征与遗传性离子通道障碍有关。偏头痛患者内耳存在局部细胞外钾的积聚,当钙进入神经元时钾退出。因为内耳的离子通道在维持富含钾的内淋巴和神经元兴奋功能方面是至关重要的,脑和内耳离子通道的缺陷可导致可逆性毛细胞除极及听觉和前庭症状。偏头痛中的头痛则是继发现象,这是细胞外钾浓度增加的结果。偏头痛综合征的很多诱发因素,包括紧张、月经,可能是激素对有缺陷的钙离子通道影响的结果。

8.其他学说

有人发现偏头痛于发作期存在血小板自发聚集和黏度增加的现象。另有人发现偏头痛患

者存在血栓素 A_2、前列环素平衡障碍,P 物质及神经激肽的改变。

二、临床表现

(一)偏头痛发作

Saper 在描述偏头痛发作时将其分为 5 期来叙述。需要指出的是,一方面,这 5 期并非每次发作所必备的,有的患者可能只表现其中的数期,大多数患者的发作表现为两期或两期以上,有的仅表现其中的一期。另一方面,每期特征可以存在很大不同,同一个体的发作也可不同。

1.前驱期

60％的偏头痛患者在头痛开始前数小时至数天出现前驱症状。前驱症状并非先兆,不论是有先兆偏头痛还是无先兆偏头痛均可出现前驱症状。可表现为精神、心理改变,如精神抑郁、疲乏无力、懒散、昏昏欲睡,也可表现为情绪激动,易激惹、焦虑、心烦或欣快感等。尚可表现为自主神经症状,如面色苍白、发冷、厌食或明显的饥饿感、口渴、尿少、尿频、排尿费力、打哈欠、颈项发硬、恶心、肠蠕动增加、腹痛、腹泻、心慌、气短、心率加快、对气味过度敏感等,不同患者前驱症状具有很大的差异,但每例患者每次发作的前驱症状具有相对稳定性。这些前驱症状可在前驱期出现,也可于头痛发作中、甚至持续到头痛发作后成为后续症状。

2.先兆

约有 20％的偏头痛患者出现先兆症状。先兆多为局灶性神经症状,偶为全面性神经功能障碍。典型的先兆应符合下列 4 条特征中的 3 条,即重复出现,逐渐发展,持续时间不多于 1 小时,并跟随出现头痛。大多数病例先兆持续 5～20 分钟。极少数情况下先兆可突然发作,也有的患者于头痛期间出现先兆性症状,尚有伴迁延性先兆的偏头痛,其先兆不仅始于头痛之前,尚可持续到头痛后数小时至 7 天。

先兆可为视觉性的、运动性的、感觉性的,也可表现为脑干或小脑性功能障碍。最常见的先兆为视觉性先兆,约占先兆的 90％。如闪光、暗点、单眼黑蒙、双眼黑蒙、视物变形、视野外空白等。闪光可为锯齿样或闪电样闪光、城垛样闪光。视网膜动脉型偏头痛患者眼底可见视网膜水肿,偶可见樱红色黄斑。仅次于视觉现象的常见先兆为麻痹。典型的表现是影响一侧手和面部,也可出现偏瘫。如果优势半球受累,可出现失语。数十分钟后出现对侧或同侧头痛,多在儿童期发病,这称为偏瘫型偏头痛。偏瘫型偏头痛患者的局灶性体征可持续 7 天以上,甚至在影像学上发现脑梗死。偏头痛伴迁延性先兆和偏头痛性偏瘫以前曾被划入"复杂性偏头痛"。偏头痛反复发作后出现眼球运动障碍称为眼肌麻痹型偏头痛。多为动眼神经麻痹所致,其次为滑车神经和展神经麻痹。多有无先兆偏头痛病史,反复发作者麻痹可经久不愈。如果先兆涉及脑干或小脑,则这种状况被称为基底型偏头痛,又称基底动脉型偏头痛。患者可出现头昏、眩晕、耳鸣、听力障碍、共济失调、复视,视觉症状包括闪光、暗点、黑蒙、视野缺损、视物变形。双侧损害可出现意识抑制,后者尤见于儿童。尚可出现感觉迟钝,偏侧感觉障碍等。

偏头痛先兆可不伴头痛出现,称为偏头痛等位症。多见于儿童偏头痛,有时见于中年以后,先兆可为偏头痛发作的主要临床表现而头痛很轻或无头痛。也可与头痛发作交替出现,可表现为闪光、暗点、腹痛、腹泻、恶心、呕吐、复发性眩晕、偏瘫、偏身麻木及精神心理改变。如儿童良性发作性眩晕、前庭性美尼尔氏病、成人良性复发性眩晕。有跟踪研究显示,为数不少的以往诊断为美尼尔氏病的患者,其症状大多数与偏头痛有关。有报道描述了一组成人良性复发性眩晕患者,年龄在 7～55 岁,晨起发病症状表现为反复发作的头晕、恶心、呕吐及大汗,持续数分钟至 4 天不等。发作开始及末期表现为位置性眩晕,发作期间无听觉症状。发作间期几乎所有患者均无症状,这些患者眩晕发作与偏头痛有着几个共同的特征,包括可因酒精、睡眠不足、情绪紧张造成及加重,女性多发,常见于经期。

3.头痛

头痛可出现于围绕头或颈部的任何部位,可位于颞侧、额部、眶部。多为单侧痛,也可为双侧痛,甚至发展为全头痛,其中单侧痛者约占 2/3。头痛性质往往为搏动性痛,但也有的患者描述为钻痛。疼痛程度往往为中、重度痛,甚至难以忍受。往往是晨起后发病,逐渐发展,达高峰后逐渐缓解。也有的患者于下午或晚上起病,成人头痛大多历时 4 小时至 3 天,而儿童头痛多历时 2 小时至 2 天。尚有持续时间更长者,可持续数周。有人将发作持续 3 天以上的偏头痛称为偏头痛持续状态。

头痛期间不少患者伴随出现恶心,呕吐、视物不清、畏光、畏声等,喜独居。恶心为最常见的伴随症状,达一半以上,且常为中、重度恶心。恶心可先于头痛发作,也可于头痛发作中或发作后出现。近一半的患者出现呕吐,有些患者的经验是呕吐后发作即明显缓解。其他自主功能障碍也可出现,如尿频、排尿障碍、鼻塞、心慌、高血压、低血压,甚至可出现心律失常。发作累及脑干或小脑者可出现眩晕、共济失调、复视、听力下降、耳鸣、意识障碍。

4.头痛终末期

此期为头痛开始减轻至最终停止这一阶段。

5.后续症状期

为数不少的患者于头痛缓解后出现一系列后续症状,表现为怠倦、困顿、昏昏欲睡。有的患者感到精疲力竭、饥饿感或厌食、多尿、头皮压痛、肌肉酸痛,也可出现精神心理改变,如烦躁、易怒、心境高涨或情绪低落、少语、少动等。

(二)儿童偏头痛

儿童偏头痛是儿童期头痛的常见类型。儿童偏头痛与成人偏头痛在一些方面有所不同。性别方面,发生于青春期以前的偏头痛,男女患者比例大致相等,而成人期偏头痛,女性比例大大增加,约为男性的 3 倍。

儿童偏头痛的诱发及加重因素有很多与成人偏头痛一致,如劳累和情绪紧张可诱发或加重头痛,为数不少的儿童可因运动而诱发偏头痛,儿童偏头痛患者可有睡眠障碍,而上呼吸道感染及其他发热性疾病在儿童比成人更易使头痛加重。

在症状方面,儿童偏头痛与成人偏头痛亦有区别。儿童偏头痛持续时间常较成人短。偏瘫型偏头痛多在儿童期发病,成年期停止,偏瘫发作可从一侧到另一侧,这种类型的偏头痛常较难控制。反复的偏瘫发作可造成永久性神经功能缺损,并可出现病理征,也可造成认知障碍。基底动脉型偏头痛,在儿童也比成人常见,表现为闪光、暗点、视物模糊、视野缺损,也可出现脑干、小脑及耳症状,如眩晕、耳鸣、耳聋、眼球震颤。在儿童出现意识恍惚者比成人多,尚可出现跌倒发作。有些偏头痛儿童可仅出现反复发作性眩晕,而无头痛发作。一个平时表现完全正常的儿童可突然恐惧、大叫、面色苍白、大汗、步态蹒跚、眩晕、旋转感,并出现眼球震颤,数分钟后可完全缓解,恢复如常,称之为儿童良性发作性眩晕,属于一种偏头痛等位症。这种眩晕发作典型的始于 4 岁以前,可每天数次发作,其后发作次数逐渐减少,多数于 7～8 岁以后不再发作。与成人不同,儿童偏头痛的前驱症状常为腹痛,有时可无偏头痛发作而代之以腹痛、恶心、呕吐、腹泻,称为腹型偏头痛等位症。在偏头痛的伴随症状中,儿童偏头痛出现呕吐较成人更加常见。

儿童偏头痛的预后较成人偏头痛好。6 年后约有一半儿童不再经历偏头痛,约 1/3 的偏头痛得到改善。而始于青春期以后的成人偏头痛常持续几十年。

三、诊断与鉴别诊断

(一)诊断

偏头痛的诊断应根据详细的病史做出,特别是头痛的性质及相关的症状非常重要。如头痛的部位、性质、持续时间,疼痛严重程度、伴随症状及体征,既往发作的病史、诱发或加重因素等。

对于偏头痛患者应进行细致的一般内科查体及神经科检查,以除外症状与偏头痛有重叠、类似或同时存在的情况。诊断偏头痛虽然没有特异性的实验室指标,但有时给予患者必要的实验室检查非常重要,如血常规、尿常规、脑脊液及影像学检查,以排除器质性病变。特别是中年或老年期出现的头痛,更应排除器质性病变。当出现严重的先兆或先兆时间延长时,有学者建议行颅脑 CT 或 MRI 检查。也有学者提议当偏头痛发作每月超过 2 次时,应警惕偏头痛的原因。

在临床工作中尚能遇到患者有时表现为紧张型头痛,有时表现为偏头痛性质的头痛,为此有学者查阅了国际上一些临床研究文献后得到的答案是,紧张型头痛和偏头痛并非是截然分开的,其临床上确实存在着重叠,故有学者提出二者可能是一个连续的统一体。有时遇到有先兆偏头痛患者可表现为无先兆偏头痛,同样,学者们认为二型之间既可能有不同的病理生理,又可能是一个连续的统一体。

(二)鉴别诊断

偏头痛应与下列疼痛相鉴别。

1.紧张型头痛

紧张型头痛又称肌收缩型头痛。其临床特点是头痛部位较弥散,可位于前额、双颞、顶、枕及颈部。头痛性质常呈钝痛,头部压迫感、紧箍感,患者常述犹如戴着一个帽子。头痛常呈持续性,可时轻时重。多有头皮、颈部压痛点,按摩头颈部可使头痛缓解,多有额、颈部肌肉紧张。多少伴有恶心、呕吐。

2.丛集性头痛

丛集性头痛又称组胺性头痛,Horton 综合征。表现为一系列密集的、短暂的、严重的单侧钻痛。与偏头痛不同,头痛部位多局限并固定于一侧眶部、球后和额颞部。发病时间常在夜间,并使患者痛醒。发病时间固定,起病突然而无先兆,开始可为一侧鼻部烧灼感或球后压迫感,继之出现特定部位的疼痛,常疼痛难忍,并出现面部潮红、结膜充血、流泪、流涕、鼻塞。为数不少的患者出现 Horner 征,可出现畏光,不伴恶心、呕吐。诱因可为发作群集期饮酒、兴奋或服用扩血管药引起。发病年龄常较偏头痛晚,平均 25 岁,男女之比约 4∶1。罕见家族史治疗包括非甾体抗炎药;激素治疗;睾丸素治疗;吸氧疗法(国外介绍为100％氧,8~10L/min,共10~15分钟,仅供参考);麦角胺咖啡因或双氢麦角碱睡前应用,对夜间头痛特别有效;碳酸锂疗效尚有争议,但多数介绍其有效,但中毒剂量有时与治疗剂量很接近,曾有老年患者(精神患者)服一片致昏迷者,建议有条件者监测血锂水平,不良反应有胃肠道症状、肾功能改变、内分泌改变、震颤、眼球震颤、抽搐等;其他药物尚有钙通道阻滞剂、sumatriptan等。

3.痛性眼肌麻痹

痛性眼肌麻痹又称 Tolosa－Hunt 综合征,是一种以头痛和眼肌麻痹为特征,涉及特发性眼眶和海绵窦的炎性疾病。病因可为颅内颈内动脉的非特异性炎症,也可能涉及海绵窦。常表现为球后及眶周的顽固性胀痛、刺痛,数天或数周后出现复视,并可有第Ⅲ、Ⅳ、Ⅵ脑神经受累表现,间隔数月、数年后复发,需行血管造影以排除颈内动脉瘤。皮质类固醇治疗有效。

4.颅内占位所致头痛

此病症占位早期,头痛可为间断性或晨起为重,但随着病情的发展,多成为持续性头痛,进行性加重,可出现颅内高压的症状与体征,如头痛、恶心、呕吐、视盘水肿,并可出现局灶症状与体征,如精神改变、偏瘫、失语、偏身感觉障碍、抽搐、偏盲、共济失调、眼球震颤等,典型者鉴别不难。但需注意,也有表现为十几年的偏头痛,最后被确诊为巨大血管瘤者。

四、防治

(一)一般原则

偏头痛的治疗策略包括两个方面:对症治疗及预防性治疗。对症治疗的目的在于消除、抑制或减轻疼痛及伴随症状。预防性治疗用来减少头痛发作的频度及减轻头痛严重性。对偏头痛患者是单用对症治疗还是同时采取对症治疗及预防性治疗,要具体分析。一般说来,如果头痛发作频度较小,疼痛程度较轻,持续时间较短,可考虑单纯选用对症治疗。如果头痛发作频度较大,疼痛程度较重,持续时间较长,对工作、学习、生活影响较明显,则在给予对症治疗的同时,给予适当的预防性治疗。总之,既要考虑到疼痛对患者的影响,又要考虑到药物不良反应对患者的影响,有时还要参考患者个人的意见。Saper 的建议是每周发作 2 次以下者单独给予药物性对症治疗,而发作频繁者应给予预防性治疗。

不论是对症治疗还是预防性治疗均包括两个方面,即药物干预及非药物干预。

非药物干预方面强调患者自助。嘱患者详细记录前驱症状、头痛发作与持续时间及伴随症状,找出头痛诱发及缓解的因素,并尽可能避免。如避免某些食物,保持规律的作息时间、规律饮食。不论是在工作日,还是周末抑或假期,坚持这些方案对于减轻头痛发作非常重要,接受这些建议对 30％患者有帮助。另有人倡导有规律锻炼,如长跑等,可能有效地减少头痛发作。认知和行为治疗,如生物反馈治疗等,已被证明有效。另有患者于头痛时进行痛点压迫,于凉爽、安静、暗淡的环境中独处,或以冰块冷敷均有一定效果。

(二)药物对症治疗

偏头痛对症治疗可选用非特异性药物治疗,包括简单的止痛药、非甾体抗炎药及麻醉剂。对于轻、中度头痛,简单的镇痛药及非甾体抗炎药常可缓解头痛的发作。常用的药物有脑清片、对乙酰氨基酚、阿司匹林、萘普生、吲哚美辛、布洛芬、颅痛定痛丸等。麻醉药的应用是严格限制的,Saper 提议主要于严重发作,其他治疗不能缓解,或对偏头痛特异性治疗有禁忌或不能忍受的情况下应用。

偏头痛特异性 5－HT 受体拮抗剂主要用于中、重度偏头痛。偏头痛特异性 5－HT 受体拮抗剂结合简单的止痛剂,大多数患者的头痛可得到有效的治疗。

5－HT 受体拮抗剂治疗偏头痛的疗效是肯定的。麦角胺咖啡因既能抑制去甲肾上腺素的再摄取,又能拮抗其与 β 肾上腺素受体的结合,于先兆期或头痛开始后服用 1 片,常可使头痛发作终止或减轻。如果效果不显著,于数小时后加服 1 片,每天不超过 4 片,每周用量不超过 10 片。该药缺点是不良反应较多,并且有成瘾性,有时剂量会越来越大。常见不良反应为消化道症状、心血管症状,如恶心、呕吐、胸闷、气短等。孕妇和心肌缺血、高血压、肝肾疾病患者等忌用。

麦角碱衍生物酒石酸麦角胺、sumatriptan 和双氢麦角碱为偏头痛特异性药物,均为 5－HT 受体拮抗剂。这些药物作用于中枢神经系统和三叉神经中受体介导的神经通路,通过阻断神经源性炎症而起到抗偏头痛作用。

酒石酸麦角胺主要用于中、重度偏头痛,特别是当简单的镇痛治疗效果不足或不能耐受时。其有多项作用:既是 $5-HT_{1A}$、$5-HT_{1B}$、$5-HT_{1D}$ 和 $5-HT_{1F}$ 受体拮抗剂,又是 α－肾上腺素受体拮抗剂,通过刺激动脉平滑肌细胞 5－HT 受体而产生血管收缩作用;它可收缩静脉容量性血管、抑制交感神经末端去甲肾上腺素再摄取。作为 $5-HT_1$ 受体拮抗剂,它可抑制三叉神经血管系统神经源性炎症,其抗偏头痛活性中最基础的机制可能在此,而非其血管收缩作用。其对中枢神经递质的作用对缓解偏头痛发作亦是重要的。给药途径有口服、舌下及直肠给药。生物利用度与给药途径关系密切。口服及舌下含化吸收不稳定,直肠给药起效快,吸收可靠。为了减少过多应用导致麦角胺依赖性或反跳性头痛,一般每周应用不超过 2 次,应避免大剂量连续用药。

Saper 总结酒石酸麦角胺在下列情况下慎用或禁用:年龄在 55～60 岁(相对禁忌);妊娠或哺乳;心动过缓(中至重度);心室疾病(中至重度);胶原－肌肉病;心肌炎;冠心病,包括血管痉挛性心绞痛;高血压(中至重度);肝、肾损害(中至重度);感染或高热/败血症;消化性溃疡性疾病;周围血管病;严重瘙痒。另外,该药可加重偏头痛造成的恶心,呕吐。

sumatriptan 亦适用于中、重度偏头痛发作,作用于神经血管系统和中枢神经系统,通过抑制或减轻神经源性炎症而发挥作用。曾有人称 sumatriptan 为偏头痛治疗的里程碑。皮下用药 2 小时后,约 80% 的急性偏头痛有效。尽管 24～48 小时内 40% 的患者重新出现头痛,这时给予第 2 剂仍可达到同样的有效率。口服制剂的疗效稍低于皮下给药,起效亦稍慢,通常在 4 小时内起效。皮下用药后 4 小时给予口吸制剂不能预防再出现头痛,但对皮下用药后 24 小时内出现的头痛有效。

sumatriptan 具有良好的耐受性,其不良反应通常较轻和短暂,持续时间常在 45 分钟以内。

其包括注射部位的疼痛、耳鸣、面红、烧灼感、热感、头昏、体重增加、颈痛及发音困难。少数患者于首剂时出现非心源性胸部压迫感,仅有很少患者于后续用药时再出现这些症状。罕见引起与其相关的心肌缺血。

Saper 总结应用 sumatriptan 的注意事项及禁忌证:年龄超过 55～60 岁(相对禁忌证);妊

娠或哺乳；缺血性心肌病（心绞痛、心肌梗死病史、记录到的无症状性缺血）；不稳定型心绞痛；高血压（未控制）；基底型或偏瘫型偏头痛；未识别的冠心病（绝经期妇女，男性＞40岁，心脏病危险因素如高血压、高脂血症、肥胖、糖尿病、严重吸烟及强阳性家族史）；肝肾功能损害（重度）；同时应用单胺氧化酶抑制剂或单胺氧化酶抑制剂治疗终止后2周内；同时应用含麦角胺或麦角类制剂（24小时内），首次剂量可能需要在医生监护下应用。

酒石酸双氢麦角碱的效果超过酒石酸麦角胺。大多数患者起效迅速，在中、重度发作时特别有效，也可用于难治性偏头痛。与酒石酸麦角胺有共同的机制，但其动脉血管收缩作用较弱，有选择性收缩静脉血管的特性，可静脉注射、肌内注射及鼻腔吸入。静脉注射途径给药起效迅速；肌内注射生物利用度达100％，鼻腔吸入的绝对生物利用度为40％，应用酒石酸双氢麦角碱后再出现头痛的频率较其他现有的抗偏头痛药物小，这可能与其半衰期长有关。

酒石酸双氢麦角碱较酒石酸麦角胺具有较好的耐受性，恶心和呕吐的发生率及程度非常低，静脉注射最高，肌内注射及鼻吸入给药低。极少成瘾和引起反跳性头痛。通常的不良反应包括胸痛、轻度肌痛、短暂的血压上升。不应给予有血管痉挛反应倾向的患者，包括已知的周围性动脉疾病、冠状动脉疾病（特别是不稳定性心绞痛或血管痉挛性心绞痛）或未控制的高血压。注意事项和禁忌证同酒石酸麦角胺。

（三）药物预防性治疗

偏头痛的预防性治疗应个体化，特别是剂量的个体化。可根据患者体重、一般身体情况、既往用药体验等选择初始剂量，逐渐加量，如无明显不良反应，可连续用药2～3天，无效时再接用其他药物。

1.抗组胺药物

苯啶为一个有效的偏头痛预防性药物。可每天2次，每次0.5mg起，逐渐加量，一般可增加至每天3次，每次1.0mg，最大量不超过6mg/d。不良反应为嗜睡、头昏、体重增加等。

2.钙通道阻滞剂

氟桂利嗪，每晚1次，每次5～10mg，不良反应有嗜睡、锥体外系反应、体重增加、抑郁等。

3.β受体阻滞剂

普萘洛尔，开始剂量为3次/天，每次10mg，逐渐增加至60mg/d 心率＜60次/分者停用。哮喘、严重房室传导阻滞者禁用。

4.抗抑郁剂

阿米替林每天3次，每次25mg，逐渐加量。可有嗜睡等不良反应，加量后不良反应明显。

氟西汀（我国商品名百优解）每片20mg，每晨1片，饭后服，该药初始剂量及有效剂量相同，服用方便，不良反应有睡眠障碍、胃肠道症状等，常较轻。

5.其他

非甾体抗炎药，如萘普生；抗惊厥药，如卡马西平、丙戊酸钠等；舒必剂、泰必利；中医中药（辨证施治、辨经施治、成方加减、中成药）等皆可试用。

（四）关于特殊类型偏头痛

与偏头痛相关的先兆是否需要治疗及如何治疗，目前尚无定论。通常先兆为自限性的、短暂的，大多数患者于治疗尚未发挥作用时可自行缓解。如果患者经历复发性、严重的、明显的先兆症状,考虑舌下含化尼非地平,但头痛有可能加重,且疗效亦不肯定。给予 sumatriptan 及酒石酸麦角胺的疗效亦尚处观察之中。

(五)关于难治性、严重偏头痛性头痛

这类头痛主要涉及偏头痛持续状态,头痛常不能为一般的门诊治疗所缓解。患者除持续的进展性头痛外尚有一系列的生理及情感症状,如恶心、呕吐、腹泻、脱水、抑郁、绝望,甚至自杀倾向。用药过度及反跳性依赖、戒断症状常促发这些障碍。这类患者常需收入急症室观察或住院,以纠正患者存在的生理障碍;排除伴随偏头痛出现的严重的神经内科或内科疾病;治疗纠正药物依赖;预防患者于家中自杀等。应注意患者的生命体征,可做心电图检查。药物可选用酒石酸双氢麦角碱、sumatriptan、阿片类及止吐药,必要时亦可谨慎给予氯丙嗪等。可选用非肠道途径给药,如静脉或肌内注射给药。一旦发作得到控制,可逐渐加入预防性药物治疗。

(六)关于妊娠妇女的治疗

Schulman 建议给予地美罗注射剂或片剂,并应限制剂量。还可应用泼尼松,其不易穿过胎盘,在妊娠早期不损害胎儿,但不宜应用太频。如欲怀孕,最好尽最大可能地不用预防性药物并避免应用麦角类制剂。

(七)关于儿童偏头痛

儿童偏头痛用药的选择与成人有很多重叠,如止痛药物、钙通道阻滞剂、抗组胺药物等,但也有人质疑酒石酸麦角胺药物的疗效。如能确诊,重要的是对儿童及其家长进行安慰,使其对本病有一个全面的认识,以缓解由此带来的焦虑,对治疗当属有益。

五、护理

(一)护理评估

1.健康史

(1)了解头痛的部位、性质和程度:询问是全头痛还是局部头痛;是搏动性头痛还是胀痛、钻痛;是轻微痛、剧烈痛还是无法忍受的疼痛。偏头痛常描述为双侧颞部的搏动性疼痛。

(2)头痛的规律:询问头痛发病的急缓,是持续性还是发作性,起始与持续时间,发作频率,激发或缓解的因素,与季节、气候、体位、饮食、情绪、睡眠、疲劳等的关系。

(3)有无先兆及伴发症状:如头晕、恶心、呕吐,面色苍白、潮红,视物不清、闪光、畏光、复视、耳鸣、失语、偏瘫、嗜睡、发热、晕厥等。典型偏头痛发作常有视觉先兆和伴有恶心,呕吐、畏光。

(4)既往史与心理社会状况:询问患者的情绪、睡眠、职业情况及服药史,了解头痛对其日常生活、工作和社交的影响,患者是否因长期反复头痛而出现恐惧、忧郁或焦虑心理。大部分偏头痛患者有家族史。

2.身体状况

检查患者意识是否清楚、瞳孔是否等大等圆、对光反射是否灵敏;体温、脉搏、呼吸、血压是否正常;面部表情是否痛苦,精神状态怎样;眼睑是否下垂、有无脑膜刺激征。

3.主要护理问题及相关因素

(1)偏头痛:与发作性神经血管功能障碍有关。

（2）焦虑：与偏头痛长期、反复发作有关。

（3）睡眠形态紊乱：与头痛长期反复发作和（或）焦虑等情绪改变有关。

（二）护理措施

1.避免诱因

告知患者可能诱发或加重头痛的因素，如情绪紧张、进食某些食物、饮酒、月经来潮、用力性动作等；保持环境安静、舒适、光线柔和。

2.指导减轻头痛的方法

如指导患者缓慢深呼吸、听音乐、练气功、生物反馈治疗，引导式想象，冷、热敷及理疗、按摩、指压止痛法等。

3.用药护理

告知止痛药物的作用与不良反应，让患者了解药物依赖性或成瘾性的特点，如大量使用止痛剂、滥用麦角胺咖啡因可致药物依赖。指导患者遵医嘱正确服药。

第三节　三叉神经痛

三叉神经痛是指三叉神经分布范围内反复发作的短暂性剧烈疼痛，分为原发性及继发性两种。前者病因未明，可能是某些致病因素使三叉神经脱髓鞘而产生异位冲动或伪突触传递，近年来由于显微血管减压术的开展，多数认为其主要原因是邻近血管压迫三叉神经根所致。继发性三叉神经痛常见原因有鼻咽癌颅底转移、中颅窝脑膜瘤、听神经瘤、半月节肿瘤、动脉瘤压迫、颅底骨折、脑膜炎、颅底蛛网膜炎、三叉神经节带状疱疹病毒感染等。

一、病因和发病机制

近年来，由于显微血管减压术的开展，认为三叉神经痛的病因是邻近血管压迫了三叉神经根所致。绝大部分为小脑上动脉从三叉神经根的上方或内上方压迫了神经根，少数为小脑前下动脉从三叉神经根的下方压迫了神经根。血管对神经的压迫，使神经纤维挤压在一起，逐渐使其发生脱髓鞘改变，从而引起相邻纤维之间的短路现象，轻微的刺激即可形成一系列的冲动通过短路传入中枢，引起一阵阵剧烈的疼痛。

二、临床表现

此病多发生于 40 岁以上，女略多于男，多为单侧发病。临床表现为突发闪电样、刀割样、钻顶样、烧灼样剧痛，严格局限于三叉神经感觉支配区内，伴有面部抽搐，又称"痛性抽搐"，每次发作持续数秒钟至 1～2 分钟即骤然停止，间歇期无任何疼痛。在疲劳或紧张时发作较频。

三、治疗原则

无论原发性或继发性三叉神经痛，在未明确病因或难以查出病因的情况下均可用药物治疗或封闭治疗，以缓解症状，一旦确诊病因，应针对病因治疗，除非因高龄、身患严重疾病等因素难以接受者或病因去除治疗后仍疼痛发作者，可继续采用药物治疗或封闭疗法。若服药不良反应大者亦可先选择封闭疗法。

四、治疗

(一)药物治疗

三叉神经痛的药物治疗,主要用于患者发病初期或症状较轻者。经过一段时间的药物治疗,部分患者可达到完全治愈或症状得到缓解,表现为发作程度减轻、发作次数减少。

目前应用最广泛的、最有效的药物是抗癫痫药。在用药方面应根据患者的具体情况进行具体分析,各药可单独使用,亦可互相联合应用。在采用药物治疗过程中,应特别注意各种药物的不良反应,进行必要的检测。

1.痛痉宁

痛痉宁亦称卡马西平、痛可宁等。该药对三叉神经脊束核及丘脑中央内侧核部位的突触传导有显著的抑制作用。用药达到有效治疗量后多数患者于 24 小时内发作性疼痛即消失或明显减轻,文献报道,卡马西平可使 70% 以上的患者完全止痛,20% 的患者疼痛缓解,此药需长期服用才能维持疗效,多数患者停药后疼痛再现。不少患者服药后疗效有时会逐渐下降,需加大剂量。此药不能根治三叉神经痛,复发者再次服用仍有效。

用法与用量:口服开始时一次 0.1～0.2g,每天 1～2 次,然后逐日增加 0.1g。每天最大剂量不超过 1.6g,取得疗效后,可逐日逐次地减量,维持在最小有效量。如最大剂量应用 2 周后疼痛仍不消失或减轻,则应停止服用,改用其他药物或治疗方法。

不良反应有眩晕、嗜睡、步态不稳、恶心,数天后消失,偶有白细胞计数减少、皮疹,可停药。

2.苯妥英钠

苯妥英钠为一种抗癫痫药,在未开始应用卡马西平之前,该药曾被认为是治疗三叉神经痛的首选药物,本药疗效不如卡马西平,止痛效果不完全,长期使用止痛效果减弱,因此,目前已列为第二位选用药物。

本品主要通过增高周围神经对电刺激的兴奋阈值及抑制脑干三叉神经脊髓束的突触间传导而起作用。其疗效仅次于卡马西平,文献报道其有效率为 88%～96%,但需长期用药,停药后易复发。

用法与用量:成人开始时每次 0.1g,每天 3 次口服。如用药后疼痛不见缓解,可加大剂量到每天 0.2g,每天 3 次,但最大剂量不超过 0.8g/d。取得疗效后再逐渐递减剂量,以最小量维持。肌内注射或静脉注射:一次 0.125～0.25g,每天总量不超过 0.5g。临用时用等渗盐水溶解后方可使用。

不良反应为长期服用该药或剂量过大,可出现头痛、头晕、嗜睡、共济失调及神经性震颤等。

一般减量或停药后可自行恢复。本品对胃有刺激性,易引起厌食、恶心、呕吐及上腹痛等症状。

饭后服用可减轻上述症状。长期服用可出现黏膜溃疡,多见于口腔及生殖器,并可引起牙龈增生,同时服用钙盐及抗过敏药可减轻。苯妥英钠还可引起白细胞计数减少、视力减退等症状。大剂量静脉注射,可引起心肌收缩力减弱、血管扩张、血压下降,严重时可引起心脏传导阻、心搏骤停。

3.氯硝西泮

本品为抗癫痫药物,对三叉神经痛也有一定疗效。服药 4～12 天,血药浓度达到稳定水平,为 30～60μg/mL。口服氯硝西泮,0～60 分钟后作用逐渐显著,维持 6～8 小时,一般在最初 2 周内可达最大效应,其效果次于卡马西平和苯妥英钠。

用法与用量:氯硝西泮药效强,开始为 1mg/d,分 3 次服,即可产生治疗效果。而后每 3 天调整药量为 0.5～1mg,直至达到满意的治疗效果,至维持剂量为 3～12mg/d。最大剂量为 20mg/d。

不良反应有嗜睡、行为障碍、共济失调、眩晕、言语不清、肌张力低下等,对肝肾功能也有一定的损害,有明显肝脏疾病的患者禁用。

4.山莨菪碱(654-2)

山莨菪碱为从我国特产茄科植物山莨菪中提取的一种生物碱,其作用与阿托品相似,可使平滑肌松弛,解除血管痉挛(尤其是微血管),同时具有镇痛作用。本药对治疗三叉神经痛有一定疗效,近期效果满意,据文献报道有效率为 76.1%～78.4%,止痛时间一般为 2～6 个月,个别达 5 年之久。

用法与用量:①口服:每次 5～10mg,每天 3 次,或每次 20～30mg,每天 1 次。②肌内注射:每次 10mg,每天 2～3 次,待疼痛减轻或疼痛发作次数减少后改为每次 10mg,每天 1 次。

不良反应有口干、面红、轻度扩瞳、排尿困难、视近物模糊及心率增快等。以上反应多在 1～3 小时内消失,长期用药不会蓄积中毒。有青光眼和心脏病的患者忌用。

5.巴氯芬

巴氯芬[β(P-氯苯基)γ-氨基丁酸]是抑制性神经递质氨基丁酸的类似物,临床试验研究表明本品能缓解三叉神经痛。用法:巴氯芬开始每次 10mg,每天 3 次,隔天增加每天 10mg,直到治疗的第 2 周结束时,将用量递增至每天 60～80mg。每天平均维持量:单用者为 50～60mg,与卡马西平或苯妥英钠合用者为 30～40mg。文献报道,治疗三叉神经痛的近期疗效,巴氯芬与卡马西平几乎相同,但远期疗效不如卡马西平,巴氯芬与卡马西平或苯妥英钠均具有协同作用,且比卡马西平更安全,这一特点使巴氯芬在治疗三叉神经痛方面更受欢迎。

6.麻黄碱

本品可以兴奋脑啡肽系统,因而具有镇痛作用,其镇痛程度为吗啡的 1/12～1/7。用法:每次 30mg,肌内注射,每天 2 次。有甲亢、高血压、动脉硬化、心绞痛等疾病的患者禁用。

7.硫酸镁

本品在眶上孔或眶下孔注射可治疗三叉神经痛。

8.维生素 B_{12}

文献报道,用大剂量维生素 B_{12} 对治疗三叉神经痛确有较好疗效。方法:维生素 B_{12} 4000μg 加维生素 B_1 200mg 加 2% 普鲁卡因 4mL 对准扳机点做深浅上下左右四点式注药,对放射的始端做深层肌下进药,放射的终点做浅层四点式进药,药量可根据疼痛轻重适量进入。但由于药物作用扳机点可能变位,治疗时可根据变位更换进药部位。

9.哌咪清(匹莫齐特)

文献报道,用其他药物治疗无效的顽固性三叉神经痛患者本品有效,且其疗效明显优于卡马西平。开始剂量为每天 4mg,逐渐增加至每天 12～14mg,分 2 次服用。不良反应以锥体外系反应较常见,亦可有口干、无力、失眠等。

10.维生素 B_1

维生素 B_1 在神经组织蛋白合成过程中起辅酶作用,参与胆碱代谢,其止痛效果差,只能作为辅助药物。

用法与用量:①肌内注射 1mg/d,每天 1 次,10 天后改为 2～3 次/周,持续 3 周为 1 个疗程。②三叉神经分支注射:根据疼痛部位可做眶上神经、眶下神经、上颌神经和下颌神经注射。剂量每次 500～1000mg,每周 2～3 次。③穴位注射:每次 25～100μg,每周 2～3 次。常用颊车、下关、四白及阿是穴等。

11.激素

原发性三叉神经痛和继发性三叉神经痛的患者,其病理改变在光镜和电镜下都表现为三叉神经后根有脱髓鞘改变。在临床治疗中发现,许多用卡马西平、苯妥英钠等治疗无效的患者,改用泼尼松、地塞米松等治疗有效。这种激素治疗的原理与治疗脱髓鞘疾病相同,利用激素的免疫抑制作用达到治疗三叉神经痛的目的。由于各学者报道的病例少,只是对一部分卡马西平、苯妥英钠治疗无效者应用有效,其长期效果和机制有待进一步观察。

剂量与用量:①泼尼松,每次 5mg,每天 3 次。②地塞米松(氟美松),每次 0.75mg,每天 3 次。注射剂:每支 5mg,每次 5mg,每天 1 次,肌内或静脉注射。

(二)神经封闭法

神经封闭法主要包括三叉神经半月节及其周围支酒精封闭术和半月节射频热凝法,其原理是通过酒精的化学作用或热凝的物理作用于三叉神经纤维上,使其发生坏变,从而阻断神经传导达到止痛目的的。

1.三叉神经酒精封闭法

封闭用酒精一般浓度在 80% 左右(因封闭前注入局麻,故常用 98% 浓度)。

(1)眶上神经封闭:适用于三叉神经第 1 支痛。方法为患者取坐或卧位,位于框上缘中内 1/3 交界处触及切迹,皮肤消毒及局麻后,用短细针头自切迹刺入皮肤直达骨面,找到骨孔后刺入,待患者出现放射痛时,先注入 2% 利多卡因 0.5～1mL,待眶上神经分布区针感消失,再缓慢注入酒精 0.5mL 左右。

(2)眶下神经封闭:在眶下孔封闭三叉神经上颌支的眶下神经。适用于三叉神经第 2 支痛(主要疼痛局限在鼻旁、下眼睑、上唇等部位)。方法为患者取坐或卧位,位于距眶下缘约 1cm,距鼻中线 3cm 处,触及下孔,该孔走向与矢状面成 40°～45°角,长约 1cm,故穿刺时针头由眶下孔作 40°～45°角向外上、后进针,深度不超过 1cm,患者出现放射痛时,以下操作同上神经封闭。

(3)后上齿槽神经封闭:在上颌结节的后上齿槽孔处进行。适用于三叉神经第 2 支痛(痛区局限在上臼齿及其外侧黏膜者)。方法为患者取坐或卧位,头转向健侧,穿刺点在颧骨下缘与齿槽成角处,即相当于过眼眶外缘的垂线与颧骨下缘相交点,局部消毒后,先用左手指将附近皮肤向下前方拉紧,继之以 4～5cm 长穿刺针自穿刺点稍向后上方刺入直达齿槽嵴的后侧骨面,然后紧贴骨面缓慢深入 2cm 左右,即达后上齿槽孔处,先注入 2% 利多卡因,后再注入酒精。

（4）颏神经封闭：在下颌骨的颏孔处进行，适用于三叉神经第 3 支痛（主要局限在颏部、下唇）。方法为在下颌骨上、下缘间之中点相当于咬肌前缘和颏正中线之间的中点找到颏孔，然后自后上方并与皮肤成 45°角向前下进针刺入骨面，插入颏孔，以下操作同眶上神经封闭。

（5）上颌神经封闭：用于三叉神经第 2 支痛（痛区广泛及眶下神经封闭失效者）。上颌神经主干自圆孔穿出颅腔至翼腭窝。方法常用侧入法：穿刺点位于眼眶外缘至耳道间连线中点下方，穿刺针自该点垂直刺入深约 4cm，触及翼突板，继之退针 2cm 左右稍改向前方 15°角重新刺入，滑过翼板前缘，再深入 0.5cm 即入翼腭窝内，患者有放射痛时，回抽无血后，先注入 2% 利多卡因待上颌部感觉麻木后，注入酒精 1mL。

（6）下颌神经封闭：用于三叉神经第 3 支痛（痛区广泛及眶下神经封闭失效者）。下颌神经主干自卵圆孔穿出。方法常用侧入法，穿刺点同上颌神经穿刺点，垂直进针达翼突板后，退针 2cm 再改向上后方 15°角进针，患者出现放射痛后，注药同上颌神经封闭。

（7）半月神经节封闭：用于三叉神经第 2、3 支痛或第 1、2、3 支痛，方法常用前入法：穿刺点在口角上方及外侧约 3cm 处，自该点进针，方向后、上、内即正面看应对准向前直视的瞳孔，从侧面看朝颧弓中点，约进针 5cm 处达颅底触及试探，当刺入卵圆孔时，患者即出现放射痛（下颌区），则再推进 0.5cm，上颌部亦出现剧痛即确入半月节内。回抽无血、无脑脊液，先注入 2% 利多卡因 0.5mL 同侧面部麻木后，再缓慢注入酒精 0.5mL。

以上酒精封闭法的治疗效果差异较大，短者数月，长者可达数年。复发者可重复封闭，但难以根治。

2.三叉神经半月节射频热凝法

该法首先由 Sweat 提出，它通过穿刺半月节插入电极后用电刺激确定电极位置，从而有选择地用射频温控定量灶性破坏法，达到止痛目的。方法如下。

（1）半月节穿刺：同半月节封闭术。

（2）电刺激：穿入成功后，插入电极通入 0.2～0.3V，用 50～75w/s 的方波电流，这时患者感觉有刺激区的蚁行感。

（3）射频温探破坏：电刺激准确定位后，打开射频发生器，产生射频电场，此时为进一步了解电极位置，可将温度控制在 42～44℃，这种电流可造成可逆性损伤并刺激产生疼痛，一旦电极位置无误，则可将温度增高，每次 5℃，增高至 60～80℃，每次 30～60 秒，在破坏第 1 支时，则稍缓慢加热并检查角膜反射。此方法有效率为 85% 左右，但仍复发而不能根治。

3.三叉神经痛的 γ—刀放射疗法

1991 年，有学者利用 MRI 定位像输入 HP－9000 计算机，使用 Gamma plan 进行定位和定量计算，选择三叉神经感觉根进脑干区为靶点照射，达到缓解症状的目的，其疗效尚不明确。

五、护理
（一）护理评估
1.健康史评估

（1）原发性三叉神经痛是一种病因尚不明确的疾病。但三叉神经痛可继发于脑桥、小脑脚占位病变压迫三叉神经及多发性硬化等。因此，应询问患者是否患有多发性硬化，检查有无占位性病变，每次面部疼痛有无诱因。

(2)评估患者年龄。此病多发生于中老年人。40岁以上起病者占70%～80%,女略多于男,比例为3∶1。

2.临床观察与评估

(1)评估疼痛的部位、性质、程度、时间。通常疼痛无预兆,大多数人为单侧,开始和停止都很突然,间歇期可完全正常。发作表现为电击样、针刺样、刀割样或撕裂样的剧烈疼痛,每次数秒至2分钟。疼痛以面颊、上下颌及舌部最为明显;口角、鼻翼、颊部和舌部为敏感区。轻触即可诱发,称为扳机点;当碰及触发点,如洗脸、刷牙时疼痛发作。或当因咀嚼、呵欠和讲话等引起疼痛。以致患者不敢做这些动作。患者表现为面色、精神抑郁和情绪低落。

(2)严重者伴有面部肌肉的反复性抽搐、口角牵向患侧,称为痛性抽搐。并可伴有面部发红、皮温增高、结膜充血和流泪等。严重可昼夜发作,夜不成眠或睡后痛醒。

(3)病程可呈周期性。每次发作期可为数天、数周或数月不等;缓解期亦可数天至数年不等。病程愈长,发作愈频繁,病情愈重。神经系统检查一般无阳性体征。

(4)心理评估。使用焦虑量表评估患者的焦虑程度。

(二)患者问题

1.疼痛

其主要由于三叉神经受损引起面颊、上下颌及舌疼痛。

2.焦虑

焦虑与疼痛反复、频繁发作有关。

(三)护理目标

(1)患者自感疼痛减轻或缓解。

(2)患者述舒适感增加,焦虑症状减轻。

(四)护理措施

1.治疗护理

(1)药物治疗:原发性三叉神经痛首选卡马西平治疗。其不良反应为头晕、嗜睡、口干、恶心、皮疹、再生障碍性贫血、肝功能损害、智力和体力衰弱等。护理者必须注意观察,每1～2个月复查肝功能和血常规。患者偶有皮疹、肝功能损害和白细胞计数减少,需停药;也可按医生建议单独或联合使用苯妥英钠、氯硝西泮、巴氯芬、野木瓜等治疗。

(2)封闭治疗:三叉神经封闭是注射药物于三叉神经分支或三叉神经半月节上,阻断其传导,导致面部感觉丧失,获得一段时间的止痛效果。注射药物有无水乙醇、甘油等。封闭术的止痛效果往往不够满意,远期疗效较差,还有可能引起角膜溃疡、失明、颅神经损害、动脉损伤等并发症,且对三叉神经第1支疼痛不适用。但此法对全身状况差不能耐受手术的患者、鉴别诊断及为手术创造条件的过渡性治疗仍有一定价值。

(3)经皮选择性治疗:在X线监视下或经CT导向将射频电极针经皮插入半月神经节,通电加热至65～75℃维持1分钟,可选择性地破坏节后无髓鞘的传导痛温觉的Aβ和C细纤维,保留有髓鞘的传导触觉的Aα和粗纤维,疗效可达90%以上,但有面部感觉异常、角膜炎,咀嚼无力、复视和带状疱疹等并发症。长期随访复发率为21%～28%,但重复应用仍有效。本方法尤其适用于年老体弱不适合手术治疗的患者、手术治疗后复发者及不愿意接受手术治疗的患者。

射频电凝治疗后并发症的观察护理：观察患者的恶心、呕吐反应，随时处理污物，遵医嘱补液补钾；询问患者有无局部皮肤感觉减退，观察其是否有同侧角膜反射迟钝、咀嚼无力、面部异样不适感觉。并注意给患者进餐软食，洗脸水温要适宜。如有术中穿刺方向偏内、偏深误伤视神经引起视力减退、复视等并发症，应积极遵医嘱给予治疗并防止患者活动摔伤、碰伤。

（4）外科治疗：①三叉神经周围支切除及抽除术：两者手术较简单，因神经再生而容易复发，故有效时间短，目前较少采用，仅限于第1支疼痛者姑息使用。②三叉神经感觉根切断术：经枕下入路三叉神经感觉根切断术，三叉神经痛均适用此种入路，手术操作较复杂，危险性大，术后反应较多，但常可发现病因，可很好保护运动根及保留部分面部和角膜触觉，复发率低，至今仍广泛使用。③三叉神经脊束切断术：此手术危险性太大，术后并发症严重，现很少采用。④微血管减压术：已知有85%～96%的三叉神经痛患者是由于三叉神经根存在血管压迫所致，用手术方法将压迫神经的血管从三叉神经根部移开，疼痛则会消失，这就是微血管减压术，因为微血管减压术是针对三叉神经痛的主要病因进行治疗，去除血管对神经的压迫后，约90%的患者疼痛可以完全消失，面部感觉完全保留，而达到根治的目的，微血管减压术可以保留三叉神经功能，运用显微外科技术进行手术，减小了手术创伤，很少遗留永久性神经功能障碍，术中手术探查可以发现引起三叉神经痛的少见病因，如影像学未发现的小肿瘤、蛛网膜增厚及粘连等，因而成为原发性三叉神经痛的首选手术治疗方法。

三叉神经微血管减压术的手术适应证：正规药物治疗一段时间后，药物效果不明显或疗效明显减退的患者；药物过敏或严重不良反应不能耐受；疼痛严重，影响工作、生活和休息者。

微血管减压术治疗三叉神经痛的临床有效率为90%～98%，影响其疗效的因素很多，其中压迫血管的类型、神经受压的程度及减压方式的不同对其临床治疗和预后的判断有着重要的意义。微血管减压术治疗三叉神经痛也存在5%～10%的复发率，不同术者和手术方法的不同差异很大。研究表明，患者的性别、年龄、疼痛的支数、疼痛部位、病程、近期疗效及压迫血管的类型可能与复发存在一定的联系。导致三叉神经痛术后复发的主要原因有：①病程>8年；②静脉为压迫因素；③术后即刻症状没有消失者。三叉神经痛复发最多见于术后2年内，2年后复发率明显降低。

2.心理支持

由于本病为突然发作的反复的阵发性剧痛，易出现精神抑郁和情绪低落等表现，护士应关心、理解、体谅患者，帮助其减轻心理压力，增强战胜疾病的信心。

3.健康教育

指导患者生活有规律，合理休息、娱乐；鼓励患者运用指导式想象、听音乐、阅读报刊等分散注意力，消除紧张情绪。

第四节 脑卒中

脑血管病(CVD)是一组由脑血管发生血液循环障碍而引起的脑功能障碍的疾病。脑卒中又称中风或脑血管意外,是一组以急性起病、局灶性或弥漫性脑功能缺失为共同特征的脑血管病,通常包括脑出血、脑梗死、蛛网膜下隙出血。脑卒中主要由于血管壁异常、血栓、栓塞及血管破裂等所造成的神经功能障碍性疾病。我国脑卒中呈现出高发病率、高复发率、高致残率、高死亡率的特点。

一、脑出血的护理评估

脑出血(ICH)是指原发于脑内动脉、静脉和毛细血管的病变部位出血,以动脉出血为多见,血液在脑实质内积聚形成脑内血肿。脑内出血临床病理过程与出血量和部位有关。少量出血时,血液仅渗透在神经纤维之间,对脑组织破坏较少;出血量较大时,血液在脑组织内积聚形成血肿,血肿的占位效应压迫周围脑组织,撕裂神经纤维间的横静脉使血肿进一步增大,血液成分特别是凝血酶、细胞因子 IL—1、TNF—α、血红蛋白的溶出等致使血肿周围的脑组织可在数小时内形成明显脑水肿、缺血和点状的微出血,血肿进一步扩大,导致邻近组织受压移位以致形成脑瘤。脑内血肿和脑水肿可向内压迫脑室使之移位,向下压迫丘脑、下丘脑,引起严重的自主神经功能失调症状。幕上血肿时,中脑受压的危险性很大;小脑血肿时,延髓易于受下痛的小脑扁桃体压迫。脑内血肿可破入脑室或蛛网膜下隙,形成继发性脑室出血和继发性蛛网膜下隙出血。

(一)病因分析

高血压动脉硬化是自发性脑出血的主要病因,高血压患者约有 1/3 的机会发生脑出血,而 93.91% 的脑出血患者中有高血压病史。其他病因还包括脑淀粉样血管病、动脉瘤、动静脉畸形、动脉炎、血液病等。

(二)临床观察

高血压性脑出血以 50 岁左右的高血压患者发病最多。由于与高血压的密切关系以致在年轻的高血压患者中,个别甚至仅 30 余岁也可发生。脑出血虽然在休息或睡眠中也会发生,但通常是在白天情绪激动、过度用力等体力或脑力活动紧张时即刻发病。除有头昏、头痛、工作效率差、鼻出血等高血压症状外,平时身体一般情况常无特殊。脑出血发生前常无预感。极个别患者在出血前数小时或数天诉有瞬时或短暂意识模糊、手脚动作不便或说话含糊不清等脑部症状。高血压性脑出血常突然发生,起病急骤,往往在数分钟到数小时内病情发展到高峰。

1.壳核出血

大脑基底节为最常见的出血部位,约占脑出血的 60%。由于损伤到内囊故称为内囊出血。除具有脑出血的一般症状外,内囊出血的患者常有头和眼转向出血病灶侧,呈"凝视病灶"状和"三偏"症状,即偏瘫、偏身感觉障碍和偏盲。

(1)偏瘫:出血病灶对侧的肢体偏瘫,瘫痪侧鼻唇沟较浅,呼气时瘫侧面颊鼓起较高。瘫痪肢体由弛缓性瘫痪逐渐转为痉挛性瘫痪,上肢呈屈曲内收,下肢强直,腱反射转为亢进,可出现踝阵挛,病理反射为阳性,呈典型上运动神经元性偏瘫。

(2)偏身感觉障碍:出血灶对侧偏身感觉减退,用针刺激肢体、面部时无反应或反应较另一侧迟钝。

(3)偏盲:在患者意识状态能配合检查时还可发现病灶对侧同向偏盲,主要是由于经过内囊的视放射受累所致。

另外,主侧大脑半球出血可伴有失语症,脑出血患者亦可发生顶叶综合征,如体象障碍(偏瘫无知症、幻多肢、错觉性肢体移位等)、结构性失用症、地理定向障碍等。患者的记忆力、分析理解、计算等智能活动往往在脑出血后明显减退。

2.脑桥出血

脑桥出血常突然起病,出现剧烈头痛、头晕、眼花、坠地、呕吐、复视、口吃、吞咽困难、一侧面部发麻等症状。起病初意识可部分保留,但常在数分钟内进入深度昏迷。出血往往先从一侧脑桥开始,表现为交叉性瘫痪,即出血侧面部瘫痪和对侧上下肢弛缓性瘫痪。头和两眼转向非出血侧,呈"凝视瘫肢"状。脑桥出血常迅速波及两侧,出现两侧面部和肢体均瘫痪,肢瘫大多呈弛缓性。少数呈阵发性痉挛或呈去脑强直。双侧病理反射呈阳性。头和两眼位置回到正中,两侧瞳孔极度缩小。这种"针尖样"瞳孔见于1/3的脑桥出血患者,为特征性症状,是由于脑桥内交感神经纤维受损所致。脑桥出血常阻断下丘脑对体温的正常调节而使体温急剧上升,呈持续高热状态。由于脑干呼吸中枢的影响常出现不规则呼吸,可于早期就出现呼吸困难。脑桥出血后,如两侧瞳孔散大、对光反射消失、呼吸不规则、脉搏和血压失调、体温不断上升或突然下降,则提示病情危重。

3.小脑出血

小脑出血多发生在一侧小脑半球,可导致急性颅内压增高,脑干受压,甚至发生枕大孔疝。起病急骤,少数病情凶险异常,可即刻出现神志深度昏迷,短时间内呼吸停止;多数患者于起病时神志清楚,常诉一侧后枕部剧烈头痛和眩晕,呕吐频繁,发音含糊;瞳孔往往缩小,两眼球向病变对侧同向凝视,病变侧肢体动作共济失调,但瘫痪可不明显,可有脑神经麻痹症状、颈项强直等。病情逐渐加重,意识渐趋模糊或昏迷,呼吸不规则。

4.脑室出血

脑室出血(IVH)多由于大脑基底节处出血后破入到侧脑室,以致血液充满整个脑室和蛛网膜下隙系统。小脑出血和脑桥出血也可破入到第四脑室,这种情况极其严重。患者意识往往在1~2小时内陷入深度昏迷,出现四肢抽搐发作或四肢瘫痪。双侧病理反射呈阳性。四肢常呈弛缓性瘫痪,所有腱反射均引不出,可阵发出现强直性痉挛或去脑强直状态。呕吐咖啡色残渣样液体,高热、多汗和瞳孔极度缩小,呼吸深沉带有鼾声,后转为浅速和不规则。

(三)辅助检查

1.CT检查

CT检查可显示血肿部位、大小、形态,是否破入脑室,血肿周围有无低密度水肿带及占位效应、脑组织移位等。24小时内出血灶表现为高密度,边界清楚。48小时以后,出血灶高密度影周围出现低密度水肿带。

2.DSA

脑血管 DSA 对颅内动脉瘤、脑血管畸形等的诊断均有重要价值。颈内动脉造影正位像可见大脑前、中动脉间距在正常范围,豆纹动脉外移。

3.MRI

MRI 具有比 CT 更高的组织分辨率,且可直接多方位成像,无颅骨伪影干扰,又具有血管流空效应等特点,使对脑血管疾病的显示率及诊断准确性,比 CT 更胜一筹。CT 能诊断的脑血管疾病,MRI 均能做到;而对发生于脑干、颞叶和小脑等的血管性疾病,MRI 比 CT 更佳;对脑出血、脑梗死的演变过程,MRI 比 CT 显示更完整;对 CT 较难判断的脑血管畸形、烟雾病等,MRI 比 CT 更敏感。

4.TCD

多普勒超声检查最基本的参数为血流速度与频谱形态。血流速度增加可表示高血流量、动脉痉挛或动脉狭窄;血流速度减慢则可能是动脉近端狭窄或循环远端阻力增高的结果。

(四)内科治疗

(1)静脉补液:静脉给予生理盐水或乳酸林格液静脉滴注,维持正常的血容量。

(2)控制血糖:既往有糖尿病病史和血糖>200mg/L 的患者应给予胰岛素。低血糖者最好给予 10%~20%葡萄糖静脉输液,或静脉推注 50%葡萄糖溶液纠正。

(3)血压的管理:有高血压病史的患者,血压水平应控制在平均动脉压(MAP)17.3kPa(130mmHg)以下。颅内压(ICP)监测增高的患者,脑灌注压(CPP)[CPP=(MAP-ICP)]应保持>9.3kPa(70mmHg)。刚手术后的患者应避免平均动脉压>14.7kPa(110mmHg)。心力衰竭、心肌缺血或动脉内膜剥脱、血压>26.7/14.7kPa(200/110mmHg)者,应控制平均动脉压在 17.3kPa(130mmHg)以下。

(4)控制体温:体温>38.5℃及细菌感染者,给予退烧药及早期使用抗生素。

(5)维持体液平衡。

(6)禁用抗血小板和抗凝治疗。

(7)降颅内压治疗:甘露醇(0.25~0.5g/kg 静脉滴注),每隔 6 小时给 1 次。通常每天的最大量是 2g/kg。

(8)纠正凝血异常:常用药物如华法林、鱼精蛋白、6-氨基己酸、凝血因子Ⅷ和新鲜血小板。

(五)手术治疗

1.开颅血肿清除术

对基底节区出血和皮层下出血,传统手术为开颅血肿清除。壳核出血一般经颞叶中回切开入路。1972 年 Suzuki 提倡经侧裂入路,以减少颞叶损害。脑室积血较多的患者可经额叶前角或经侧脑室三角区入路清除血肿,并行脑室外引流术。传统开颅术因时间较长,出血较多,手术常需全麻,术后并发症较多,易发生肺部感染及上消化道出血,而使年龄较大、心肺功能较差的患者失去手术治疗的机会。其优点在于颅内压高、有脑癌的患者可同时行去骨片减压术。

2.颅骨开窗血肿清除术

颅骨开窗血肿清除术用于壳核出血、皮层下出血及小脑出血。壳核出血在患侧颞部作一向前的弧形皮肤切口,分开颞肌,颅骨钻孔后扩大骨窗至 3cm×3cm 大小,呈形剪开脑膜,手术宜在显微镜下进行,既可减小皮层切开及脑组织切除的范围,还能窥清出血点。在颞中回作1.5cm皮层切开,用窄脑压板轻轻牵开脑组织,见血肿后用吸引器小心吸除血块,其内侧壁为内囊方向不易出血,应避免压迫或电灼,而血肿底部外侧常见豆纹动脉出血点,用银夹夹闭或用双极电凝止血,其余地方出血常为静脉渗血,用吸收性明胶海绵片压迫即可止血。小脑出血如血肿不大,无扁桃体癌也可在患侧枕外隆凸水平下 2cm,正中旁开 3cm 处为中心做皮肤切口,钻颅后咬除枕鳞部成 3cm 直径骨窗即可清除小脑出血。该手术方法简单、快捷、失血较少,在局麻下也可完成,所以术后意识恢复较快,并发症特别是肺部感染相对减少,即使高龄、一般情况差的患者也可承受该手术。

3.钻颅血肿穿刺引流术

钻颅血肿穿刺引流术多采用 CT 引导下立体定向穿刺加引流术。现主要有三种方法:以CT 示血肿中心为靶点,局麻下颅骨钻孔行血肿穿刺,首次抽吸量一般达血肿量的 1/3～1/2,然后注入尿激酶 6000U6～12 小时后再次穿刺及注药,或同时置入硅胶引流管作引流,以避免反复穿刺而损伤脑组织。Niizuma用此方法治疗除脑干外的其他各部位出血175 例,半年后随访优良率达 86%,死亡率 11%。其优点在于操作简单、安全、局麻下能完成,同时应用尿激酶可较全面地清除血肿,高龄或危重患者均可采用,但在出血早期因血肿无液化故效果不好。

4.锥颅血肿碎吸引流术

锥颅血肿碎吸引流术是以 CT 示血肿中心为靶点,局麻下行锥颅血肿穿刺,置入带螺旋绞丝的穿刺针于血肿中心,在负压吸引下将血块粉碎吸出,根据吸除量及 CT 复查结果,血肿清除量平均可达 70%。此法简单易行,在急诊室和病床旁均可施行,高龄及危重患者也可应用。但有碎吸过度损伤脑组织及再出血危险,一般吸出量达血肿量的 50%～70% 即应终止手术。

5.微创穿刺冲洗尿激酶引流术

微创穿刺冲洗尿激酶引流术是用带锥颅、穿刺、冲洗引流为一体的穿刺管,将其置入血肿中心后用含尿激酶、肝素的生理盐水每天冲洗 1 次,现已有许多医院应用。

6.脑室外引流术

单纯脑室出血和脑内出血破入脑室无开颅指征者,可行脑室外引流术。一般行双额部钻孔引流,1980 年 Suzuki 提出在双侧框上缘、中线旁开 3cm 处分别钻孔,置管行外引流,因放入的引流管与侧脑室体部大致平行,可引流出后角积血。也有人主张双侧置管,一管作冲洗另一管用于引流,或注入尿激酶加速血块的溶解。

7.脑内镜辅助血肿清除术

颅骨钻孔或小骨窗借助脑镜在直视下清除血肿,其对脑组织的创伤小,清除血肿后可以从不同角度窥清血肿壁。

二、蛛网膜下隙出血的护理评估

颅内血管破裂后血液流入蛛网膜下隙时,称为蛛网膜下隙出血(SAH)。自发性蛛网膜下隙出血可由多种病因所致,临床表现为急骤起病的剧烈头痛、呕吐、意识障碍、脑膜刺激征和血性脑脊液,占脑卒中的 10%～15%。其中半数以上是先天性颅内动脉瘤破裂所致,其余是由各种其他的病因所造成的。

(一)病因分析

引起蛛网膜下隙出血的病因很多,在 SAH 的病因中以动脉瘤破裂占多数,达 76%,动静脉畸形占 6%～9%,动静脉畸形合并动脉瘤占 2.7%～22.8%。较常见的病因如下:①颅内动脉瘤及动静脉畸形的破裂。②高血压、动脉硬化引起的动脉破裂。③血液病,如白血病、血友病、恶性贫血等。④颅内肿瘤,原发者有胶质瘤、脑膜瘤等;转移者有支气管性肺癌等。⑤血管性变态反应,如多发性结节性动脉炎、系统性红斑狼疮等。⑥脑与脑膜炎症,包括化脓性、细菌性、病毒性、结核性等。⑦抗凝治疗的并发症。⑧脑血管闭塞性疾病引起出血性脑梗死。脑底异常血管网病常以蛛网膜下隙出血为主要表现。⑨颅内静脉的血栓形成。⑩妊娠并发症。

(二)临床观察

蛛网膜下隙出血在任何年龄均可发病,以青壮年多见,最常见的表现为颅内压增高症状、意识障碍、脑膜刺激征、脑神经损伤症状、肢体活动障碍或癫痫等。

1.出血前症状及诱因

部分患者于数天或数周前出现头痛、头昏、动眼神经麻痹或颈项强直等先驱症状,又称前兆渗漏。其产生与动脉瘤扩大压迫邻近结构有关。只有 1/3 的患者是在活动状态下发病,如解大小便、弯腰、举重、咳嗽、生气等。

2.出血后观察

由于脑血管突然破裂,起病多很急骤。患者突感头部劈裂样剧痛,分布于前额、后枕或整个头部,并可延及颈、肩、背、腰及两腿部,伴有面色苍白、全身出冷汗、恶心呕吐。半数以上的患者出现不同程度的意识障碍。轻者有短暂的神志模糊,重者则昏迷逐渐加深。有的患者意识始终清醒,但表现为淡漠、嗜睡,并有畏光、胆小、怕响、拒动,有的患者出现谵妄、木僵、定向及记忆障碍、幻觉及其他精神症状。有的患者伴有部分性或全身性癫痫发作。起病初期,患者血压上升,1～2 天后逐渐恢复至原有水平,脉搏明显加快,有时节律不齐,呼吸无显著改变。起病 24 小时后可逐渐出现发热、脉搏不稳、血压波动、多汗、皮肤黏膜充血、腹胀等。重症患者立即陷入深昏迷,伴有去大脑强直发作及脑病形成,可很快导致死亡。老年患者临床表现常不典型,头痛多不明显,而精神症状和意识障碍则较多见。

3.护理查体

颈项强直明显,凯尔尼格征及布鲁津斯基征阳性。此往往在发病 1～2 天内出现,是蛛网膜下隙出血最常见的体征。眼底检查可见视盘周围、视网膜前的玻璃体下出血。

(三)辅助检查

1.CT 检查

CT 检查可利用血液浓缩区判定动脉瘤的部位。急性期(1 周内)多数可见脑沟、脑池或外侧裂中有高密度影。在蛛网膜下隙高密度区中出现局部特高密度影者,可能为破裂的动脉瘤。脑表面出现局部团块影像者,可能为脑血管畸形。

2.DSA 检查

脑血管 DSA 是确定颅内动脉瘤、脑血管畸形等的"金标准"。一般选在发病后 3 天内或 3

周后行此检查。

3.脑脊液检查

脑脊液压力一般均增高,多为均匀一致血性。

4.血液检查

监测血糖、血脂等化验检查。

5.MRI 检查

MRI 检查在急性期不宜显示病变,亚急性期 T_1 加权像上蛛网膜下隙呈高信号,MRI 对超过 1 周的蛛网膜下隙出血有重要价值。

三、脑梗死的护理评估

(一)疾病概述

脑梗死是指局部脑组织(包括神经细胞、胶质细胞和血管)由于血液供应缺乏而发生的坏死。

引起脑梗死的根本原因是供应脑部血液的颅外或颅内动脉中发生闭塞性病变而未能获得及时、充分的侧支循环,使局部脑组织的代谢需要与可能得到的血液供应之间发生超过一定限度的供不应求现象所致。

血液供应障碍的原因包括以下三个方面。

1.血管病变

最重要而常见的血管病变是动脉粥样硬化和在此基础上发生的血栓形成,其次是高血压病伴发的脑小动脉硬化。其他还有血管发育异常,如先天性动脉瘤和脑血管畸形可发生血栓形成;或出血后导致邻近区域的血供障碍、脉管炎,如感染性的风湿热、结核病和国内已极罕见的梅毒等所致的动脉内膜炎等。

2.血液成分改变

血管病变处内膜粗糙,使血液中的血小板易于附着、积聚及释放更多的五羟色胺等化学物质;血液成分中脂蛋白、胆固醇、纤维蛋白原等含量的增高,可使血液黏度增高和红细胞表面负电荷降低,致血流速度减慢;血液病如白血病、红细胞增多症、严重贫血等和各种影响血液凝固性增高的因素均使血栓形成易于发生。

3.血流速度改变

脑血流量的调节受到多种因素的影响。血压的改变是影响局部血流量的重要因素。当平均动脉压<9.3kPa(70mmHg)和>24kPa(180mmHg)时,由于血管本身存在的病变,血管狭窄,自动调节功能失调,局部脑组织的血供即将发生障碍。

一些全身性疾病如高血压、糖尿病等可加速或加重脑动脉粥样硬化,亦与脑梗死的发生密切相关。通常临床上诊断为脑梗死或脑血栓形成的患者中,大多数是动脉粥样硬化血栓形成性脑梗死,简称为动脉硬化性脑梗死。

此外,导致脑梗死的另一类重要病因是脑动脉的栓塞,即脑动脉栓塞性脑梗死,简称为脑栓塞。脑栓塞患者供应脑部的血管本身多无病变,绝大多数的栓子来源于心脏。

(二)动脉硬化性脑梗死的护理评估

动脉硬化性脑梗死是供应脑部的动脉系统中的粥样硬化和血栓形成使动脉管腔狭窄、闭塞,导致急性脑供血不足所引起的局部脑组织坏死,临床上常表现为偏瘫、失语等突然发生的局灶性神经功能缺失。

1.病因分析

动脉硬化性脑梗死的基本病因是动脉粥样硬化,最常见的伴发病是高血压,两者之间虽无直接的病因联系,但高血压常使动脉粥样硬化的发展加速、加重。动脉粥样硬化是可以发生在全身各处动脉管壁的非炎症性病变。其发病原因与脂质代谢障碍和内分泌改变有关,确切原因尚未阐明。

脑动脉的粥样硬化和全身各处的动脉粥样硬化相同,主要改变是动脉内膜深层的脂肪变性和胆固醇沉积,形成粥样硬化斑块及各种继发病变,使管腔狭窄甚至闭塞。管腔狭窄需达80%～90%方才影响脑血流量。硬化斑块本身并不引起症状。如病变逐渐发展,则内膜分裂、内膜下出血(动脉本身的营养血管破裂所致)和形成内膜溃疡。内膜溃疡处易发生血栓形成,使管腔进一步变狭窄或闭塞;硬化斑块内容物或血栓的碎屑可脱入血流形成栓子。

2.临床观察

脑动脉粥样硬化性发展,较同样程度的冠状动脉粥样硬化一般在年龄方面晚10年。60岁以后动脉硬化性脑梗死发病率增高。男性较女性稍多。高脂肪饮食者血胆固醇含量高而高密度脂蛋白胆固醇偏低时,易有动脉粥样硬化形成。在高血压、糖尿病、吸烟、红细胞增多症患者中,均有较高发病率。

动脉硬化性脑梗死占脑卒中的60%～80%。本病起病较其他脑卒中稍慢些,常在数分钟到数小时、半天,甚至一两天达到高峰。数天到1周内逐渐加重到高峰者极为少见。不少患者在睡眠中发病。约占小半数的患者以往经历过短暂脑缺血发作。

起病时患者可有轻度头痛,可能由于侧支循环血管代偿性扩张所致。头痛常以缺血侧头部为主,有时可伴眼球后部疼痛。动脉硬化性脑梗死发生偏瘫时意识常很清楚。如果起病时即有意识不清,要考虑椎-基底动脉系统脑梗死。大脑半球较大区域的梗死、缺血、水肿可影响间脑和脑干的功能,而在起病后不久即出现意识障碍。

脑的局灶损害症状主要根据受累血管的分布而定。如颈动脉系统动脉硬化性脑梗死的临床表现主要为病变对侧肢体瘫痪或感觉障碍;主侧半球病变常伴不同程度的失语,非主侧半球病变伴偏瘫无知症,患者的两眼向病灶侧凝视。如病灶侧单眼失明伴对侧肢体运动或感觉障碍,为颈内动脉病变无疑。颈内动脉狭窄或闭塞可使整个大脑半球缺血造成严重症状,也可仅表现为轻微症状。这种变异极大的病情取决于前、后交通动脉,眼动脉,脑浅表动脉等侧支循环的代偿功能状况。如瘫痪和感觉障碍限于面部和上肢,以大脑中动脉供应区缺血的可能性为大。大脑前动脉的脑梗死可引起对侧的下肢瘫痪,但由于大脑前交通动脉的侧支循环供应,这种瘫痪亦可不发生。大脑后动脉供应大脑半球后部、丘脑及上脑干,脑梗死可出现对侧同向偏盲,如病变在主侧半球时除皮质感觉障碍外还可出现失语、失读、失写、失认和顶叶综合征。椎-基底动脉系统动脉硬化性脑梗死主要表现为眩晕、眼球震颤、复视、同向偏盲、皮质性失明、眼肌麻痹、发音不清、吞咽困难、肢体共济失调、交叉性瘫痪或感觉障碍、四肢瘫痪,可有后枕部头痛和程度不等的意识障碍。

3.辅助检查

(1)血生化、血流变学检查、心电图等。

(2)CT 检查：早期多正常，24～48 小时后出现低密度灶。

(3)MRI：急性脑梗死及伴发的脑水肿，在 T_1 加权像上均为低信号；T_2 加权像上均为高信号，如伴出血，T_1 加权像上可见高信号区。

(4)TCD 和颈动脉超声检查：发现有血管高度狭窄或局部血流异常。

(5)脑脊液检查示脑脊液多正常。

4.防治

动脉粥样硬化患者应摄取低脂饮食，多吃蔬菜和植物油，少吃胆固醇含量丰富的食物和动物内脏、蛋黄和动物油等。如伴有高血压、糖尿病等，应重视对该病的治疗。注意防止可能引起血压骤降的情况，如降压药物过量、严重腹泻、大出血等。生活要有规律。注意劳逸结合、避免身心过度疲劳，经常进行适当的保健体操，加强心血管的应激能力。已有短暂性脑缺血发作者，应积极治疗。这是防止发生动脉硬化性脑梗死的重要环节。

(三)脑栓塞的护理评估

由于异常的物体(固体、液体、气体)沿血液循环进入脑动脉或供应脑的颈部动脉，造成血流阻塞而产生脑梗死，称为脑栓塞，亦属于缺血性卒中。脑栓塞占脑卒中发病率的 10%～15%。2/3 患者的复发均发生在第一次发病后的 1 年之内。

1.病因分析

脑栓塞的栓子来源可分为心源性、非心源性、来源不明性三大类。

2.临床观察

脑栓塞的起病年龄不一。因多数与心脏病尤其是风湿性心脏病有关，所以发病年龄以中青年居多。其起病急骤，大多数并无任何前驱症状。起病后常于数秒钟或很短时间内症状发展到高峰。个别患者可在数天内呈阶梯式进行性恶化，是由反复栓塞所致，脑栓塞可仅发生在单一动脉，也可广泛多发，临床表现不一。除颈内动脉栓塞外患者一般并不昏迷。一部分患者可在起病时有短暂的意识模糊、头痛或抽搐。神经系统局灶症状突然发生，并限于一个动脉支的分布区。约 4/5 的栓塞发生在脑底动脉环前半部的分布区，因而临床表现为面瘫、上肢单瘫、偏瘫、失语、局灶性抽搐等颈内动脉—大脑中动脉系统病变的表现。偏瘫也以面部和上肢为重，下肢较轻。

感觉和视觉可能有轻度影响，但一般不明显。抽搐大多数为局限性，如为全身性大发作，则提示梗死范围广泛，病情较重。1/5 的脑栓塞发生在脑底部动脉环的后半部分布区，可出现眩晕、复视、共济失调、交叉性瘫痪等椎—基底动脉系统病变的表现。

3.辅助检查

(1)血生化、血液流变学检查等。

(2)CT 检查：一般于发病 24～48 小时后出现低密度灶。病程中如低密度区中有高密度影，则提示为出血性梗死。

(3)颈动脉超声检查和主动脉超声检查可发现有不稳定斑块。

(4)TCD 栓子检测可发现脑血流中有过量的栓子存在。

(5)脑脊液检查:感染性梗死患者脑脊液中的白细胞计数增加;出血性梗死患者脑脊液中可见红细胞;脂肪栓塞时,可见脂肪球。

(6)心电图:有心房颤动。必要时做超声心动。

4.治疗

防治心脏病是防治脑栓塞的一个重要环节。一旦发生脑栓塞,其治疗原则上与动脉硬化性脑梗死相同。患者应取左侧卧位。右旋糖酐、扩血管药物、激素均有一定作用。由于风湿性二尖瓣病变等心源性脑栓塞的充血性梗死区极易出血,故抗凝治疗必须慎用。

四、短暂性脑缺血发作的护理评估

短暂性脑缺血发作(TIA 是颈内动脉系统或椎-基底动脉系统的短暂性血液供应不足,表现为突然发作的局限性神经功能缺失,在数秒钟、数分钟及数小时,最长不超过 24 小时完全恢复,而不留任何症状和体征,常反复发作。该定义是在 20 世纪 50 年代提出来的。随着临床脑卒中的研究,尤其是缺血性脑卒中起病早期溶栓治疗的应用,国内外有关 TIA 的时限提出争议。最近美国 TIA 工作组推荐的定义为 TIA 是由于局部脑组织或者视网膜缺血,引起短暂的神经功能异常发作,典型的临床症状持续不超过 1 小时,没有临床急性梗死的证据。一旦出现持续的临床症状或者临床症状虽很短,但是已经出现典型的影像学异常就应该诊断为脑梗死而不是 TIA。

(一)病因分析

动脉粥样硬化是引起 TIA 最主要的原因。主动脉弓、颈总动脉和颅内大血管动脉粥样斑块脱落,是引起动脉至动脉微栓塞最常见的原因。余详见脑出血。

(二)临床观察

TIA 好发于中年以后,50～70 岁多见,男性多于女性。起病突然,历时短暂,症状和体征出现后迅速达高峰,持续时间为数秒至数分钟、数小时,24 小时内完全恢复正常而无后遗症。各个患者的局灶性神经功能缺失症状常按一定的血管支配区而反复刻板地出现,多则一天数次,少则数周、数月甚至数年才发作 1 次,椎-基底动脉系统 TIA 发作较频繁。根据受累的血管不同,临床上将 TIA 分为两大类:颈内动脉系 TIA 和椎-基底动脉系 TIA。

1.颈内动脉系统 TIA

颈内动脉系统 TIA 的症状多样,以大脑中动脉支配区 TIA 最常见。常见的症状可有患侧上肢和(或)下肢无力、麻木、感觉减退或消失,亦可有失语、失读、失算、书写障碍,偏盲较少见,瘫痪通常以上肢和面部较重。短暂的单眼失明是颈内动脉分支眼动脉缺血的特征性症状,为颈内动脉系统 TIA 所特有。如果发作性偏瘫伴有瘫痪对侧的短暂单眼失明或视觉障碍,则临床上可诊断为失明侧颈内动脉短暂性脑缺血发作。上述症状可单独或合并出现。

2.椎基底动脉系统 TIA

椎-基底动脉系统 TIA 有时仅表现为头昏、眼花、走路不稳等含糊症状而难以诊断,局灶性症状以眩晕为最常见,一般不伴有明显的耳鸣。若有脑干、小脑受累的症状,如复视、构音障碍、吞咽困难、交叉性或双侧肢体瘫痪等感觉障碍、共济失调,则诊断较为明确,大脑后动脉供血不足可表现为皮质性盲和视野缺损。倾倒发作为椎-基底动脉系统 TIA 所特有,患者突然双下肢失去张力而跌倒在地,而无可觉察的意识障碍,患者可即刻站起,此乃双侧脑干网状结构缺血所致。枕后部头痛、摔倒,特别是在急剧转动头部或上肢运动后发作,上述症状均提示椎-基底动脉系供血不足并有颈椎病、锁骨下动脉盗血征等存在的可能。

3.共同症状

有些症状既可见于颈内动脉系统,亦可见于椎-基底动脉系统。这些症状包括构音困难、同向偏盲等。发作时单独表现为眩晕(伴或不伴恶心、呕吐)、构音困难、吞咽困难、复视者,最好不要轻易诊断为 TIA,应结合其他临床检查寻找确切的病因。上述两种以上症状合并出现,或交叉性麻痹伴运动、感觉、视觉障碍及共济失调,即可诊断为椎-基底动脉系统 TIA 发作。

4.发作时间

TIA 的时限短暂,持续 15 分钟以下,一般不超过 30 分钟,少数也可达 12~24 小时。

(三)辅助检查

1.CT 和 MRI 检查

CT 和 MRI 检查多数无阳性发现。恢复几天后,MRI 可有缺血改变。

2.TCD 检查

TCD 检查可了解有无血管狭窄及动脉硬化程度。椎-基底动脉系统 TIA 患者早期发现脑血流量异常。

3.单光子发射计算机断层扫描

单光子发射计算机断层扫描(SPECT)脑血流灌注显像可显示血流灌注减低区。发作期和缓解期均可发现异常。

4.其他

血生化检查血液成分或血液流变学检查等。

(四)临床治疗

1.抗血小板聚集治疗

阿司匹林是治疗 TIA 首选的抗血小板药物。服用阿司匹林后仍有 TIA 发作者,可改用氯匹定或氯吡格雷。

2.抗凝治疗

肝素或低分子肝素。

3.危险因素的干预

控制高血压、糖尿病;治疗冠状动脉性疾病和心律不齐、充血性心力衰竭、瓣膜性心脏病;控制高脂血症;停用口服避孕药;终止吸烟;减少饮酒;适量运动。

4.外科治疗

颈动脉狭窄达 70% 以上的患者可做颈动脉内膜剥脱术。颅内动脉狭窄的血管内支架治疗正受到重视,但对 TIA 的预防效果正在评估中。

五、脑卒中的常见护理问题

(一)意识障碍

患者出现昏迷,说明患者病情危重,而正确判断患者的意识状态,给予适当的护理,则可以防止不可逆的脑损伤。

(二)气道阻塞

分泌物及胃内容物的吸入造成气道阻塞或通气不足可引起低氧血症及高碳酸血症,导致心肺功能的不稳定,缺氧加重脑组织损伤。

(三)肢体麻痹或畸形

大脑半球受损时,对侧肢体的运动与感觉功能便发生了障碍,再加上脑血管疾病初期,肌肉呈现张力迟缓的现象,紧接着会发生肌肉张力痉挛,若发病初期未给予适当的良肢位摆放,则肢体关节会有僵硬、挛缩的现象,将导致肢体麻痹或畸形。

(四)语言沟通障碍

左侧大脑半球受损时,因语言中枢的受损部位不同而产生感觉性失语、表达性失语或两者兼有,因而与患者间会发生语言沟通障碍的问题。

(五)吞咽障碍

因口唇、颊肌、舌及软腭等肌肉的瘫痪,食物团块经口腔向咽部及食管入口部移动困难,食管入口部收缩肌不能松弛,食管入口处开大不全等阻碍食物团块进入食管,导致食物易逆流入鼻腔及误入气管。吞咽障碍可致患者营养摄入不足。

(六)恐惧、绝望、焦虑

脑卒中患者在卒中突然发生后处于急性心理应激状态,由于生理的、社会的、经济的多种因素,可引起患者一系列心理变化:害怕病治不好而恐惧;对疾病的治疗无信心,自己会成为一个残疾的人而绝望;来自对工作、家庭等的忧虑,担心自己并不会好,成为家庭和社会的负担。

(七)知觉刺激不足

由于中枢神经受损,在神经传导上,可能在感觉刺激传入时会发生障碍,以致知觉刺激无法传达感受,尤其是感觉性失语症的患者,会失去语言讯息的刺激感受。此外,患者由于一侧肢体麻痹,所感受的触觉刺激也减少,因此常造成知觉刺激不足。

(八)并发症

1.神经源性肺水肿

脑卒中引起下丘脑功能紊乱,中枢交感神经兴奋,释放大量儿茶酚胺,使周围血管收缩,血液从高阻的体循环向低阻的肺循环转移,肺血容量增加,肺毛细血管压力升高而诱发肺水肿;中枢神经系统的损伤导致体内血管活性物质大量释放,使肺毛细血管内皮和肺泡上皮通透性增高,肺毛细血管流体静脉压增高,致使动静脉分流,加重左心负担,出现左心功能衰竭而加重肺部淤血;颅内高压引起的频繁呕吐,患者昏迷状态下误吸入酸性胃液,可使肺组织发生急性损伤,引起急性肺水肿。由于脑卒中,呼吸中枢处于抑制状态,支气管敏感部位的神经反应性及敏感性降低,咳嗽能力下降,不能有效排出过多的分泌物而流入肺内造成肺部感染。平卧、床头角度过低会增加食物向食管反流及分泌物逆流入呼吸道的机会。

2.发热

体温升高的原因包括体内产热增加、散热减少和下丘脑体温调节中枢功能异常。脑卒中患者发热的原因可分为感染性和非感染性。

3.压疮

由于脑卒中患者发生肢体瘫痪或长期卧床而容易发生压疮,临床又叫压迫性溃疡。它是脑卒中患者的严重并发症之一。

4.应激性溃疡

脑卒中患者常因颅内压增高,下丘脑及脑干受损而引起上消化道应激性溃疡出血。多在发病后 7～15 天,也有发病后数小时就发生大量呕血而致死者。

5.肾功能损害

由于脑损伤使肾血管收缩,肾血流减少,造成肾皮质损伤,肾小管坏死;另外脑损伤神经体液调节紊乱直接影响肾功能;脑损伤神经体液调节紊乱,心肺功能障碍,造成肾缺血、缺氧;脑损伤神经内分泌调节功能紊乱,肾素—血管紧张素分泌增加,肾缺血加重。加之使用脱水药,肾血管和肾小管的细胞膜通透性改变,易出现肾缺血、坏死。

6.大便失禁

脑卒中引起上运动神经元或皮质损害,可出现粪嵌塞伴溢出性大便失禁。长期粪嵌塞,直肠膨胀感消失和外括约肌收缩无力导致粪块外溢;昏迷、吞咽困难等原因导致营养不良及低蛋白血症,致肠道黏膜水肿,容易发生腹泻。

7.便秘

便秘是由于排便反射被破坏、长期卧床、脱水治疗、摄食减少、排便动力不足、焦虑及抑郁所致。

8.尿失禁

脑卒中可直接导致高反射性膀胱或 48 小时内低张力性膀胱;当皮质排尿中枢损伤,不能接收和发出排尿信息,出现不择时间和地点的排尿,表现为尿失禁。由于脑桥水平以上的中枢抑制解除,膀胱表现为高反射性,或者脑休克导致膀胱表现为低反射性,引起膀胱—骨髓反射弧的自主控制功能丧失,导致尿失禁;长期卧床导致耻骨尾骨肌和尿道括约肌松弛,使患者在没有尿意的情况下尿液流出。

9.下肢深静脉血栓

下肢深静脉血栓(DV)是指血液在下肢深静脉系统的不正常凝结,若未得到及时诊治可导致下肢深静脉致残性功能障碍。有资料显示卧床 2 周的发病率明显高于卧床 3 天的患者。严重者血栓脱落可继发致命性肺栓塞(PE)。

六、脑卒中的护理目标

(1)抢救患者生命,保证气道通畅。

(2)摄取足够营养。

(3)预防并发症。

(4)帮助患者达到自我照顾的程度。

(5)指导患者及家属共同参与。

(6)稳定患者的健康和保健。

(7)帮助患者达到期望。

七、脑卒中的护理措施

(一)脑卒中的院前救护

发生脑卒中要启动急救医疗服务体系,使患者得到快速救治,并能在关键的时间窗内获得有益的治疗。脑卒中处理的要点可记忆为7"D":检诊(Detection)、派送(Dispatch)转运(Delivery)、收入急诊(Door)、资料(Data)、决策(Decision)、药物(Drug)。前3个"D"是基本生命支持阶段,后4个"D"是进入医院脑卒中救护急诊绿色通道流程。在脑卒中紧急救护中护理人员起着重要的作用。

1.分诊护士职责

(1)鉴别下列症状,体征为脑血管常见症状,需分诊至神经内科:①身体一侧或双侧,上肢下肢或面部出现无力、麻木或瘫痪。②单眼或双眼突发视物模糊,或视力下降,或视物成双。③言语表达困难或理解困难。④头晕目眩、失去平衡,或任何意外摔倒,或步态不稳。头痛(通常是严重且突然发作)或头痛的方式意外改变。

(2)出现下列危及生命的情况时,迅速通知神经内科医生,并将患者护送至抢救室:①意识障碍。②呼吸、循环障碍。③脑疝。

(3)对极危重患者监测生命体征:意识、瞳孔、血压、呼吸、脉搏。

2.责任护士职责

(1)生命体征监测。

(2)开辟静脉通道,留置套管针。

(3)采集血标本:血常规、血生化检查(血糖、电解质、肝肾功能)、凝血四项。

(4)行心电图(ECG)检查。

(5)静脉输注第一瓶液体:生理盐水或乳酸林格液。

3.护理员职责

(1)对佩戴绿色通道卡片者,一对一地负责患者。

(2)运送患者行头颅CT检查。

(3)对无家属陪同者,必要时送血、尿标本。

(二)院中护理

1.观察病情变化,防止颅内压增高

(1)患者急性期要绝对卧床休息,避免不必要的搬动,保持环境安静。出血性脑卒中患者应将床头抬高30°,缺血性脑卒中患者可平卧。意识障碍者头偏向一侧,如呼吸道有分泌物应立即协助患者吸出。

(2)评估颅内压变化,密切观察患者生命体征、意识和瞳孔等变化,评估患者吞咽、感觉、语言和运动等情况。

(3)了解患者思想情况,防止过度兴奋、情绪激动。对癫痫、偏瘫和有精神症状的患者,应加用床档或适当约束,防止坠床发生意外。感觉障碍者,保暖时注意防止烫伤。患者应避免用力咳嗽、用力排便等,保持大便通畅。

(4)若有发热,应设法控制患者的体温。

2.评估吞咽情况,给予营养支持

(1)暂禁食:首先评价患者吞咽和胃肠功能情况,如是否有呕吐、腹胀、排便异常、未排气及肠鸣音异常、应激性溃疡出血量在100mL以上者,必要时应暂禁食。

(2)观察脱水状态:很多患者往往会出现相对脱水状态,脱水导致血细胞比容和血液黏稠度增加,血液明显减少,使动脉血压降低。护理者可通过观察颈静脉搏动的强或弱、周围静脉的充盈度和末梢体温来判断患者是否出现脱水状态。

(3)营养支持:在补充营养时,应尽量避免静脉内输液,以免增加缺血性脑水肿的蓄积作用,最好的方法是鼻饲法。多数吞咽困难患者需要2周左右的营养支持。有误吸危险的患者,则需将管道末端置于十二指肠。有消化道出血的患者应暂停鼻饲,可改用胃肠外营养。经口腔进食的患者,要给予高蛋白、高维生素、低盐、低脂、富有纤维素的饮食,还可多吃含碘的食物。

(4)给予鼻饲喂养预防误吸护理:评估胃管的深度和胃潴留量。鼻饲前查看管道在鼻腔外端的长度,嘱患者张口查看鼻饲管是否盘卷在口中。用注射器注入10mL空气,同时在腹部听诊,可听到气过水声;或鼻饲管中抽吸胃内容物,表明鼻饲管在胃内。无肠鸣音或胃潴留量超过100~150mL应停止鼻饲。抬高床头30°呈半卧位减少反流,通常每天喂入总量以2000~2500mL为宜,天气炎热或患者发热和出汗多时可适当增加。可喂入流质饮食,如牛奶、米汤、菜汁、西瓜水、橘子水等,药品要研成粉末。在鼻饲前后和注药前后,应冲洗管道,以预防管道堵塞。对于鼻饲患者,要注意固定好鼻饲管。躁动患者的手要适当地加以约束。

(5)喂食注意:对面肌麻痹的患者,喂食时应将食物送至口腔健侧近舌根处。进食时宜采用半卧位、颈部向前屈的姿势,这样既可以利用重力使食物容易吞咽,又可减少误吸。每口食物量要从少量开始,逐步增加,寻找合适的"一口量"。进食速度应适当放慢,出现食物残留口腔、咽部而不能完全吞咽情况时,应停止喂食,并让患者重复多次吞咽动作,或配合给予一些流质来促进残留食物吞入。

3.心脏损害的护理

心脏损害是脑卒中引起的循环系统并发症之一,大都在发病1周左右发生,如心电图显示心肌缺血、心律不齐和心力衰竭等,故护理者应经常观察心电图变化。在患者应用脱水剂时,应注意其尿量和血容量,避免脱水造成血液浓缩或入量太多加重心脏负担。

4.应激性溃疡的护理

应激性溃疡时应注意患者的呕吐物和大便的性状,鼻饲患者于每天喂食前应先抽取胃液观察,同时定期检查胃中潜血及酸碱度。腹胀者应注意肠鸣音是否正常。

5.泌尿系统并发症的护理

对排尿困难的患者,尽可能避免导尿,可用诱导或按摩膀胱区的方法助患者排尿。患者由于限制活动,处于某些妨碍排尿的位置;也可能是由于失语不能表达。护理者应细心观察,主动询问,定时给患者便器,在可能情况下尽量采取直立姿势解除排尿困难。

(1)尿失禁的男患者可用阴茎套连接引流尿袋,每天清洁会阴部,以保持会阴部清洁舒适。

(2)女性尿失禁患者,留置导尿管虽然影响患者情绪,但在急性期内短期的应用是必要的,因为它明显增加了患者的舒适感,并减少了压疮发生的机会。

(3)留置导尿管期间要每天进行会阴部护理。密闭式集尿系统除因阻塞需要冲洗外,集合系统的接头不可轻易打开。患者应定时查尿常规,必要时做尿培养。

6.压疮的护理

压疮的患者可因感染引起骨髓炎、化脓性关节炎、蜂窝织炎,甚至迅速通过表浅组织引起败血症等,这些并发症往往严重威胁患者的生命。

(1)压疮好发部位:多在受压和缺乏脂肪组织保护、无肌肉包裹或肌层较薄的骨骼隆突处,如枕骨转子、耳郭、肩胛部、肘部、脊椎体隆突处、髋部、骨尾部、膝关节的内外侧、内外踝、足跟部等处。

(2)压疮的预防措施。①压疮的预防要求做到"七勤":勤翻身、勤擦洗、勤按摩、勤换洗、勤整理、勤检查、勤交代。定时变换体位,1～2小时翻身1次。如皮肤干燥且有脱屑者,可涂少量润滑剂,以免干裂出血。另外还应监测患者的清蛋白指标。②患者如有大、小便失禁,呕吐及出汗等情况,应及时擦洗干净,保持干燥,及时更换衣服、床单,子应柔软、干燥、平整。③对肢体瘫痪的卧床患者,配备气垫床以达到对患者整体减压的目的,气垫床使用时注意根据患者的体重调节气垫床充气量。骨骼隆突易受压处,放置海绵垫或棉圈、软枕、气圈等,以防受压。水肿、肥胖者不宜用气圈,以软垫更好,或软枕置于腿下,并抬高肢体,变换体位,更为重要。可疑压疮部位使用减压贴保护。④护理患者时动作要轻柔,不可拖拽患者,以防止关节牵拉、脱位或周围组织损伤。翻身后要仔细观察受压部位的皮肤情况,有无将要发生压疮的迹象,如皮肤呈暗红色。检查鼻管、尿管、输液管等是否脱出、折曲或压在身下。取、放便盆时,动作要轻巧,防止损伤皮肤。

7.下肢深静脉血栓的护理

长期卧床者,首先在护理中应帮助他们减少形成静脉血栓的因素,例如:抬高下肢20°～30°,下肢远端高于近端,尽量避免膝下垫枕,过度屈腕,影响静脉回流。另外,肢体瘫痪者增加患肢活动量,并督促患者在床上主动屈伸下肢做跖屈和背屈运动,内、外翻运动,足踝的"环转"运动;被动按摩下肢腿部比目鱼肌和腓肠肌,下肢应用弹力长袜,以防止血液留在下肢。还应减少在下肢输血、输液,并注意观察患肢皮温、皮色,倾听患者疼痛主诉,因为下肢深静脉是静脉血栓形成的好发部位,鼓励患者深呼吸及咳嗽和早期下床活动。

8.发热的护理

急性脑卒中患者常伴有发热,主要原因为感染性发热、中枢性发热、吸收热和脱水热。

(1)感染性发热:多在急性脑卒中后数天开始,体温逐渐升高,常不规则,伴有呼吸、心率增快,白细胞总数升高。应做细菌培养,应用有效抗生素治疗。

(2)中枢性发热:是病变侵犯了下丘脑,患者的体温调节中枢失去调节功能,导致发热。主要表现两种情况:其一是持续性高热,发病数小时后体温升高至39～40℃,持续不退,干和肢体近端大血管处皮肤灼热,四肢远端厥冷,肤色灰暗,静脉塌陷等,患者表现为深昏迷、去大脑强直(一种病理性体征)、阵挛性或强直性抽搐、无汗、肢体发凉,患者常在1～2天内死亡。其二是持续性低热,患者表现为昏迷、阵发性大汗、血压不稳定、呼吸不规则、血糖升高、瞳孔大小多变,体温多在37～38℃。对中枢性发热主要是对病因进行治疗,同时给予物理降温,如乙醇擦浴、头置冰袋或冰帽等。但应注意缺血性脑卒中患者禁用物理降温法,可行人工冬眠。

物理降温:①乙醇、温水擦浴:可通过在皮肤上蒸发、吸收而带走机体大量的热;②冰袋降温:冰袋可放置在前额或体表大血管处(如颈部、腋下、腹股沟、窝等处);③冰水灌肠:要保留30分钟后再排出,便后30分钟测量体温。

人工冬眠疗法:冬眠法分冬眠Ⅰ号和冬眠Ⅱ号,应用人工冬眠疗法可降低组织代谢,减少氧的消耗,并增强脑组织对创伤和缺氧的耐受力,减轻脑水肿和降低颅内压,改善脑缺氧,有利于损伤后的脑细胞功能恢复。

人工冬眠注意事项:①用药前应测量体温、脉搏、呼吸和血压。②注入冬眠药半小时内不宜翻身和搬动患者,防止直立性低血压。③用药半小时后,患者进入冬眠状态,方可行物理降温,因镇静降温作用较强。④冬眠期间,应严密观察患者的生命体征变化及神经系统的变化,如有异常及时报告医生处理。冬眠期间每 2 小时测量生命体征 1 次,并详细记录,警惕颅内血肿引起脑疝。结束冬眠仍应每 4 小时测体温 1 次,保持观察体温的连贯性。⑤冬眠期间应加强基础护理,防止并发症发生。⑥减少输液量,并注意水、电解质和酸碱平衡。⑦停止冬眠药物和物理降温时,首先停止物理降温,然后逐渐停用冬眠药,以免引起寒战或体温升高,如有体温不升者要适当保暖,增加盖被和热水袋保温。

(3)吸收热:是脑出血或蛛网膜下隙出血时,红细胞分解后被吸收而引起反应热。常在患者发病后 3～10 天发生,体温多在 37.5℃ 左右。吸收热一般不需做特殊处理,但要观察记录出入量并加强生活护理。

(4)脱水热:是由于应用脱水剂或补水不足,使血浆渗透压明显升高,脑组织严重脱水,脑细胞和体温调节中枢受损导致发热。患者表现为体温升高,意识模糊,皮肤黏膜干燥,尿少或比重高,血清钠升高,血细胞比容增高。治疗给予补水或静脉输入 5% 葡萄糖,待缺水症状消失后,根据情况补充电解质。

9.介入治疗的护理

神经介入治疗是指在 X 线下,经血管途径借助导引器械(针、导管、导丝)递送特殊材料进入中枢神经系统的血管病变部位,如各种颅内动脉瘤、颅内动静脉畸形、颈动脉狭窄、颈动脉海绵窦瘘、颅内血管狭窄及其他脑血管病。治疗技术分为血管成形术(血管狭窄的球囊扩张、支架植入)、血管栓塞术(固体材料栓塞术、液体材料栓塞术、可脱球囊栓塞术、弹簧圈栓塞术等)、血管内药物灌注(超选择性溶栓、超选择性化疗、局部止血)。广义的神经介入治疗还包括经皮椎间盘穿刺髓核抽吸术、经皮穿刺椎体成形术、微创穿刺电刺激等,以及在影像仪器定位下进行和神经功能治疗有关的各种穿刺、活检技术等。相比常规开颅手术的优点:血管内治疗技术具有创伤小,恢复快,疗效好的特点。

在护理上应做到以下几个方面。

(1)治疗前护理。①遵医嘱查血常规、尿常规、便常规,血型及生化,凝血四项和出凝血时间等。②准备好物品:注射泵,监护仪器,药品如甘露醇、天普乐新等。③建立可靠的静脉通路(套管针),尽量减少患者的穿刺,防止出血及瘀斑。④需做手术者术前手术区域备皮,沐浴,更衣。遵医嘱局麻 4～6 小时、全麻 9～12 小时前,需禁食、水、药。遵医嘱给予留置导尿。监测生命体征,遵医嘱术前给药。⑤心理护理:术前了解患者思想动态,减轻其心理负担,创造安静的修养环境,使患者得到充分休息。

(2)治疗中护理:①密切观察给药时间及患者的病情变化,遵医嘱调节好给药的速度及浓度,并做好详细记录,以利于了解病情。②注意血压的变化,溶栓过程中每 15 分钟测量 1 次,如出现异常应及时处理。③患者如在溶栓过程中出现烦躁、意识障碍加重、瞳孔异常等生命体征的改变,并伴有鼻出血和四肢瘫痪加重等各种异常反应时,应及时通知医生停止溶栓。④患者如在用药过程中出现寒战、高热等不良反应时,应停止溶栓。护理者应准确、熟练地遵医嘱给药。

(3)治疗后护理:①神经系统监测:严密观察患者病情变化,如意识、瞳孔、生命体征、感觉、运动、语言等。特别是血压、心率的异常变化。②行腹股沟穿刺者穿刺区加压包扎制动 24 小时,观察有无出血及血肿。避免增加腹压的动作,咳嗽时用手压迫穿刺部位,防止出血。观察穿刺肢体皮肤的色泽、温度,15 分钟测量 1 次足背动脉搏动,共 2 小时。保持动脉鞘通畅,防止脱落。鼓励患者多饮水,增加血容量,促进造影剂的排泄。③注意观察四肢的肌力,防止血栓再形成而引起的偏瘫、偏身感觉障碍。④24 小时监测出凝血时间、凝血酶原时间、纤维蛋白原,防止血栓再形成。⑤应用抗凝药前监测凝血功能及肝、肾功能测定。用肝素初期应每小时测定出凝血时间,稳定后可适当延长。注意观察穿刺处、切口是否渗血过多或有无新的渗血,有无皮肤、黏膜、消化道、泌尿道出血,反复检查大便潜血及尿中有无红细胞。⑥用肝素时主要观察活化部分凝血活酶时间,为正常的 1.5～2.5 倍;用华法林时主要监测抗凝血酶,应降至正常的 20%～50%。注意观察药物的其他不良反应,用肝素时注意有无过敏如荨麻疹、哮喘、发热、鼻炎等;注意华法林使用时有无皮肤坏死、无脱发、皮疹、恶心、腹泻等不良反应。⑦使用速避凝皮下注射时应选择距肚脐 4.5～5cm 处的皮下脂肪环行注射,并捏起局部垂直刺入,拔出后应按压片刻。注射前针头排气时要避免肝素挂在针头外面,造成皮下组织微小血管出血。⑧术后遵医嘱行颈动脉超声,观察支架的位置及血流情况。

(二)康复护理

1.患者早期康复训练,提高患者的生活质量

(1)早期康复的内容有:①保持良好的肢体位置。②体位变换。③关节的被动活动。④预防吸入性肺炎。⑤床上移动训练。⑥床上动作训练。⑦起坐训练。⑧坐位平衡训练。⑨日常生活活动能力训练。⑩移动训练等。

(2)早期康复的时间:康复治疗开始的时间应为患者生命体征稳定,神经病学症状不再发展后 48 小时。有人认为,康复应从急性期开始,只要不妨碍治疗,康复训练越早,功能恢复的可能性越大,预后就越好。脑卒中后,只要不影响抢救,马上就可以康复治疗、保持良肢位、体位变换和适宜的肢体被动活动等,而主动训练则应在患者神志清醒、生命体征平稳且精神症状不再进展后 48 小时开始。由于 SAH 近期再发的可能性很大,故对未手术的患者,应观察 1 个月左右再谨慎地开始康复训练。

(3)影响脑卒中预后和康复的主要因素:①不利因素:影响脑卒中预后和康复的不利因素有发病至开始训练的时间较长;病灶较大;以前发生过脑血管意外;年龄较大;严重的持续性弛缓性瘫痪;严重的感觉障碍或失认症;二便障碍;完全失语;严重认知障碍或痴呆;抑郁症状明显;以往有全身性疾病,尤其是心脏病;缺乏家庭支持。②有利因素:对脑卒中患者预后和康复的有利因素有发病至开始训练的时间较短;病灶较小;年轻;轻偏瘫或纯运动性偏瘫;无感觉障碍或失认症;反射迅速恢复;随意运动有所恢复;能控制小便;无言语困难;认知功能完好或损害甚少;无抑郁症状;无明显复发性疾病;家庭支持。

(4)早期的康复治疗和训练:正确的床上卧位关系到康复预后的好坏。为预防并发症,应使患者肢体置于良好体位,即良肢位。这样既可使患者感觉舒适,又可使肢体处于功能位置,

预防压疮和肢体挛缩,为进一步康复训练创造条件。

保持抗痉挛体位:其目的是预防或减轻以后易出现的痉挛模式。取仰卧位时,头枕枕头,不要有过伸、过屈和侧屈。患肩垫起防止肩后缩,患侧上肢伸展、稍外展、前臂旋后,拇指指向外方。患髋垫起以防止后缩,患腿股外侧垫枕头以防止大腿外旋。本体位是护理上最容易采取的体位,但容易引起紧张性迷路反射及紧张性颈反射所致的异常反射活动,为"应避免的体位"。"推荐体位"是侧卧位:取健侧侧卧位时,头用枕头支撑,不让向后扭转;干大致垂直,患侧肩胛带充分前伸,肩屈曲 90°~130°,肘和腕伸展,上肢置于前面的枕头上;患侧镜、膝屈曲似踏出一步置于身体前面的枕头上,足不要悬空。取患侧侧卧位时,头部用枕头舒适地支撑,干稍后仰,后方垫枕头,避免患肩被直接压于身体下,患侧肩胛带充分前伸,肩屈曲 90°~130°,患肘伸展,前臂旋后,手自然地呈背屈位;患髋伸展,膝轻度屈曲;健肢上肢置于体上或稍后方,健腿屈曲置于前面的枕头上,注意足底不放任何支撑物,手不握任何物品。

体位变换:主要目的是预防褥疮和肺感染,另外由于仰卧位强化伸肌优势,健侧侧卧位强化患侧屈肌优势,患侧侧卧位强化患侧伸肌优势,不断变换体位可使肢体的伸屈肌张力达到平衡,预防痉挛模式出现。一般每 60~120 分钟变换体位一次。

关节被动运动:主要是为了预防关节活动受限(挛缩),另外可能有促进肢体血液循环和增加感觉输入的作用。先从健侧开始,然后参照健侧关节活动范围进行患侧运动。一般按从肢体近端到肢体远端的顺序进行,动作要轻柔缓慢。重点进行肩关节外旋、外展和屈曲,肘关节伸展,腕和手指伸展,髋关节外展和伸展,膝关节伸展,足背屈和外翻。在急性期每天做 2 次,每次每个关节做 3~5 遍,以后视肌张力情况确定被动运动次数,肌张力越高,被动关节运动次数应越多。较长时间卧床者尤其要注意做此项活动。

2.心理护理措施

(1)护理者对患者要热情关心,多与患者交流,在病情允许的情况下,鼓励患者做自己力所能及的事情,减少过多、过细的照顾,给予患者心理上战胜疾病的信念。

(2)注意发挥药物的生理效应,在患病急性期要及时向患者通报疾病好转的消息,减少患者过分的担心和不必要、不准确的对自身疾病的猜疑等。

(3)鼓励患者参与治疗和护理计划,教育患者重建生活、学习和工作内容,开始新的生活,使患者能早日回归家庭、回归社会。

3.语言沟通障碍的护理

(1)评估:失语的性质、理解能力,记录患者能表达的基本语言。观察患者手势、表情等,及时满足患者需要。向护理者/患者解释语言锻炼的目的、方法,促进患者语言功能恢复,如鼓励讲话、不耻笑患者,消除其羞怯心理,为患者提供练习机会。

(2)训练。

肌群运动:指进行唇、舌、齿、软腭、咽、喉与颌部肌群运动。包括缩唇,叩齿,卷舌,上下跳举舌,弹舌,鼓腮,吹气—叹气,咳嗽—清嗓子等活动。

发音训练:先练习易发或能够发的音,由无意义的词→有意义的词→短语→句子。举例:你→你好→你住院→你配合医生治疗。发单音后训练发复音教患者先做吹的动作然后发 p 音。

复述训练:复述单字和词汇。命名训练让患者说出常用物品的名称。①词句训练与会话训练:给患者一个字音,让其组成各种词汇造句并与其会话交流。②听觉言语刺激训练:听语指图、指物、指字,并接触实物叫出物名。

(3)方法。①手势法:与患者共同约定手势意图,如上竖拇指表示大便,下竖拇指表示小便;张口是吃饭,手掌上、下翻动是翻身。手捂前额表示头痛,手在腹部移动表示腹部不适。除偏瘫或双侧肢体瘫者和听力或听理解力障碍患者不能应用外,其他失语均可应用。②实物图片法:利用一些实物图片,进行简单的思想交流以满足生理需要,解决实际困难。利用常用物品如茶杯、便器、碗、人头像、病床等,反复教患者使用。如茶杯表示要喝水,人头像表示头痛,病床表示翻身。此种方法最适合于听力障碍的交流。③文字书写法:适用于文化素质高,无机械书写障碍和视空间书写障碍的患者,在认识疾病的特点后,医护人员、护理者有什么要求,可用文字表达,根据病情和需要进行卫生知识宣教。

(4)沟通。

对理解能力有缺陷的患者(感觉性失语)的沟通:①交谈时减少外来的干扰。②若患者不注意,他将难以了解对方说了些什么,所以需将患者精神分散的情形减至最低。③自患者视野中除去不必要的东西,关掉收音机或电视。一次只有一人对患者说话。若患者精神分散,则重复叫患者的名字或拍其肩膀,走进其视野,使其注意。

对表达能力有缺陷的患者(运动性失语)的沟通:①用简短的"是""不是"的问题让患者回答。②说话的时候缓慢,并给予患者充分的时间以回答问题。③设法了解患者的某些需要,主动询问他们是否需要哪一件东西。④若患者所说的话,我们听不懂,则应加以猜测并予以澄清。⑤让患者说有关熟悉的事物,例如,家人的名字、工作的性质,则患者较易表达。⑥可教导患者用手势或用手指出其需要或身体的不适。⑦利用所有的互动方式刺激患者说话。⑧患者若对说出物体的名称有困难,则先对患者说一遍,例如,先对患者说出"水"这个字,然后写下"水",给患者看,让患者跟着念或拿实物给患者看。

4.控制危险因素,建立良好生活方式

(1)了解脑卒中的危险因素。

不可改变的危险因素:①年龄是主要的危险因素,脑卒中发病率随年龄的升高而增高,55岁以后每增加10年,脑卒中危险加倍,0~65岁后急剧增加,发病率和死亡率分别是60岁以前的2~5倍。②性别:一般男性高于女性。③家族史:脑卒中家族史是易发生脑卒中的一个因素。父母双方直系亲属发生脑卒中或心脏病时年龄小于60岁即为有家族史。④种族:不同种族的卒中发病率不同,可能与遗传因素有关。社会因素如生活方式和环境,也可能起一部分作用。非洲裔的发病率大于亚洲裔。我国北方各少数民族卒中率水平高于南方。出生低体重:出生体重<2500g者发生卒中的概率高于出生体重≥4000g者两倍以上(中间出生体重者有显著的线性趋势)。

明确且可以改变的危险因素:①高血压是脑卒中的主要危险因素,大量研究资料表明,90%的脑卒中归因于高血压,70%~80%的脑卒中患者都患有高血压,无论是缺血还是出血性脑卒中都与高血压密切相关。在有效控制高血压后,脑卒中的发病率和死亡率随之下降。②吸烟是缺血性脑卒中独立的危险因素,长期吸烟者发生卒中的危险性是不吸烟者的6倍。

戒烟者发生卒中的危险性可减少 50%。吸烟会促进狭窄动脉的血栓形成,加重动脉粥样硬化,可使不明原因卒中的发生风险提高将近 3 倍。③心房纤颤是发生缺血性脑卒中重要的危险因素,随年龄的增长,心房纤颤患者血栓栓塞性脑卒中的发生率迅速增长。心房颤动可使缺血性脑卒中的年发病率增加 0.5%～12%。其他血管危险因素调整后单独心房颤动可以增加脑卒中风险的 3～4 倍。④冠心病:心肌梗死后脑卒中危险性为每年的 1%～2%。心肌梗死后 1 个月内脑卒中危险性最高可达 31%。有冠心病史患者的脑卒中危险性增加 2～2.2 倍。⑤高脂血症:总胆固醇每升高 1mmol/L,脑卒中发生率就会增加 25%。⑥无症状颈动脉狭窄:50%～99% 的无症状性颈动脉狭窄者脑卒中的年发病率在 1%～3.4%。⑦TIA/脑卒中史:TIA 是早期脑卒中的危险因素,高达 10% 的未经治疗的缺血性脑卒中患者将在 1 个月内再次发生脑卒中。高达 15% 的未经治疗的缺血性脑卒中患者将在 1 年内再次发生脑卒中。高达 40% 的未经治疗的缺血性脑卒中患者将在 5 年内再次发生脑卒中。⑧镰状细胞病:5%～25% 的镰状细胞性贫血患者有发生 TIA/脑卒中的风险。

明确且潜在可改变的危险因素如下:①糖尿病:是缺血性脑卒中独立的危险因素,2 型糖尿病患者发生卒中的危险性增加 2 倍。②高同型半胱氨酸血症:血浆同型半胱氨酸每升高 5μmol/L,脑卒中风险增高 1.5 倍。

较少证据的危险因素:肥胖、过度饮酒、凝血异常、缺乏体育锻炼、口服避孕药、激素替代治疗和口服替代治疗、呼吸暂停综合征。

(2)脑卒中危险因素干预建议如下:①控制高血压:定时测量血压,合理服用降压药,全面评估缺血性事件的病因后,高血压的治疗应以收缩压<18.7kPa(140mmHg),舒张压 12.0kPa(90mmHg)为目标。对于患有糖尿病的患者,建议血压<17.3/11.3kPa(130/85mmHg)。降压不能过快,选用平稳降压的降压药,降压药要长期规律服用;降压药最好在早晨起床后立即服用,不要在睡前服用。②冠状动脉疾病、心律失常、充血性心力衰竭及心脏瓣膜病应给予治疗。③严格戒烟:采取咨询专家、烟碱替代治疗及正规的戒烟计划等戒烟措施。④禁止酗酒,建议正规的戒酒计划。轻到中度的乙醇摄入(1～2 杯)可减少卒中的发生率。饮酒者男性每天饮酒的乙醇含量不应超过 30g(相当于葡萄酒 100～150mL;啤酒 250～500mL;白酒 25～50mL;果酒 200mL),女性不应超过 20g。⑤治疗高脂血症:限制食物中的胆固醇量;减少饱和脂肪酸,增加多烯脂肪酸;适当增加食物中的混合碳水化合物、降低总热量,假如血脂维持较高水平(LDL>130mg/dL),建议应用降脂药物。治疗的目标应使 LDL<100mg/dL。⑥控制糖尿病:监测血糖,空腹血糖应<7mmol/L,可通过控制饮食、口服降糖药物或使用胰岛素控制高血糖。⑦控制体重:适度锻炼,维持理想体重,成年人每周至少进行 3～4 次适度的体育锻炼活动,每次活动的时间不少于 30 分钟。运动后感觉自我良好,且保持理想体重,则表明运动量和运动方式合适。⑧合理膳食:根据卫生健康委员会发布的中国居民膳食指南及平衡膳食宝塔,建议每天食物以谷薯类及豆类为主,辅以蔬菜和水果,适当进食蛋类、鱼虾类、畜禽肉类及奶类,少食菜用油和盐。

(3)注意卒中先兆,及时就诊:脑卒中虽然多为突然发病,但有些脑卒中在发病前有先兆,生活中要多加注意,如发现一侧手脚麻木、无力、全身疲倦;头痛、头昏、颈部不适;恶心、剧烈呕吐;视力模糊;口眼歪斜要立即到医院就诊。

第五节　急性脊髓炎

一、概述

脊髓炎是指由于感染或毒素侵及脊髓所致的疾病,更因其在脊髓的病变常为横贯性者,故亦称横贯性脊髓炎。

二、病因

脊髓炎不是一个独立的疾病,它可由许多不同的病因所引起,主要包括感染与毒素两类。

(一)感染

感染是引致脊髓炎的主要原因之一。其可以是原发的,亦可以为继发的。原发性者最为多见,即指由于病毒所引致的急性脊髓炎而言。继发性者为起病于急性传染病,如麻疹、猩红热、白喉、流行性感冒、丹毒、水痘、肺炎、心内膜炎、淋病与百日咳等病的病程中,疫苗接种后或泌尿系统慢性感染性疾病时。

(二)毒素

无论外源毒素还是内源毒素,当作用于脊髓时均可引致脊髓炎。较为常见的可能引起脊髓炎的外源毒素有下列几种:即一氧化碳中毒、二氧化碳中毒,脊髓麻醉与蛛网膜下隙注射药物等。脊髓炎亦偶可发生于妊娠期或产后期。

三、病理

脊髓炎的病理改变主要在脊髓本身。

(一)急性期

脊髓肿胀、充血、发软、灰质与白质界限不清。镜检则可见细胞浸润,小量出血,神经胶质纤维增生,血管壁增厚,神经细胞和纤维变性改变。

(二)慢性期

脊髓萎缩、苍白、发硬,镜检则可见神经细胞和纤维消失,神经胶质纤维增生。

四、临床表现

病毒所致的急性脊髓炎多见于青壮年,散在发病。起病较急,一般多有轻度前驱症状,如低热、全身不适或上呼吸道感染的症状,脊髓症状急骤发生。可有下肢的麻木与麻刺感,背痛并放射至下肢或围绕体的束带状感觉等,一般持续 1 或 2 天(罕有持续数小时者),长者可至1 周,即显现脊髓横贯性损害症状,因脊髓横贯性损害可为完全性者,亦可为不完全性者,同时因脊髓罹患部位的不同,故其症状与体征亦各异,胸节脊髓最易罹患,此盖因胸髓最长与循环功能不全的原因,兹依脊髓罹患节段,下面将分别论述其症状与体征。

(一)胸髓

胸髓脊髓炎患者的最初症状为下肢肌力弱,可迅速进展而成完全性瘫痪。疾病的早期,瘫痪为弛缓性者,此时肌张力低下,浅层反射与深层反射消失,病理反射不能引出,称为脊髓休克,为痉挛性截瘫。与此同时出现膀胱与直肠的麻痹,故初为尿与大便潴留,其后为失禁。因病变的横贯性,故所有感觉束皆受损,因此病变水平以下的各种感觉皆减退或消失。感觉障碍的程度,决定于病变的严重度。瘫痪的下肢可出现血管运动障碍,如水肿与少汗或无汗。阴茎异常搏起偶可见到。

由于感觉消失,营养障碍与污染,故疮常发生于骨部、股骨转子、足跟等骨骼隆起处。

(二)颈髓

颈髓脊髓炎患者,弛缓性瘫痪见于上肢,而痉挛性瘫痪见于下肢。感觉障碍在相应的颈髓病变水平下,病变若在高颈髓(颈髓 3、4)则为完全性痉挛性四肢瘫痪且并有肌瘫痪,可出现呼吸麻痹,并有高热,可导致死亡。

(三)腰骶髓

严重的腰骶髓脊髓炎呈现下肢的完全性弛缓性瘫痪,明显的膀胱与直肠功能障碍,下肢腱反射消失,其后肌肉萎缩。

五、实验室检查

血液中白细胞计数增多,尤以中性多形核者为甚。脑脊液压力可正常,除个别急性期脊髓水肿严重者外,一般无椎管阻塞现象。脑脊液外观无色透明,白细胞计数可增高,主要为淋巴细胞,蛋白质含量增高、糖与氯化物含量正常。

六、诊断与鉴别诊断

确定脊髓炎的部位与病理诊断并不困难,其特点包括起病急骤,有前驱症状,迅即发生的脊髓横贯性损害症状与体征及脑脊液的异常等。但欲确定病因则有时不易,详细的病史非常重要,例如起病前不久曾疫苗接种,则其脊髓炎极可能与之有关。

本病需与急性硬脊膜外脓肿,急性感染性多发性神经根炎,视神经脊髓炎和脊髓瘤相鉴别。

七、治疗

一切脊髓炎患者在急性期皆应绝对卧床休息。急性期可应用糖皮质激素,如氢化可的松 100~200mg 或地塞米松 5~10mg 静脉滴注,1 天 1 次,连续 10 天,以后改为口服泼尼松,已有并发感染或为预防感染,可选用适当的抗生素,并应加用维生素 B_1、维生素 B_{12} 等。

有呼吸困难者应注意呼吸道通畅,勤翻身,定时叩背,务使痰液尽量排出,如痰不能咳出或有分泌物储积,可行气管切开。

必须采取一切措施预防褥疮的发生,患者的睡衣与被褥必须保持清洁、干燥、柔软、且无任何皱褶。骶部应置于裹有白布的橡皮圈上,体位应定时变换,受压部分的皮肤亦应涂擦滑石粉。若褥疮已发生,可局部应用氧化锌粉、代马妥或?酸软膏。

尿潴留时应使用留置导尿管,每 3~4 小时放尿 1 次,每天应以 3%硼酸或 1%呋喃西林或者 1%高锰酸钾液,每次 250mL 冲洗灌注,应停留 0.5 小时再放出,每天冲洗 1~2 次,一有功能恢复迹象时则应取去导尿管,训练患者自动排尿。

便秘时应在食物中增加蔬菜,给予缓泻剂,必要时行灌肠。

急性期时应注意避免屈曲性截瘫的发生及注意足下垂的预防,急性期后应对瘫痪肢进行按摩、全关节的被动运动与温浴,可改善局部血液循环与防止挛缩。急性期后仍为弛缓性瘫痪时,可应用平流电治疗。

八、护理

(一)评估要点

1.一般情况

了解患者起病的方式、缓急,有无接种疫苗、病毒感染史,有无受凉、过劳、外伤等明显的诱因和前驱症状。评估患者的生命体征有无改变,了解患者对疾病的认识。

2.专科情况

(1)评估患者是否存在呼吸费力、吞咽困难和构音障碍。

(2)评估患者感觉障碍的部位、类型、范围及性质。观察患者双下肢麻木、无力的范围、持续时间;了解其运动障碍的性质、分布、程度及伴发症状。评估患者运动和感觉障碍的平面是否上升。

(3)评估排尿情况:观察患者排尿的方式、次数与量,了解膀胱是否膨隆。区分患者是尿潴留还是充溢性尿失禁。

(4)评估皮肤的情况:有无皮肤破损、发红等。

3.实验室及其他检查

(1)肌电图是否呈失神经改变;下肢体感诱发电位及运动诱发电位是否异常。

(2)脊髓 MRI 是否有典型的改变,即病变部位脊髓增粗。

(二)护理诊断

1.躯体移动障碍

体移动障碍与脊髓病变所致截瘫有关。

2.排尿异常

排尿异常与自主神经功能障碍有关。

3.低效性呼吸形态

低效性呼吸形态与高位脊髓病变所致呼吸肌麻痹有关。

4.感知改变

感知改变与脊髓病变、感觉传导通路受损有关。

5.潜在并发症

压疮、肺炎、泌尿系统感染。

(三)护理措施

1.心理护理

双下肢麻木、无力易引起患者情绪紧张,护理人员应给予安慰,向患者及家属讲解疼痛过程。教会患者分散注意力的方法,如听音乐、看书。多与患者进行沟通,帮助其树立其战胜疾病的信心,提高疗效。

2.病情观察

(1)监测生命体征:如出现血压偏低、心率慢、呼吸慢、血氧饱和度低、肌张力低,立即报告医生,同时建立静脉通道,每 15 分钟监测生命体征 1 次,直至正常。

(2)观察双下肢麻木、无力的范围和持续时间。

（3）监测血常规、脑脊液中淋巴细胞及蛋白质，肝功能和肾功能情况，并准确记录。

3.皮肤护理

每1～2小时翻身1次，并观察受压部位皮肤情况。保持皮肤清洁、干燥，床单柔软、平坦、舒适，受压部位皮肤用软枕、海绵垫悬空，防止压疮形成。保持肢体的功能位置，定时活动，防止关节挛缩和畸形，避免屈曲性痉挛的发生。

4.饮食护理

饮食上给予清淡、易消化、营养丰富的食物，新鲜的瓜果和蔬菜，如苹果、梨、香蕉、冬瓜、木耳等，避免辛辣、刺激性强和油炸的食物。

5.预防并发症

（1）预防压疮，做到"七勤"。如已发生压疮，应积极行换药治疗。

（2）做好便秘、尿失禁、尿留的护理，防治尿路感染。

（3）注意保暖，避免受凉。经常叩背，帮助排痰，防止坠积性肺炎。

（四）应急措施

如患者出现呼吸费力、呼吸动度减小、呼吸浅慢、发、吞咽困难时，即刻清理呼吸道，吸氧，建立人工气道，应用简易呼吸器进行人工捏球辅助呼吸，有条件者给予呼吸机辅助呼吸；建立静脉液路，按医嘱给予抢救用药，必要时行气管插管或气管切开。

（五）健康教育

1.入院教育

（1）鼓励患者保持良好的心态，关心、体贴、尊重患者，帮助其树立战胜疾病的信心。

（2）告知本病的治疗、护理及预后等相关知识。

（3）病情稳定后及早开始瘫痪肢体的功能锻炼。

2.住院教育

（1）指导患者按医嘱正确服药，告知其药物的不良反应与服药的注意事项。

（2）给予高热量、高蛋白、高维生素饮食，多吃酸性及纤维素丰富的食物，少食胀气食物。

（3）告知患者及家属膀胱充盈的表现及尿路感染的表现，鼓励患者多饮水，2500～3000mL/d，保持会阴部清洁。保持床单位及衣物整洁、干燥。

（4）指导患者早期进行肢体的被动与主动运动。

3.出院指导

（1）坚持肢体的功能锻炼和日常生活动作的训练，忌烟、酒，做力所能及的家务和工作，促进功能恢复。

（2）患者出院后，继续遵医嘱服药。

（3）定期门诊复查，一旦发现肢体麻木、乏力、四肢瘫痪等情况，立即就医。

第六节　视神经脊髓炎

视神经脊髓炎（NMO）是免疫介导的主要累及视神经和脊髓的原发性中枢神经系统炎性脱髓鞘病。Devic（1849年）首次描述了单相病程的NMO，称为Devic病。视神经脊髓炎在中国、日本等亚洲人群的中枢神经系统脱髓鞘病中较多见,而在欧美西方人群中较少见。

一、病因及发病机制

NMO 的病因及发病机制尚不清楚。长期以来关于 NMO 是独立的疾病实体,还是多发性硬化(MS)的亚型一直存在争议。近年研究发现,中枢神经系统水通道蛋白 4(AQP4)抗体,是 NMO 较为特异的免疫标志物,被称为 NMO－IgG。与 MS 不同,NMO 是以体液免疫为主、细胞免疫为辅的中枢神经系统炎性脱髓鞘病。由于 NMO 在免疫机制、病理改变、临床和影像改变、治疗和预后等方面均与 MS 有差异,故大部分学者认为 NMO 是不同于 MS 的疾病实体。

二、临床表现

(1)任何年龄均可发病,平均年龄为 39 岁,女:男比例为(5～10):1。

(2)单侧或双侧视神经炎(ON)及急性脊髓炎是本病主要表现,其初期可为单纯的视神经炎或脊髓炎,亦可两者同时出现,但多数先后出现,间隔时间不定。

(3)视神经炎可单眼、双眼间隔或同时发病。多起病急,进展快,视力下降可至失明,伴眶内疼痛,眼球运动或按压时明显。眼底可见视盘水肿,晚期可见视神经萎缩,多遗留显著视力障碍。

(4)脊髓炎可为横贯性或播散性,症状常在几天内加重或达到高峰,表现为双下肢瘫痪、双侧感觉障碍和尿潴留,且程度较重。累及脑干时可出现眩晕、眼震、复视、顽固性呃逆和呕吐、饮水呛咳和吞咽困难。根性神经痛、痛性肌痉挛和 Lhermitte 征也较为常见。

(5)部分 NMO 患者可伴有其他自身免疫性疾病,如系统性红斑狼疮、干燥综合征、混合结缔组织病、重症肌无力、甲状腺功能亢进、桥本甲状腺炎、结节性多动脉炎等,血清亦可检出抗核抗体、抗 SSA/SSB 抗体、抗心磷脂抗体等。

(6)经典 Devic 病为单时相病程,在西方多见。80%～90%的 NMO 患者呈现反复发作病程,称为复发型 NMO,常见于亚洲人群。

三、辅助检查

(一)脑脊液

脑脊液检查示细胞数增多显著,约 1/3 的单相病程及复发型患者的单核细胞>$50×10^6$/L;复发型患者脑脊液中蛋白增高明显,脑脊液蛋白电泳可检出赛克隆区带,但检出率较 MS 低。

(二)血清 NMO－IgG(AQP4 抗体)

NMO 血清 AQP4 抗体多为阳性,而 MS 多为阴性,为鉴别 NMO 与 MS 的依据之一。

(三)MRI 检查

NMO 患者脊髓 MRI 的特征性表现为脊髓长节段炎性脱髓鞘病灶,连续长度一般≥3 个椎体节段,轴位像上病灶多位于脊髓中央,累及大部分灰质和部分白质。病灶主要见于颈段、胸段,急性期病灶处脊髓肿胀,严重者可见空洞样改变,增强扫描后病灶可强化。

(四)视觉诱发电位

P100 潜伏期显著延长,有的波幅降低或引不出波形。在少数无视力障碍患者中也可见 P100 延长。

(五)血清其他自身免疫抗体

NMO 患者可出现血清 ANAs 阳性,包括 ANA、抗 dsDNA、抗着丝粒抗体(ACA)、抗 SSB 抗体等。

四、治疗原则

视神经脊髓炎的治疗包括急性发作期治疗、缓解期治疗和对症治疗。

(一)急性发作期治疗

急性发作期治疗首选大剂量甲泼尼龙琥珀酸钠(甲强龙)冲击疗法,能加速 NMO 病情缓解。从 1g/d 开始,静脉滴注 3～4 小时,共 3 天,剂量阶梯依次减半,甲强龙停用后改为口服泼尼松 1mg/(kg·d),逐渐减量。对激素有依赖性的患者,激素减量过程要慢,每周减 5mg,至维持量 15～20mg/d,小剂量激素维持时间应较 MS 长一些。对甲强龙冲击疗法反应差的患者,应用血浆置换疗法可能有一定效果。一般建议置换 3～5 次,每次用血浆 2～3L,多数置换 1～2 次后见效。无血浆置换条件者,使用静脉滴注免疫球蛋白(IVIG)可能有效,用量为 0.4g/(kg·d),一般连续用 5 天为 1 个疗程。对合并其他自身免疫疾病的患者,可选择激素联合其他免疫抑制剂如环磷酰胺治疗。

(二)缓解期治疗

缓解期治疗主要通过抑制免疫达到降低复发率、延缓残疾的目的,需长期治疗。一线药物方案包括硫唑嘌呤联用泼尼松或者利妥昔单抗。二线药物可选用环磷酰胺、米托蒽醌、吗替麦考酚酯等,定期使用 IVIG 或间断血浆交换也可用于 NMO 治疗。

(三)对症治疗

1.疲劳

药物治疗常用金刚烷胺或莫达非尼,用量均为 100～200mg/d,早晨服用。职业治疗、物理治疗、心理干预及睡眠调节可能有一定作用。

2.行走困难

中枢性钾通道阻滞剂达方吡啶,是一种能阻断神经纤维表面的钾离子通道的缓释制剂,2010 年被美国 FDA 批准用来改善各种类型 MS 患者的行走能力。推荐剂量为 10mg(一片)口服,2 次/天,间隔 12 小时服用,24 小时剂量不应超过 2 片。常见不良反应包括泌尿道感染、失眠、头痛、恶心、灼热感、消化不良、鼻部及喉部刺痛等。

3.膀胱功能障碍

膀胱功能障碍可使用抗胆碱药物解除尿道痉挛、改善储尿功能,如索利那新、托特罗定、非索罗定、奥昔布宁,此外,行为干预亦有一定效果。尿液排空功能障碍患者,可间断导尿,3～4 次/天。混合型膀胱功能障碍患者,除间断导尿外,可联合抗胆碱药物或抗痉挛药物治疗,如巴氯芬、多沙唑嗪、坦索罗辛等。

4.疼痛

对急性疼痛如 Lhermitte 征,卡马西平或苯妥英钠可能有效。度洛西汀和普瑞巴林治疗。加巴喷丁和阿米替林对感觉异常如烧灼感、紧束感、瘙痒感可能有效。配穿加压长袜或手套对缓解感觉异常可能有一定效果。

5.认知障碍

认知障碍目前仍缺乏疗效肯定的治疗方法,可应用胆碱酯酶抑制剂如多奈哌齐。

6.抑郁

抑郁治疗可应用选择性5—羟色胺再摄取抑制剂(SSRI)类药物。其对心理治疗也有一定效果。

7.其他症状

其他症状如男性患者勃起功能障碍可选用西地那非治疗。眩晕症状可选择美克洛嗪、昂丹司琼或东莨菪碱治疗。

五、护理评估

(一)健康史

有无感染史(消化道、呼吸道),有无其他自身免疫性疾病如系统性红斑狼疮、干燥综合征、混合结缔组织病、重症肌无力、甲状腺功能亢进、桥本甲状腺炎、结节性多动脉炎等。

(二)症状

1.视神经损害

视力下降伴眼球胀痛,在眼部活动时明显。急性起病患者受累眼几小时或几天内部分或完全视力丧失。视野改变主要表现为中心暗点及视野向心性缩小,也可出现偏盲或象限盲;以视神经炎形式发病者,眼底早期有视盘水肿,晚期出现视神经萎缩。球后视神经炎发病者早期眼底正常,晚期出现原发性视神经萎缩。

2.脊髓损害

脊髓损害为脊髓完全横贯性损害,症状带在几天内加重或达到高峰,表现为双下肢瘫痪、双侧感觉障碍和尿潴留,且程度较重。累及脑干时可出现眩晕、眼震、复视、顽固性呃逆和呕吐,饮水呛咳和吞咽困难。根性神经痛、痛性肌痉挛也较为常见。

(三)身体状况

1.生命体征

生命体征有无异常。

2.肢体活动障碍

受累部位肢体肌力、肌张力,有无感觉障碍。

3.吞咽困难

有无饮水呛咳,吞咽困难,洼田饮水试验分级。

4.二便障碍

有无尿失禁、尿潴留,便秘。

5.视力障碍

有无视力丧失、下降,视野缺损,偏盲,复视等。

(四)心理状况

(1)有无焦虑、恐惧、抑郁等情绪。

(2)疾病对生活、工作有无影响。

六、护理诊断/问题

(一)生活自理能力缺陷

生活自理能力缺陷与肢体无力有关。

(二)体移动障碍

躯体移动障碍与脊髓受损有关。

(三)有受伤的危险

受伤与视神经受损有关。

(四)有皮肤完整性受损的危险

皮肤完整性受损与瘫痪及大小便失禁有关。

(五)便秘

便秘与脊髓受累有关。

(六)潜在的并发症

感染与长期应用激素导致机体抵抗力下降有关。

(七)有泌尿系统感染的危险

泌尿系统感染与长期留置尿管及卧床有关。

(八)知识缺乏

缺乏与疾病的相关知识。

(九)焦虑

焦虑与担心疾病预后及复发有关。

七、护理措施

(一)环境与休息

保持病室安静舒适,病房内空气清新,温湿度适宜。病情危重的患者应卧床休息。病情平稳时鼓励患者下床活动,注意预防跌倒、坠床等不良事件的发生。

(二)饮食护理

指导患者进高热量、高蛋白质、高维生素的食物,少食多餐,多吃新鲜蔬菜和水果。患者出现吞咽困难等症状时,进食应抬高床头,速度宜慢,并观察进食情况,避免呛咳。必要时遵医留置胃管,并进行吞咽康复锻炼。

(三)安全护理

(1)密切观察病情变化,视力、肌力如有下降,及时通知医生。视力下降、视野缺损的患者要注意用眼卫生,不用手揉眼,保持室内光线良好,环境简洁整齐。将呼叫器、水杯等必需品放在患者视力范围内,暖瓶等危险物品远离患者。复视患者活动时建议戴眼罩遮挡一侧眼部,以减轻头晕症状。

(2)感觉异常的患者,指导其选择宽松、棉质衣裤,以减轻束带感。洗漱时,以温水为宜,可以缓解疲劳。禁止患者使用热水袋,避免泡热水澡。避免因过热而导致症状波动。

(四)肠道护理

排泄异常的患者嘱其养成良好的排便习惯,定时排便。每天做腹部按摩,促进肠蠕动,排便困难时可使用开塞露等缓泻药物。平时多食含粗纤维的食物,以保证大便通畅。留置尿管的患者,保持会阴部清洁、干燥。定时夹闭尿管,协助患者每天做膀胱、盆底肌肉训练,增强患者控制膀胱功能的能力。

(五)基础护理

保持床单位清洁、干燥,保证患者"六洁四无"。定时翻身、叩背、吸痰,保持呼吸道通畅,保持皮肤完好。肢体处于功能位,每天进行肢体的被动活动及伸展运动训练。能行走的患者,鼓励其进行主动锻炼。锻炼要适度,并保证患者安全,避免外伤。

(六)用药护理

使用糖皮质激素应注意观察药物的不良反应及并发症,及时遵医嘱给予处理。注意观察患者生命体征、血糖变化。保护胃黏膜,避免进食坚硬、有刺激的食物。长期应用者,要注意避免感染。并向患者及家属进行药物宣教,以取得其配合。使用免疫抑制剂应向患者及家属做好药物知识宣教,使其了解药物的使用注意事项及不良反应,注意观察药物不良反应,预防感染,定期抽血,监测血常规及肝肾功能。

(七)心理护理

要做好患者心理护理,向其介绍有关疾病的知识,鼓励患者配合医护人员的治疗,做好长期治疗的准备,树立战胜疾病的信心,减轻恐惧、焦虑,抑郁等不良情绪,以促进疾病康复。

八、健康指导

(1)合理安排工作、学习,生活有规律。

(2)保证充足的睡眠,保持积极乐观的精神状态,增加自我照顾的能力和应对疾病的信心。

(3)避免紧张和焦虑的情绪。

(4)进行康复锻炼,以保持活动能力,强度要适度。

(5)正确用药,合理饮食。

第七节　病毒性脑膜炎

病毒性脑膜炎是一组由各种病毒感染引起的脑膜急性炎症性疾病,临床以发热、头痛和脑膜刺激征为主要表现。本病大多呈良性过程。

一、病因及发病机制

多数的病毒性脑膜炎由肠道病毒引起。该病毒属于微小核糖核酸病毒科,有60多个不同亚型,包括脊髓灰质炎病毒、柯萨奇病毒A和柯萨奇病毒B、埃可病毒等,其次为流行性腮腺炎、单纯疱疹病毒和腺病毒。

肠道病毒主要经粪—口途径传播,少数通过呼吸道分泌物传播;大部分病毒在下消化道发生最初的感染,肠道细胞上有与肠道病毒结合的特殊受体,病毒经肠道入血,产生病毒血症,再经脉络丛侵犯脑膜,引发脑膜炎症改变。

二、临床表现

(1)本病以夏秋季为高发季节,在热带和亚热带地区可终年发病。儿童多见,成人也可罹患。多为急性起病,出现病毒感染的全身中毒症状如发热、头痛、畏光、肌痛、恶心、呕吐、食欲减退、腹泻和全身乏力等,并可有脑膜刺激征。病程在儿童常超过 1 周,成人病程可持续 2 周或更长时间。

(2)临床表现可因患者的年龄、免疫状态和病毒种类而异,如幼儿可出现发热、呕吐、皮疹等症状,而脑膜刺激征轻微甚至阙如;手—足—口综合征常发生于肠道病毒 71 型脑膜炎,非特异性皮疹常见于埃可病毒 9 型脑膜炎。

三、辅助检查

脑脊液压力正常或增高,白细胞计数正常或增高,可达$(10\sim100)\times10^{6}/L$,早期以多形核细胞为主,8～48 小时后以淋巴细胞为主。蛋白质可轻度增高,糖和氯化物含量正常。

四、治疗

本病是一种自限性疾病,主要是对症治疗、支持治疗和防治并发症。对症治疗:如头痛严重者可用止痛药,癫痫发作可选用卡马西平或苯妥英钠等,脑水肿在病毒性脑膜炎中不常见,可适当应用甘露醇。对于疱疹病毒引起的脑膜炎,应用阿昔洛韦抗病毒治疗可明显缩短病程和缓解症状,目前针对肠道病毒感染临床上使用或试验性使用的药物有人免疫球蛋白和抗微小核糖核酸病毒药物普来可那立。

五、护理评估

(一)健康史

发病前有无发热及感染史(呼吸道、消化道)。

(二)症状

发热、头痛、呕吐、食欲减退、腹泻、乏力、皮疹等。

(三)身体状况

(1)生命体征及意识,尤其是体温及意识状态。

(2)头痛:头痛部位、性质、有无逐渐加重及突然加重,脑膜刺激征是否阳性。

(3)呕吐:呕吐物性质、量、频率,是否为喷射样呕吐。

(4)其他症状:有无人格改变、共济失调、偏瘫、偏盲、皮疹。

(四)心理状况

(1)有无焦虑、恐惧等情绪。

(2)疾病对生活、工作有无影响。

六、护理诊断/问题

(一)体温过高

体温过高与感染的病原有关。

(二)意识障碍

意识障碍与高热、颅内压升高引起的脑膜刺激征及脑疝形成有关。

(三)有误吸的危险

误吸与脑部病变引起的脑膜刺激征及吞咽困难有关。

(四)有受伤的危险

受伤与脑部皮质损伤引起的癫痫发作有关。

(五)营养失调:低于机体需要量

营养失调与高热、吞咽困难、脑膜刺激征所致的入量不足有关。

(六)生活自理能力缺陷

生活自理能力缺陷与昏迷有关。

(七)有皮肤完整性受损的危险

皮肤完整性受损与昏迷抽搐有关。

(八)语言沟通障碍

语言沟通障碍与脑部病变引起的失语、精神障碍有关。

(九)思维过程改变

思维过程改变与脑部损伤所致的智能改变、精神障碍有关。

七、护理措施

(一)高热的护理

(1)注意观察患者发热的热型及相伴的全身中毒症状的程度,根据体温高低定时监测其变化,并给予相应的护理。

(2)患者在寒战期及时增加衣被保暖;在高热期则减少衣被,增加其散热。患者的内衣以棉制品为宜,且不宜过紧,应勤洗勤换。

(3)在患者头、颈、腋窝、腹股沟等大血管走行处放置冰袋,及时给予物理降温30分钟后测量降温后的效果。

(4)当物理降温无效、患者持续高热时,遵医嘱给予降温药物。给予药物降温后特别是昏迷的患者,要观察其神志、瞳孔、呼吸、血压的变化。

(5)做好基础护理,使患者身体舒适:做好皮肤护理,防止降温后大量出汗带来的不适;给予患者口腔护理,以减少高热导致口腔分泌物减少而引起的口唇干裂、口干、舌苔,以及呕吐、口腔残留食物引起的口臭带来的不适感及舌尖、牙龈炎等感染;给予会阴部护理,保持其清洁,防止卧床所致的泌尿系统感染;保持床单位清洁、干燥、无异味。

(6)患者的饮食应以清淡为宜,给予细软、易消化、高热量、高维生素、高蛋白、低脂肪饮食。鼓励患者多饮水、多吃水果和蔬菜。意识障碍不能经口进食者及时给予鼻饲,并计算患者每公斤体重所需的热量,配置合适的鼻饲饮食。

(7)保持病室安静舒适,空气清新,以室温18~22℃,湿度50%~60%适宜。避免噪声,以免加重患者因发热引起的躁动不安、头痛及精神方面的不适感。降低室内光线亮度或给患者戴眼罩,减轻因光线刺激引起的燥热感。

(二)病情观察

(1)严密观察患者的意识状态,维持患者的最佳意识水平。严密观察病情变化,包括意识、瞳孔、血压、呼吸、体温等生命体征的变化,结合其伴随症状,正确判断、准确识别因智能障碍引起的表情呆滞、反应迟钝,或因失语造成的不能应答,或因高热引起的精神萎靡,或因颅内压高所致脑癌引起的嗜睡、昏睡、昏迷,应及时并准确地反馈给医生,以利于患者得到恰当的救治。

(2)按时给予脱水降颅内压的药物,以减轻脑水肿引起的头痛、恶心、呕吐等脑膜刺激征,防止脑疝的发生。

(3)注意补充液体,准确记录 24 小时出入量,防止低血容量性休克而加重脑缺氧。

(4)定时翻身、叩背、吸痰,及时清理口鼻呼吸道分泌物,保持呼吸道通畅,防止肺部感染。

(5)给予鼻导管吸氧或储氧面罩吸氧,保证脑组织氧的供给,降低脑组织氧代谢。

(6)避免噪声、强光刺激,减少癫痫发作,减少脑组织损伤,维护患者意识的最佳状态。

(7)癫痫发作及癫痫持续状态的护理详见癫痫患者的护理。

(三)精神症状的护理

(1)密切观察患者的行为,每天主动与患者交谈,关心其情绪,及时发现有无暴力行为和自杀倾向。

(2)减少环境刺激,避免引起患者恐惧。

(3)注意与患者沟通交流和护理操作技巧,减少不良语言和护理行为的刺激,避免患者意外事件的发生。①在与患者接触时保持安全距离,以防有暴力行为患者带来的伤害。②在与患者交流时注意表情,声音要低,语速要慢,避免使患者感到恐惧,从而增加患者对护士的信任。③运用顺应性语言劝解患者接受治疗护理,当患者焦虑或拒绝时,除特殊情况外,可等其情绪稳定后再处理。④每天集中进行护理操作,避免反复的操作引起患者的反感或激惹患者的情绪。当遇到患者有暴力行为的倾向时,要保持沉着、冷静的态度,切勿大叫,以免使患者受到惊吓后产生恐惧,引发攻击行为而伤害他人。

(4)当患者烦躁不安或暴力行为不可控时,及时给予适当约束,以协助患者缓和情绪,减轻或避免意外事件的发生。约束患者时应注意以下几点:①约束患者前一定要向患者家属讲明约束的必要性,医生病程和护理要详细记录,必要时签知情同意书,在患者情绪稳定的情况下也应向家属讲明约束原因。②约束带应固定在患者手不可触及的地方。约束时注意患者肢体的姿势,维持肢体功能性位置,约束带松紧度适宜,注意观察被约束肢体的肤色和活动度。③长时间约束至少每 2 小时松解约束 5 分钟。必要时改变患者体位,协助肢体被动运动。若患者情况不允许,则每隔一段时间轮流松绑肢体。④患者在约束期间由家属或专人陪伴,护理人员定时巡视病房,并保证患者在护理人员的视线之内。

(四)用药护理

(1)遵医嘱使用抗病毒药物,静脉给药时注意保持静脉通路通畅,做好药物不良反应宣教,注意观察患者有无谵妄、震颤、皮疹、血尿,定期抽血监测肝、肾功能。

(2)使用甘露醇等脱水降颅内压的药物,应保证输液快速滴注,并观察皮肤情况、药液有无外渗,准确记录出入量。

(3)使用镇静、抗癫痫药物,要观察药效及药物不良反应,定期抽血,监测血药浓度。

(4)使用退热药物,注意及时补充水分,观察血压情况,预防休克。

(五)心理护理

(1)要做好患者心理护理,介绍有关疾病知识,鼓励患者配合医护人员的治疗,帮助其树立战胜疾病的信心,减轻恐惧、焦虑、抑郁等不良情绪,以促进疾病康复。

(2)对有精神症状的患者,给予家属帮助,做好患者的生活护理,减少家属的焦虑。

(六)健康教育

(1)指导患者和家属养成良好的卫生习惯。

(2)患者应加强体质锻炼,增强抵抗疾病的能力。

(3)注意休息,避免感冒,定期复查。

(4)指导患者服药。

第八节　结核性脑膜炎

结核性脑膜炎是神经系统结核病最常见的类型。发病特点如下。①儿童发病高于成人:这是由于儿童抵抗力相对较低,防御功能薄弱,增加了感染的概率。②农村高于城市:这是由于农村卫生条件差,诊断、治疗和预防条件差。③北方高于南方:这是由于北方气候寒冷,人们为了保持室内温度很少开窗通风换气,造成相对密闭状态。如果家中有一个传染源患者存在,则被感染的危险性很大。又因北方冬季长,阳光不足,结核菌易于生存,导致结核性脑膜炎发病。

一、感染途径与发病机制

(1)结核菌侵入血流,经脑膜动脉到达脑膜称为真性血行感染,多见乳幼儿。由于肺内原发灶恶化,发生干酪样坏死、液化形成原发空洞,或肺门淋巴结发生干酪样坏死,干酪物破溃使大量结核菌随着侵入血流内,开成结核菌血症,经血循环播散至脑膜。

(2)结核菌经血行播散到脉络丛形成结核病灶,以后病灶破入脑室,累及脑室室管膜系统,引起室管膜炎、脉络丛炎,导致脑脊液分泌增多,故结核性脑膜炎通常并发交通性脑积水。

(3)全身粟粒性结核,通过血液循环直接播散到脑膜上。结核菌一旦在大脑皮质停留便有两种可能,一是不繁殖,故不产生活动性结核病变;二是繁殖,形成干酪样病变,侵犯脑室和蛛网膜下隙。该病变可突然排出干酪样物质和结核菌,引起急性结核性脑膜炎,而较多的情况是缓慢排出结核菌,引起亚急性或慢性结核性脑膜炎,临床以后者居多。

上述颅内结核病灶在某些诱因存在时,如高热、外伤、妊娠、传染病、营养缺乏、长期服用激素等都可使潜在病灶破溃,排出大量结核菌于蛛网膜下隙到脑基底池,直至全部脑膜感染。

(4)颅外感染灶以肺、纵隔内淋巴结为主,其次则为脊柱结核或椎旁脓肿、盆腔结核、肠系膜淋巴结结核及泌尿生殖系结核并发结核性脑膜炎为多见。这是因为人的机体所有部位的活动性或干酪性结核病变都可借助淋巴、血行播散而发生结核性脑膜炎。上述各部位只是发生的概率多少有所不同。肺内任何类型的病变都可并发结核性脑膜炎,但是慢性纤维空洞型肺结核、肺硬化、肺结核瘤、已钙化的局灶型结核等并发结核性脑膜炎的概率明显减少。全身急性肺结核并发结核性脑膜炎概率最多,其次为原发综合征后期。

脊柱结核、椎旁脓肿、慢性结核性脓胸、盆腔及泌尿生殖系统结核病灶中的结核菌都可借椎动脉系统进入脑底动脉环,从而形成脑底脑膜炎。而椎静脉无静脉瓣且又与肋间静脉相通,胸腔内的长期炎症与充血,使肋间静脉长期充盈扩张,血流量增加,由于阵咳肺急剧收缩与扩张,不论肺或胸壁来的结核菌或干酪样物质,都易于通过肋间静脉沿椎静脉系统逆行感染形成脑底脑膜炎。

腹腔脏器结核处的结核菌及干酪物质,可因病变侵蚀门静脉系统与下腔静脉,结核菌进入肺血循环,从而形成周身粟粒结核与结核性脑膜炎。

脑附近组织如中耳、乳突窦、颈椎或颅骨的结核病灶可能直接侵犯脑膜,但引起发病者为数较少。

二、病理改变

结核性脑膜炎是在血管屏障受到破坏,结核菌经血液循环侵入脑膜的基础上发生的。此病以脑膜病变为最突出,但实际上炎症常同时侵犯到脑实质或同时伴有结核瘤、结核性脑动脉炎并引起脑梗死,或脑血管炎坏死而破裂出血等病变。亦可侵犯脊髓蛛网膜。现将主重病理分述如下。

(一)脑膜病变

脑膜病变是由于结核菌侵入血管,由脑膜动脉弥散而发生。因此最早期表现为血管的病变,血管的病理特点是以渗出和浸润性改变为主。脑膜血管充血、水肿,脑膜浑浊、粗糙、失去光泽,大量白色或灰黄色渗出物沿着脑基底、延髓、脑桥、脚间池、大脑外侧裂、视交叉等处蔓延,以底部与脑外侧裂最为显著。脑膜上有多数散在的粟粒样灰黄色或灰白色小结节。显微镜下见到软脑膜及蛛网膜下隙有弥散性细胞浸润。浸润细胞主要为单核细胞、淋巴细胞及少量中性白细胞血管周围也有单核细胞及淋巴细胞浸润。此时期如能得到及时治疗,脑膜渗出性病变可全部被吸收。如治疗不规则,病变可呈慢性发展,以增生性病变为主。此时颅底渗出物粘连、增厚、机化,出现较多的肉芽组织及干酪样坏死灶。

(二)脑实质病变

脑膜因炎症而产生渗出物,脑实质浅层可因脑膜炎而有脑炎改变,并发程度不等的脑水肿及脑肿胀。脑膜病变愈重,在相近的脑实质病变愈重。脑实质发生充血及不同程度的水肿。外观表现为脑沟变浅,脑回变宽。严重者脑沟回消失而连成一片。在脑实质有结核结节、结核瘤的形成。显微镜下见到血管周围淋巴细胞炎性浸润,神经细胞有不同程度的退行性病变及胶质细胞增生,还有髓鞘脱失。脑实质可见出血性病变,多数为点状出血,少数呈弥漫甚至大片出血。

(三)脑血管病变

结核性脑膜炎时,由于炎症的渗出和增生,可产生动脉内膜炎或全动脉炎。在脑膜动脉的外膜、中层及在血管内膜都有炎症改变。这些血管的炎症变化可发展成类纤维性坏死或完全干酪样化,结果导致血栓形成梗死。这些情况在未经抗结核治疗的患者中表现更为明显。梗死可以是表浅的,但当动脉被累及时,基底节动脉也往往发生梗死,从而导致脑组织软化。

(四)脑脊液通路阻塞及脑积水

结核性脑膜炎时,大量灰黄色或灰白色黏稠的渗出物蔓延到延髓、脑桥、脚间池、大脑外侧裂、视交叉等处蛛网膜。这些渗出物及水肿液包围、挤压颅底血管及神经引起第Ⅱ、Ⅲ、Ⅳ、Ⅶ对颅神经损害。随着病情迁延,聚集在脑底部的渗出物进而发生干酪样坏死及纤维蛋白增生机化,形成又硬又厚的结核肉芽组织,阻碍脑脊液的循环,继而发生交通性脑积水。

当结核性脑膜炎急性期,结核炎症侵及脑室内脉络丛及室管膜时,使之充血、水肿、浑浊、增厚,有结核结节和干酪样坏死。当脑脊液循环通路发生阻塞时,如一侧或双侧室间孔狭窄,阻塞可出现一侧或双侧侧脑室扩张,如导水管狭窄或阻塞时可发生第三脑室以上的扩张。当第四脑室正中孔或外侧孔开口处被大量干酪物阻塞,可发生整个脑室扩张,称之为非交通性脑积水。在结核性脑膜炎晚期或慢性期因脑室极度扩大或结核瘤压迫脑血循环使回流受阻,或蛛网膜回收障碍,或因颅底渗出物机化,粘连堵塞,脑脊液部分或全部不能流入蛛网膜下隙,而形成慢性脑积水。

(五)脊髓和脊膜病变

结核性脑膜炎常伴有脊髓蛛网膜炎,脊髓早期以炎性渗出为主,脊髓各段脊膜肿胀、充血、水肿、粘连增厚,可见大量结核结节和干酪样坏死。粘连脊膜可以包绕成囊肿,或形成瘢痕将蛛网膜下隙完全闭塞。其病变可以弥散而不规则地分布在颈、胸、腰段,也可只局限于1~2脊髓节段。如粘连严重,病变范围广泛,影响了脊髓腔脑脊液循环,或使脊髓的血管受压,脊髓发生软化或退化性变化;脊髓实质在显微镜下可见单核细胞浸润、髓鞘脱失,神经细胞出现退行性变化和坏死。

(六)脑结核瘤的形成

脑结核瘤来自血行播散,在脑内或脊髓内形成块状结核肉芽肿,多见于脑内,好发于小脑、大脑半球、脑皮质等各部位,少见于脊髓内。其大小不一,一般以0.5cm以上的结核结节为主,称为结核瘤。其小如黄豆,大如栗子,可单个孤立存在,也有多个融合成团或串状。一旦结核瘤液化破溃入脑部或脊髓血管或直接侵入脑室及蛛网膜下隙,则发生结核性脑膜炎或结核性脊膜炎。

三、临床表现

(一)临床症状与体征

1.一般症状

发病多为儿童及少年,但成人也不少见,儿童以3岁以下居多,成人以18~30岁发病较多。

男女发病无差异。四季均可发病,以春季较多。起病多缓慢或呈亚急性,但也有呈急性的。起病时有发冷、发热,全身过敏,畏光,周身疼痛,食欲减低,精神差,便秘,头痛,呕吐。有的呼吸道症状较为突出,如咳嗽、喘、缺氧等;有的消化道症状突出,以腹泻多见,便秘较少。

2.神经系统症状

(1)脑膜刺激征:颈和腰骶神经根受炎症渗出物刺激,多数患者出现颈部伸肌收缩,颈项强直,凯尔尼格征阳性,布鲁津斯基征阳性。但少数患者没有或仅晚期出现。婴儿及老年患者此征不甚典型。

(2)脑神经损害症状:结核性脑膜炎的病理变化主要为颅底炎症。脑神经通过颅底受到炎症渗出物的刺激、包埋、压迫;或结核性栓塞性动脉内膜炎,使脑实质缺血、软化;或脑结核瘤侵及脑神经核及其通路;以及颅内高压的影响均可导致脑神经损害。临床多见于面神经,其次为外展神经、动眼神经、视神经,可以是部分的或完全的,也可以是一侧的或双侧的,可以是结核性脑膜炎的首发症状,但多数于病象明显时出现。

(3)颅内压增高的症状:①头痛:由于颅内压增高,引起脑血管张力增高及脑膜紧张,或脑膜炎症刺激脑神经末梢而产生头痛。此为结核性脑膜炎首发症状,常较剧烈而持久,以枕后痛多见,因结核性脑膜炎的病变部位大多以脑底为主,不少也可出现额颞部痛。②呕吐:由于脑室内压力增高或结核炎症刺激迷走神经核及延髓网状结构导致呕吐,是颅内压增高、脑膜受刺激的一个常见症状,多发生于头痛剧烈时,有的呈喷射性呕吐,可伴或不伴恶心,若在晨间空腹出现,且无恶心先兆,则更有意义。③视盘水肿:由于颅内压增高,压迫其内通过的视网膜中央血管,妨碍来自视网膜中央血管周围与视神经周围间歇的液体流通,发生视神经盘水肿,进而萎缩而失明。④意识障碍:颅内压增高,炎症刺激引起脑皮质缺血、缺氧及脑干网状结构受损,导致意识障碍,可表现为嗜睡、昏睡、意识模糊、谵妄,甚至昏迷。脑疝:颅内压进一步增高,脑组织向压力小的地方移动,形成脑疝。临床上常见小脑幕切迹疝(颞叶钩回疝)及枕骨大孔疝(小脑扁桃体疝)。小脑幕切迹疝表现为昏迷、一侧瞳孔散大、光反射消失、对侧肢体瘫痪、全身抽搐及生命体征改变。枕骨大孔疝表现为急性发生、突然呼吸停止、深昏迷、双侧瞳孔散大、光反射消失、四肢弛缓、血压下降、迅速死亡。

(4)脑实质损害症状:由于结核性脑膜炎可同时侵犯脑实质,或合并脑血管病变,脑组织缺血、缺氧、软化,导致脑实质损害,临床表现多种多样,常见有以下几种。①瘫痪:可出现偏瘫、单瘫、截瘫、四肢瘫,以偏瘫多见。②去大脑强直:临床表现呈现牙关紧闭,向后伸仰,双侧上、下肢伸直,常伴呼吸不规则,肌肉抽搐。此是中脑红核水平以下和脑桥上部的神经结构破坏或功能中断所致,常见于小脑幕切迹疝。③去皮质强直:表现为双上肢屈曲,双下肢强直性伸直。此是中脑红核水平以上的双侧内囊及皮质损害所致。强痛刺激可诱出去大脑皮质强直反应。④四肢手足徐动、震颤,为基底神经损害所致。⑤舞蹈样运动:表现为极快的不规则和无意义的不自主运动如挤眉、弄眼、吐舌、耸肩等,是基底节、小脑、黑质病损所致。

(5)自主神经受损症状:表现为皮质—内脏联合损害,如呼吸异常、循环障碍、胃肠紊乱、体温调节障碍,还可表现为肥胖、尿崩症和脑性失盐综合征等。

(6)脊髓受损症状:结核性脑膜炎随病情的进展,病变可蔓延至脊髓膜、脊髓神经根和脊髓实质,临床上表现为脊神经受刺激和脊髓受压迫症状,椎管不通畅,脑脊液呈结核性脑膜炎改变等。结核性脊髓蛛网膜炎、椎管内结核瘤及脊柱结核均可伴发不同程度的脊髓损害。

(二)临床分型

目前国内大致把结核性脑膜炎分为以下几种类型。

1.单纯型结核性脑膜炎

这是临床上较常见的一种类型。病变主要限于脑膜,临床表现具有脑膜刺激症状和体征,以及典型的结核性脑膜炎脑脊液改变,无意识障碍、昏迷、抽搐等脑实质受损症状,若能早期诊断、及时治疗,预后较好。

2.脑膜脑炎型

脑膜脑炎型除脑膜炎症状外,同时出现脑实质弥散性或局限性受损表现如精神症状(精神运动性兴奋、幻觉);不同程度的意识障碍,严重时昏迷、瘫痪抽搐、失语;少数可出现异常运动如偏侧舞蹈、手足徐动、震颤等及自主神经功能紊乱症状,如尿崩症、过度睡眠等。此型临床症状严重,一般预后较差。

3.结核性脑膜炎并发缺血性脑血管病

结核性脑膜炎并发缺血性脑血管病在临床上也常见,表现为在清醒的发展过程中较快地(1~3天)出现或突然出现单瘫或偏瘫,以及其他神经系统局灶性症状和体征。如损害优势半球可伴有失语,此为大脑中动脉或颈内动脉发生闭塞。若四肢瘫伴小脑共济失调则为基底动脉闭塞。脑血管造影常显示管径变细、局部狭窄或闭塞。

4.浆液型结核性脑膜炎

此型婴幼儿、儿童较成人多见,常伴有活动性结核病灶,多由于结核病的中毒反应所致。浆液渗出物只限于脑底部,视交叉附近,临床表现为脑膜刺激征轻微,脑脊液压力增高,细胞(以淋巴细胞为主)和蛋白轻度增高或正常。可出现头痛、发热、盗汗、感觉过敏等结核中毒症状。经过治疗,可以很快恢复,预后良好。

5.脊髓型

此型幼儿及儿童多见,结核炎症侵犯脊髓导致脊髓压迫和软化。临床表现除脑膜刺激征外,还合并脊髓横贯性完全性或部分性损害,表现为病灶水平以下运动障碍、深浅感觉障碍及二便障碍。脑脊液可黄变,蛋白细胞分离,脑脊液动力学试验可不通或半通。此型恢复很慢,预后不良。

6.结核性慢性蛛网膜炎

结核性慢性蛛网膜炎不多见,主要是由于结核性脑膜炎病变局限于部分脑膜或脊膜,呈一种慢性炎症经过,引起软膜、蛛网膜增厚,形成粘连。粘连的脑膜或脊膜可以包绕形成囊肿或形成瘢痕将脑或脊髓的蛛网膜下隙部分压闭。前者如阻碍了脑脊液循环可出现严重的颅内压增高症状;后者如影响了脊髓的脑脊液循环或供应脊髓的血管受压,脊髓发生软化,则临床出现脊髓受损症状。脊髓碘油造影见流动缓慢,分散呈点滴状或索条状,或出现不规则充盈缺损。

(三)临床分期

结核性脑膜炎发病过程一般比较缓慢,临床上可以分为早期、中期、晚期。此三期是结核性脑膜炎在无化疗前自然发展的临床表现。

1.早期(前驱期)

一般见于起病的1~2周,起病缓慢,多表现为一般结核的中毒症状如发热、食欲缺乏、消瘦、精神差、感觉过敏。由于脑膜刺激征缺乏,造成早期诊断的困难。

2.中期(脑膜刺激期)

见于起病的1~2周,表现为头痛、呕吐、颈项强直,此期可出现颅内压增高症状及脑实质受损症状,脊髓受损症状及自主神经功能障碍。腰穿脑脊液呈典型结核性脑膜炎变化。

3.晚期(昏迷期)

见于起病的1~3周,以上症状加重,意识障碍加深进入昏迷,临床出现频繁抽搐,弛张高热,呼吸不整,去脑或去皮质强直,可出现脑疝危象,多因呼吸和循环中枢麻痹而死亡。

4.慢性期(迁延期)

结核性脑膜炎经化疗后,特别是经不规则化疗后,使病情迁延达数月之久。头痛、呕吐轻微可间断出现,意识可以清楚,脑膜刺激征轻微或缺如,脑脊液基本正常或变化不大。这样既不能定为晚期,又不是早期或中期,属慢性迁延期即病程超过1个月而病情又不符合晚期者。如今在化疗时代,此型在临床上较为多见。

四、实验室及辅助检查

(一)血液检查

少数伴有轻度贫血,与长期低热、食欲缺乏、呕吐及营养不良有关。白细胞大都正常或轻度升高少数严重患者可有明显的中性粒细胞计数升高,个别可出现类白血病反应。红细胞沉降率多升高,临床上一直将红细胞沉降率升高作为判断结核病活动性的依据之一,但红细胞沉降率并不能把结核病变的活动性部位反映出来。

(二)脑脊液检查

结核性脑膜炎脑脊液的变化出现较早,是诊断和鉴别诊断之一。

1.压力

压力一般都升高到 $1.765\sim1.961kPa(180\sim200mmH_2O)$。外观:可为清亮或呈淡黄色,甚至呈草黄色,或稍浑浊或毛玻璃状。有时因纤维蛋白原含量过多,脑脊液放出后可立即凝固于试管内。有的静置数小时至 24 小时后液面可形成薄膜,对诊断结核性脑膜炎很有价值,但此现象并非结核性脑膜炎所特有。

2.脑脊液细胞学检查

结核性脑膜炎的脑脊液,绝大多数白细胞计数升高到 $(300\sim500)\times10^6/L$ 甚至少数可达 $1.5\times10^9/L$ 以上,嗜中性粒细胞的比例较高,为 $60\%\sim80\%$。

3.脑脊液生化改变

(1)糖含量降低,一般常<4.5mmol/L。病程早期糖量可以不低,随着病程的进展出现糖降低。糖含量越低越有诊断价值。其机制在于炎症时,细菌及白细胞对葡萄糖的利用增加;细菌毒素引起神经系统代谢改变;脑膜炎症细胞的代谢产物抑制了膜携带运转功能,致使糖由血液向脑脊液运转发生障碍,脑脊液内糖量减少。但单独糖量降低一项指标不能作为诊断结核性脑膜炎的依据。因为影响糖量降低的因素很多,如脑脊液置放过久、呕吐、进食过少及化脓性脑膜炎、隐球菌性脑膜炎等都可以影响脑脊液中糖的含量,而使糖量降低。

(2)氯化物降低,一般<120mmol/L。氯化物含量降低,比糖的指标灵敏,其诊断意义比糖量降低更大,可作为结核性脑膜炎诊断的重要参考。病程越长,氯化物含量越低,诊断价值越大。特别在氯化物含量降低与糖含量平行降低时,更有诊断价值。其机制与葡萄糖降低相同。也有人认为由于结核性脑膜炎患者频发呕吐,大量出汗,服盐过少,与血浆氯化物减少有直接关系。

(3)蛋白质含量增高,对诊断、处理和预后观察具有重要作用,一般在 450mg/L 以上。后期若发生椎管内蛛网膜粘连,蛋白质可增至 10000mg/L 以上。但脑脊液蛋白变化没有葡萄糖、氯化物和细胞学检查敏感。如果结核性脑膜炎在治疗过程中,脑脊液蛋白持续增高或长期不能下降,则有可能成为慢性的危险,预后十分不良。同时,脑脊液蛋白增高不是结核性脑膜炎特有,只要脑膜及脉络丛有炎性改变或腰穿时外伤性出血,脑脊液蛋白含量就会增加甚至很高,且能持续很久不能吸收,故须结合葡萄糖及氯化物的变化综合分析判断。

4.脑脊液细菌学检查

细菌学检查为结核性脑膜炎的重要诊断依据,可用直接涂片,或用薄膜法找细菌,或培养结核菌生长。但目前无论集菌还是培养阳性率均不高,近年报道脑脊液 TB—PCR 及 TB—

Ab 阳性率较高,对诊断有较高的意义。

5.脑脊液的实验室检查

近年来,许多学者努力在免疫学方面进行研究,探索新的有效诊断方法,以解决结核性脑膜炎早期实验室诊断的问题。脑脊液中免疫球蛋白测定及淋巴细胞转化试验对结核性脑膜炎的诊断、鉴别诊断及预后判定上有一定意义。脑脊液中醛缩酶活性在结核性脑膜炎初期即显示升高,可作为早期诊断参考。溶菌酶的测定可作为结核性脑膜炎诊断及判定预后的参考。利用结核菌特异性免疫反应来检测脑脊液中结核菌可溶性抗原或特异性抗体,无疑会对确定诊断提供更有力的证据。此外,其他方法如荧光素钠试验和溴化测定有助于结核性脑膜炎的早期诊断。色氨酸试验对结核性脑膜炎的诊断亦有一定意义。脑脊液中乳酸含量测定,可用于结核性脑膜炎的诊断和鉴别诊断的辅助方法。脑脊液中氨基酸的分析可作为早期诊断的参考。色谱仪的应用为近年来诊断结核性脑膜炎提供了线索。

(三)CT 扫描

结核性脑膜炎 CT 扫描虽无特异性,但有其规律性变化。一般在 CT 扫描上可显示直接及间接两方面的变化。直接变化主要有结核瘤、基底池渗出物及脑实质粟粒性结核;间接变化主要有脑积水、脑水肿及脑梗死等。CT 的主要表现如下。

1.脑实质粟粒性病灶

脑实质粟粒性病灶是结核性脑膜炎早期组织内形成的粟粒样肉芽肿。CT 表现为广泛分布于大脑皮质或脑组织内细小的密度均等的结节,强化扫描时密度增加。

2.脑膜密度增强

当位于大脑皮质或脑膜的粟粒样肉芽肿破入蛛网膜下隙后,脑膜产生大量渗出物,积聚于脑底各脑池内。早期病理变化以浆液性为主,此时 CT 扫描无变化;当浆液渗出被纤维素性渗出代替,并有结核性肉芽肿形成时,CT 扫描在脑底部可显示已有改变的各脑池轮廓及脑膜广泛密度增强。密度增强最常见的部位是鞍上池、环池、大脑外侧裂等。

3.环状、盘状、团块状和点状阴影

环状、盘状、团块状和点状阴影是结核瘤的 CT 表现。结核瘤可发生于大脑或小脑的任何部位,多位于小脑幕上,分布在额叶、颞叶、顶叶;小脑幕下多在小脑半球或蚓部。结核性脑膜炎早期有较多的炎性反应,边缘胶原组织较少,周围为程度不等的炎性水肿区,此时 CT 平扫表现为高密度、等密度或低密度区,一般呈盘状或不规则团块状。等密度结核瘤平扫时仅可见一环形低密度带,即周围脑水肿区,如果没有周围脑水肿区,则等密度的结核瘤在平扫时不能辨认。平扫呈低密度的结核瘤不能与脑梗死鉴别,但强化扫描后结核瘤密度增强,脑梗死则不能增强。因此,强化扫描应视为确定结核瘤的必不可少的 CT 检查步骤。随病程延长,结核瘤边缘渐形成胶原组织,内部物质干酪化,周围组织水肿消失,平扫一般呈高密度盘状阴影,强化扫描表现为中心密度较低,周边密度明显增强的环形影,少数可呈串珠样影,这是一种特征性表现。

4.脑室扩张和缩小

脑底部的渗出物阻塞脑脊液流通,导致脑脊液循环障碍,因而各脑室出现积水而扩张。CT 扫描即可见各脑室有不同程度的扩张积水,其程度可随病程延长而加重,随抗结核治疗而减轻,直至恢复正常大小。但如脑池或其他梗阻部位形成纤维粘连时,则脑积水不能减轻甚至加重。在结核性脑膜炎的 CT 扫描中,脑积水发生率最高,出现时间亦早,国内报道其阳性率占 52.38%。此外尚见有脑室缩小,为急性广泛性脑实质水肿或为低颅内压综合征所致。

5.脑室周围密度减低

脑室周围密度减低为沿脑室周围分布的低密度带,强化扫描影像不增强,脑室周围密度减低与脑积水有密切关系。

6.局部或广泛低密度水肿区

结核性脑膜炎时因脑水肿程度不同,CT 检查可有局部或广泛性低密度影或伴随中线移位。强化扫描时影像不增强。

7.脑实质密度减低梗死区

此为脑软化的 CT 表现。这是由于结核性脑膜炎时结核性动脉炎或动脉周围炎导致局部脑组织缺血、软化而形成,多见为大脑中动脉支配区受累。CT 扫描所见为脑实质局部或广泛性低密度区,形状不规则,范围大小不一,强化扫描时影像不增强。

8.索状、结节状高密度影像

索状密度增高影像是由于结核性炎症累及动脉内膜及外壁所形成,强化扫描示密度增强;结节状高密度影像是由结节性小肉芽肿所构成,强化扫描示密度增强。索状与结节混合高密度影像表明脑动脉、脑实质同时具有结核性改变强化,扫描后密度增强。索状与结节混合高密度影像表明脑动脉、脑实质同时具有结核性改变,强化扫描后密度增强。索状影像为早期结核性脑膜炎特征性表现,具有诊断上的意义。

此外,对于结核性脑膜炎各型,CT 能显示的病变部位与临床表现基本一致,因此 CT 扫描还可协助判断病变的部位和范围。这为结核性脑膜炎的诊断提供了一种重要的检测手段。

五、诊断与鉴别诊断

(一)诊断

诊断结核性脑膜炎除脑脊液内结核菌检出阳性外,还没有其他特异性检查方法,从而在诊断方面还存在着一定的困难。但结核性脑膜炎脑脊液内结核菌的阳性率很低,因此单靠脑脊液结核菌检出以确定诊断是不明智的。综合判断是必需的,如症状的特征、颅内压高低;脑脊液氯化物、糖减低及蛋白含量的增多,脑脊液细胞学呈混合细胞反应;意识障碍与麻痹的出现;与临床表现一致的规律性 CT 变化等是这迄今惯用的诊断手段,其中动态观察脑脊液的生化及细胞学检查具有重要诊断价值,特别强调如下数值界限:①颅内压增高在 1.961kPa (200mmH_2O) 以上。②脑脊液氯化物下降到 65mmol/L 以下,且有逐渐递减或持续之趋势。③脑脊液糖含量下降到 4.5mmol/L 以下,且有逐渐递减或持续之趋势。④脑脊液蛋白含量增高到 450mg/L 以上,且有逐渐递增之趋势。⑤脑脊液白细胞总数局限于 $(300\sim500)\times10^6/L$ 个,持续时间较长的以淋巴细胞、激活淋巴细胞为主的混合细胞反应。⑥用玻片离心沉淀法收集脑脊液标本,发现结核菌,对诊断有重要意义。1~5 项均超出正常数值对诊断有肯定意义;其中有 4 项异常对诊断有重要意义;2~3 项异常仅具有参考意义。

为做到早期诊断,凡有以下情况者应高度怀疑结核性脑膜炎:①微热一周以上伴无症状者。②未查明原因的烦躁、嗜睡或哭闹、失眠等脑症状。③出现不明原因的神经定位症状。

④癫痫样抽搐伴发热者。⑤呕吐伴有微热查不到原因者。⑥持续2周以上头痛查不到原因者。此时,需及时反复腰穿行脑脊液检查。

(二)鉴别诊断

典型的结核性脑膜炎临床诊断并不困难,但在结核性脑膜炎的早期或不典型病例,诊断不十分容易,常与结核性脑膜炎发生混,而难于鉴别的疾病如下。

1.化脓性脑膜炎

化脓性脑膜炎起病急,除发热外很快出现呕吐、抽风、嗜睡、昏迷,早期即有脑膜刺激征,可伴感染性休克或全身败血症表现及硬膜下积液;血白细胞高,中性粒细胞高,有核左移现象及中毒性颗粒;胸片可有肺炎、肺脓肿、脓胸;结核菌素试验多为阴性;脑脊液检查最为重要,化脓性脑膜炎时脑脊液外观早期仍清亮,稍后显浑浊或呈脓性。细胞数每立方毫米可达数千至数万;氯化物降低不如结核性脑膜炎明显,但糖降低更显著,蛋白升高相似。离心后的脑脊液涂片及培养可找到化脓性细菌。脑脊液细胞学检查在渗出期,以嗜中性粒细胞反应为主。由于致病因素的持续作用,有些嗜中性粒细胞胞体变小,染色变灰,核染色质浓密呈块状,胞质浑浊,颗粒消失,胞体破碎或轮廓模糊,而成为脓细胞,感染严重时嗜中性粒细胞胞质内可见中毒性颗粒及相应的致病菌;增生期以单核—吞噬细胞反应为主,中性粒细胞急剧减少;修复期以淋巴细胞反应为主,直至嗜中性粒细胞完全消失,小淋巴细胞和单核细胞比例正常化。

2.病毒性脑膜炎

病毒性脑膜炎的发热、呕吐、抽风、意识障碍、精神症状发展较快,伴有各种病毒感染的特殊症状,有些显示为季节性,结核菌素试验多为阴性;胸片多正常,血常规白细胞总数及中性粒细胞可正常或偏高,脑积水罕见。脑脊液检查对鉴别极其重要。检查示脑脊液外观无色透明,白细胞数为$(50\sim500)\times10^6/L$,糖及氯化物含量正常,蛋白正常或轻度增高。脑脊液细胞学检查早期可有明显的嗜中性粒细胞反应,但因持续时间短(可仅数小时,一般为24~48小时),又因患者往往来诊较迟,致使化验检查很难见到病毒性脑膜炎时脑脊液的嗜中性粒细胞反应。而由淋巴细胞、激活淋巴细胞和浆细胞的增加所代替,形成病毒性脑膜炎的典型的脑脊液细胞学图像——淋巴样细胞反应。随着病情发展而进入修复阶段时,可出现单核细胞反应。在单纯疱疹病毒性脑膜炎的淋巴样细胞中常可见到特征性的胞质内包涵体。国内已有学者用单克隆抗体(McAb)酶联免疫吸附试验(ELISA)和免疫荧光快速诊断法检测脑脊液单纯病毒抗原和抗体,使早期诊断成为可能。

3.新型隐球菌性脑膜炎

新型隐球菌性脑膜炎与结核性脑膜炎的临床表现和脑脊液改变很相似,唯一可靠的鉴别方法,即脑脊液经细胞玻片离心后,对所收集物行MGG染色,常可在脑脊液标本中直接发现隐球菌,菌体为圆形,直径为$5\sim15\mu m$,MGG染色呈蓝色,无核,常于圆形菌体上长出有较小的芽孢菌体中心折光性较强;或做墨汁染色黑底映光法可见圆形,具有厚荚膜折光之隐球菌孢子;脑脊液培养亦可发现隐球菌。脑脊液细胞学变化以激活淋巴细胞和单核—吞噬细胞反应为主,后者常可吞噬隐球菌,类似脂肪吞噬细胞和红细胞吞噬细胞。

4.癌性脑膜炎

有一些中枢神经系统转移癌为脑软膜的弥散性疝转移,而脑内并无肿块,称为癌性脑膜炎,多见于中年以上患者,是由肺癌或身体其他器官的恶性肿瘤转移到脑膜而引起,发病急,病程进展快,迅速恶化死亡。如为肺癌转移时,X线检查可显示癌性病灶,且无临床结核病中毒症状。

脑脊液细胞学检查常常发现有癌细胞。而对部分此类患者采用CT扫描也常常难以发现。

5.淋巴细胞脉络丛脑膜炎

结核性脑膜炎的脑脊液除了细胞数增加外,还有糖、氯化物的减少。而本病脑脊液糖和氯化物的含量一般少有改变;淋巴细胞增多并占绝对优势,无粒细胞反应期;预后良好。

六、治疗

结核性脑膜炎应采取综合治疗,治疗必须及时和彻底。

(一)抗结核药物治疗

结核性脑膜炎的抗结核药物治疗原则同肺结核一样,即早期、适量、联合、规律及全程用药。为了提高疗效,结核性脑膜炎化疗药物选择应考虑脑膜的结构,从药物动力学和药物的通透性来决定。此外,一般有炎症的脑膜,其血管的通透性是增加的,有利于抗生素及化疗药物进入脑脊液以药物通透性及总体有效性的标准选择结核性脑膜炎系统治疗的药物,强化期治疗方案为INH、RFP、SM、PZA、EMB(PAS)使用3~4个月,在此期脑脊液基本恢复正常,然后转入巩固期治疗,INH、RFP、PZA或INH、RFP、EMB使用5~6个月。脊髓型或部分危重者疗程适当延长到12个月。一般经9~12个月的治疗可取得良好的效果。

用药剂量:成人每天INH0.6~0.9g,SM0.75~1g,PZA1.5g,PAS8~12g,EMB0.75~1g,RFP0.45~0.6g;儿童每天每千克体重INH15~30mg,SM15~30mg,RFP10~20mg,PZA20~30mg,PAS 200~300mg。

近年来,国内外有关耐药菌逐年增加的报道,如从患儿接触史中提示有原发耐药或通过治疗发生继发耐药时,应及时改用其他抗结核药,如氧氟沙星、卷曲霉素、利福喷丁、阿米卡星、力排肺疾等。

对有下列情况之一者应考虑耐药的可能:①脑脊液培养出结核菌,并证实为耐药菌株。②不规则治疗超过3个月或中途自行停药者。③不规则化疗6个月疗效不佳者。④传染源是久治不愈的结核患者或不规则治疗者,复发的结核性脑膜炎患者。⑤肺结核或肺外结核合并结核性脑膜炎者。以上患者可根据药物敏感试验,治疗反应,必要时再改动治疗方案。

(二)激素治疗

激素具有抗炎、抗感染、抗纤维化、抗过敏及抑制海士曼反应的作用。激素与抗结核药物合用可提高结核性脑膜炎之疗效,对此目前认识基本一致。

1.应用激素的作用

应用激素可减少脑膜的炎性渗出,促进脑和脑膜炎症的消散和吸收,对防止纤维组织增生有良好的效果。减轻继发的动脉内膜炎和脑软化及神经根炎;减轻炎症反应,抑制结缔组织增生。激素能抑制海士曼反应,防止患者在急性期死亡,有人解释这种现象是由于大量结核菌死亡,释放出大量结核蛋白引起反应所致;改善机体的应激能力和一般状态,促进食欲,增加消化液的分泌,有利于疾病的恢复,使患者较顺利地度过危险期;激素尚可补充某些严重的结核患者存在的肾上腺皮质功能不全,并可减少抗结核药物的毒性反应。

2.激素使用原则

(1)使用激素应有明确目的,一般是促使脑和脑膜的炎症消散和吸收,防止纤维组织增生和动脉炎等,它主要对渗出性病变疗效最好,因此,在急性期越早应用越好,急性期使用激素的剂量应该充分,以求迅速控制急性渗出性炎症。

(2)对于不同类型使用激素的原则也不尽相同,脑膜炎型患者开始可用短期突击性的大剂量激素,以后维持时间也要长。此型不仅需要全身应用激素,还要积极配合鞘内注入激素,才能收到良好的效果。

(3)使用激素的具体剂量和时限根据机体的反应、病变的性质和轻重、体重大小等因素来确定,以达到上述临床效果为目的,经巩固一个阶段后应考虑及时减少激素的剂量和逐步停药的问题。

(4)晚期患者虽疗效较差也可适当应用。因晚期患者以增生的干酪性病变占优势,但仍有渗出性病变,其临床征象主要是由于脑水肿和脑膜渗出性病变引起的。

(5)使用激素静脉输注比口服效果好。

3.应用剂量及疗程

急性期患者多用短期突击大剂量的激素,以求迅速控制炎性反应。因患者多有呕吐,服药后不能保证吸收,所以对重症患者常采用静脉输注给药。

用法:氢化可的松(亦可用地塞米松)静脉输注,成人剂量为 $150\sim200mg/d$,小儿为 $5\sim7mg/(kg \cdot d)$,情况好转后改用口服泼尼松,成人口服 $30mg/d$,儿童口服 $15mg/d$。临床症状和脑脊液检查明显好转,病情稳定时开始减量,一般首次减量在用药后第 $3\sim5$ 周,以后每 $7\sim10$ 天减量一次,每次减量为 $5mg$。总疗程为 $8\sim12$ 周(早期及部分患者 $8\sim10$ 周即可),总疗程不宜超过 3 个月,若病情实属需要而难以停药时,也可适当延长至半年,但经用药时间超过 3 个月的患者尸检证实,肾上腺皮质萎缩程度与激素应用时间长短成正比。

激素减量的时间不应硬性地确定,主要根据具体情况而定。在激素减量过程中,由于减量过快,脑膜炎症状未得到控制或由于患者对激素形成了依赖,此时可重新出现脑膜刺激征或颅高压的症状,脑脊液化验又出现反跳现象。这种情况观察数天后,如仍未消退,应增加激素的用量至最低有效量,待上述症状完全消失,脑脊液基本变到原来水平再缓慢减量。

(三)抗脑水肿治疗

无论急性期还是慢性期出现颅内压增高时,采取适当的措施来降低颅内压,控制脑水肿是结核性脑膜炎治疗的极其重要的环节。

脱水疗法主要作用是利用高渗溶液提高血浆渗透压,使血与脑脊液和脑组织内因不同浓度所造成的渗透压差异进行脱水,使脑组织及脑脊液中的部分液体通过血循环经肾脏排出,从而达到减轻脑水肿、降低颅内压的目的。

1.甘露醇

甘露醇是临床最常用的脱水药,广泛使用于结核性脑膜炎伴有颅内压增高的患者。甘露醇通过血与脑组织和血与脑脊液间渗透压差而产生脱水作用。一般将其配成 20% 过饱和溶液,同时须加温使其溶解,否则可发生休克。每次 $1\sim2g/kg$,于 15 分钟内静脉滴注。静脉给药后 20 分钟开始起作用,2～3 小时作用最强,维持 4～6 小时,一般每天用 2～4 次。不良反应甚少,偶可引起一过性头痛和心律失常。

2.甘油

复方甘油注射液是由甘油和氯化钠配制而成的灭菌水溶液,使脑脊液同血液间形成暂时性渗透压梯度,从而将细胞间及组织间隙中的水分吸入血中,使组织发生脱水状态。其优点是:①降低颅内压迅速,且因进入脑组织的量不多,并参与代谢,故一般不伴"反跳"。②选择性地脱去脑组织中的水分,对身体其他组织中的水分影响不大。③不引起过多的水及电解质的丢失,可较长时间使用。④能改善脑代谢及脑血流量,可提供热量。成人一次 500mL,每天 1～2 次,静脉滴注。也可口服,配成 50%甘油盐水 60mL,每天 4 次,适用于结核性脑膜炎所致慢性脑积水时,或甘露醇脱水后维持脱水。该药毒副作用甚少,偶出现血红蛋白尿,其发生率与滴注速度过快有关,故应严格控制滴注速度,以每分钟 2mL 为宜。一旦发生血红蛋白尿,应及时停药,很快即可消失,恢复后可继续使用。

3.葡萄糖

葡萄糖能提高血浆渗透压,具有脱水利尿的作用,使颅内压迅速降低,血容量改善,提高血糖,供给能量,促进神经细胞的氧化,改善脑细胞代谢,有利于脑功能的恢复,且无不良反应,故常用于不需强烈脱水或适用于其他脱水剂的 2 次用药之间,以防止"反跳"出现,一般用 50%葡萄糖 60mL,静脉滴注,每天 2～4 次。

4.血清蛋白或浓缩血浆

血清蛋白或浓缩血浆直接使血胶体渗透压增高而引起脱水,降低颅内压;使抗利尿激素分泌减少而利尿;血黏度降低而有助于脑循环,还能补充蛋白质,参与氨基酸代谢,产生能量,故有其优点。一般用 20%～25%的人血清蛋白 50mL,或浓缩血浆 100～200mL,每天静脉滴注 1～2 次,适用于重症结核性脑膜炎且营养及免疫功能低下者。由于脱水作用较差且价格昂贵,故常不做常规脱水剂使用。

5.利尿剂

利尿剂主要通过增加肾小球滤过率,抑制肾小管对钠、钾及氯离子的重吸收,使肾小管内保持较高的渗透压,减少水的再吸收,使尿量显著增加,而造成机体脱水,从而间接使脑组织脱水,降低颅内压。利尿剂的脱水功效远不及高渗脱水药,先决条件是肾功能良好和血压正常,适用于结核性脑膜炎时与甘露醇、葡萄糖合并使用,以增加脱水效果。

常用药物如下:①呋塞米:20～40mg,每天 3～4 次,也有主张用大剂量 250mg,加入 500mL 林格液,静脉滴注,1 小时内滴完。本药利尿作用持久,降低颅内压作用显著,可用于结核性脑膜炎急救。不良反应相对较少,偶见呕吐、皮疹、直立性低血压、粒细胞减少等。②乙酰唑胺:一般用量为 0.25～0.5g,每天 2～3 次,连服一周。不良反应较少,长期大剂量可发生代谢性酸中毒,少见血尿、腹痛。适用于结核性脑膜炎急性脑积水进行不甚,急剧及慢性进行性脑积水者,或用于高渗液静脉滴注疗程之前后。

(四)脑代谢活化剂治疗

结核性脑膜炎炎症、水肿和充血可使脑细胞功能受到严重的损害,为积极改善脑代谢紊乱,促进脑功能恢复,防止和减少脑损害的后遗症,可在急性期已过,病情稳定后应用促进脑细胞代谢、改善脑功能的药物即脑代谢活化剂。

1.胞二磷胆碱

胞二磷胆碱可促进磷脂代谢,改善神经细胞功能;提高脑干网状结构上行激活系统的作用,促进意识恢复;改善脑血管运动张力,增加脑血流,提高脑内氧分压,改善脑缺氧。一般以250～500mg 加入 25％～50％葡萄糖 20～40mL 中静脉注射或 10％葡萄糖液 500mL 中静脉滴注,也可肌内注射 250mg,一天 2 次。

2.细胞色素 C

细胞色素 C 对组织的氧化和还原起促进作用,可增加脑血流和脑氧代谢率,从而改善脑代谢,一般 15～30mg 加入 25％～50％葡萄糖 20～40mL 缓慢静脉推注或 10％葡萄糖液500mL 静脉滴注,每天 1～2 次,连用 7～30 天。

3.三磷酸腺苷

三磷酸腺苷是机体能量的主要来源,可通过血—脑屏障,为脑细胞的主要能源,可增加脑血循环,且能直接作用于脑组织,激活脑细胞的代谢,每次 20mg 肌内注射,每天 1～2 次,或每次 20～40mg 加入 25％～50％葡萄糖 40mL 静脉注射,或加入 5％～10％葡萄糖 500mL 静脉滴注,每天 1 次,2～3 周。

4.辅酶 A

辅酶 A 对糖、脂肪、蛋白质的代谢起重要作用,可促进受损细胞恢复功能,一般以 50～100U 加入 25％～50％葡萄糖液 40mL 中静脉注射,或加入 5％～10％葡萄糖液 500mL 静脉滴注,每天 1 次,连用 2～3 周。此药常与三磷酸腺苷、细胞色素 C 合用可提高疗效。

(五)鞘内注射

目前临床上多采用 INH＋地塞米松鞘内注射,这样既可减少抗结核药物的局部刺激作用,又可迅速地控制脑膜炎局部炎症反应。在实际工作中鞘内注射有如下优点。

(1)可提高脑脊液中 INH 和激素有效浓度,形成局部高浓度的杀灭结核菌的环境,有利于治疗。

(2)避免 INH 全身给药通过肝脏乙酰化而形成乙酰异烟肼。

(3)迅速降低脑脊液中的细胞数和蛋白含量,使脑脊液恢复正常时间快 1/2。并有效地预防和治疗椎管内脑脊液的阻塞。

(4)腰穿后放脑脊液降低颅内压,减轻脑水肿,防止脑疝形成,降低病死率。

因此,在全身应用抗结核药物和激素的基础上并用鞘内注射可大大缩短结核性脑膜炎的疗程。鞘内注药:INH50～100mg,地塞米松 1～2mg,一次注入。开始每天 1 次,3 天后隔天1 次,7 次为 1 个疗程。待病情好转、脑脊液恢复正常,则逐渐停用。注药前要放脑脊液 5～6mL,如颅内压很高时放液要慎重,可将腰穿针芯不要全部拔出,以使脑脊液缓慢流出后再注药。患者昏迷前夕、晚期结核性脑膜炎是鞘内注射的最好适应证。

七、外科手术

侧脑室引流适用于结核性脑膜炎所致的急性脑积水,内科治疗无效者,特别是脑疝将要形成,或刚形成时,可起到抢救生命的明显效果;慢性脑积水急性发作时或慢性进行性脑积水用其他降颅内压措施无效时也可考虑使用。不良反应是引流过速可致脑内静脉破裂,造成脑出血;引流过多可造成脑脊液分泌过多;引流过久可继发颅内细菌感染。在结核性脑膜炎治疗过程中,经常发生粘连梗阻而致难以控制的脑积水。可采用脑室、脑池分流术以达持久性的减低颅内压作用。

八、预后与转归

结核性脑膜炎发病急慢不定,但病程都较长,自愈者少,恶化、死亡者较多。自化疗应用以来,不良的预后大有改善。结核性脑膜炎的预后取决于抗结核药物治疗的早晚,以及开始治疗的方法正确与否;所感染的结核菌是否为耐药菌株;患者的发病年龄;治疗时期的病期、病型;是否合并脑积水;初治或复治(恶化或复发);脑脊液生化和细胞学变化等都能影响治疗的效果。这些综合因素和预后都有密切的关系。

结核性脑膜炎早期,脑底渗出物可因及时治疗而完全吸收,临床可无症状或症状完全好转,治疗后可无任何后遗症。脑脊液恢复正常,结核菌转阴,中枢神经系统的病灶亦可完全吸收。但是如果诊断和治疗被延误,则结核性脑膜炎颅底炎症由脑膜延及脑实质,引起意识障碍和精神症状。其累及脑血管,引起脑软化、偏瘫、癫痫发作、失语;炎症波及间脑,引起严重自主神经功能紊乱;累及锥体外系出现各种异常运动;累及脑桥及延髓引起吞咽、迷走和副神经损害。患者因渗出物的粘连和压迫引起呼吸不畅或出现潮式呼吸,可因呼吸中枢麻痹而死亡。上述不同程度的临床征象既是造成死亡的原因,也是出现后遗症的主要原因。常见后遗症有肢体运动障碍、视听觉障碍、智力障碍。当发生后遗症时,根据病情,选择使用新针疗法、推拿按压、中医中药、康复锻炼。药物方面可根据病情选用脑细胞代谢活化剂、脱水药物、内分泌制剂及镇静地西泮剂型。

九、护理

(一)一般护理

(1)绝对卧床休息。卧床时间一般为半年,卧床给以头高位 15°～20°,颈项强直者去枕。

(2)保持病室安静,避免强光强声刺激。

(3)保持床单位整齐、清洁、干燥,加强皮肤护理,防止压疮的发生。

(4)注意保持大便通畅。3 天无大便,遵医嘱给予缓泻剂,预防颅内压增高。

(5)如呕吐或惊厥时,将患者侧卧,以免呕吐物吸入气管。

(6)饮食护理:应进高蛋白、高热量、高维生素、高糖、低脂饮食。

(7)心理护理:保持患者情绪稳定,避免精神紧张,帮助患者树立战胜疾病的信心,配合治疗。

(8)配合医生做好腰椎穿刺前、中、后的护理工作。

(9)密切观察患者神志、瞳孔、体温、脉搏、呼吸血压等变化,及时记录。瞳孔忽大忽小时提示中脑受损。注意颅内高压及肢体活动情况。观察药物的不良反应。

(10)遵医嘱给予持续低流量吸氧。

(11)发热患者遵医嘱给予降温。做好口腔护理。

(12)昏迷患者注意眼睛的保护,做好各种管道的护理,保持通畅;严格无菌操作,防感染。对烦躁不安、抽搐的患者,给以保护性措施。保持呼吸道通畅,头偏向一侧,定期翻身叩背防坠积性肺炎。

(13)加强肢体功能锻炼,制订有效的肢体训练计划。

(二)颅内高压的护理

(1)观察患者头痛的程度及持续时间,有无呕吐,呕吐是否为喷射性及呕吐物的性质,患者的呼吸情况,判断颅内压升高的程度,为降颅内压治疗提供依据。

(2)观察脱水剂的临床反应:①观察脱水前后患者头痛、呕吐物情况。②脱水剂快慢对病情的影响。③脱水剂间隔时间的影响。④严重颅内高压患者甘露醇与呋塞米间隔使用的影响。肾功能不全应观察尿量变化,以防肾功能恶化。

(3)侧脑室引流的护理:①首先做好侧脑室引流术前准备、术中护理。②术后观察脑脊液颜色及每天脑脊液引流量。③正确判断脑室内压力。④观察脑室内压力与临床症状的关系。注意引流后的消毒、无菌处理。

十、健康教育

(1)讲解结核性脑膜炎患者的早期症状及特点,以便早发现、早治疗。

(2)宣传结核病的传染传播途径、传染方式,注意个人卫生,杜绝随地吐痰,加强个人防护。

(3)讲解卧床休息的重要性,避免过早下床活动。

(4)坚持长期、规律服药原则。

(5)新生儿接种卡介苗是预防儿童结脑的有效措施。

(6)合理膳食,进高热量、高蛋白、高维生素、低脂、易消化的食物。

(7)加强肢体功能锻炼。

(8)定期复查肝、肾功能,以及脑脊液、尿、痰、血常规。

(9)禁烟酒。

第九节 吉兰-巴雷综合征

一、概述

吉兰-巴雷综合征(GBS)又称急性感染性脱髓鞘性多发性神经病,是可能与感染有关和免疫机制参与的急性特发性多发性神经病。临床上表现为四肢弛缓性瘫痪,末梢型感觉障碍和脑脊液蛋白细胞分离等。本病确切病因不清,可能与空肠弯曲菌感染有关;或是机体免疫发生紊乱,产生针对周围神经的免疫应答,引起周围神经脱髓鞘。本病年发病率为$(0.6\sim1.9)/10$万,我国尚无系统的流行病学资料。

二、诊断步骤

(一)病史采集要点

1.起病情况

起病以儿童或青少年多见,急性或亚急性起病,数天或2周内达高峰。医生需要耐心分析,争取掌握比较确切的起病时间,了解病情进展情况。

2.主要临床表现

本病主要临床表现为运动、感觉和自主神经损害。肢体弛缓性瘫痪，从下肢远端向上发展，至上肢并累及脑神经(也可以首发症状为双侧周围性面瘫)。感觉异常如烧灼感、麻木、疼痛等，以远端为主。自主神经紊乱症状明显，如心律失常、皮肤营养障碍等，但尿、便障碍绝大多数患者不出现，严重患者可有。

3.既往史

若发现可能致病的原因有较大意义。如起病前 1～4 周有无胃肠或呼吸道感染症状，有无疫苗接种史，或者外科手术史，有无明显诱因。

(二)体格检查要点

1.一般情况

患者精神疲乏，若感染严重者，可有不同程度的发热。窦性心动过速，血压不稳定，出汗多，皮肤红肿及营养障碍。

2.神经系统检查

神志清，高级神经活动正常。脑神经以双侧周围性面瘫、延髓性麻痹为主，四肢呈弛缓性瘫痪，末梢神经感觉障碍，大、小便功能障碍多不明显。

(三)门诊资料分析

1.血常规

白细胞计数轻度升高或正常。

2.生化

血钾正常。

3.病史和检查

检查可见患者有运动、感觉和自主神经障碍，因此，定位在周围神经病变。起病前有感染等病史，考虑为感染性或自身免疫性疾病，应进一步检查感染和免疫相关指标以确诊。

(四)进一步检查项目

1.腰穿

脑脊液蛋白细胞分离是本病特征性表现，蛋白增高而细胞数正常，出现在起病后 2～3 周，但在第 1 周正常。

2.肌电图

肌电图发现运动和感觉神经传导速度明显减慢，有失神经或轴索变性的肌电改变。脱髓鞘病变呈节段性和斑点状特点，可能某一神经感觉传导速度正常，另一神经异常，因此，早期要检查多根神经。发病早期可能只有 F 波或 H 反射延迟或消失。

三、诊断对策

(一)诊断要点

根据起病前有感染史，急性或亚急性起病，四肢对称性下运动神经元瘫痪，末梢型感觉减退及脑神经损害，脑脊液蛋白细胞分离，结合肌电图可以确诊。Asbury 等的诊断标准如下：①多有病前感染或自身免疫反应。②急性或亚急性起病，进展不超过 4 周。③四肢瘫痪常自下肢开始，近端较明显。④可有呼吸肌麻痹。⑤可有脑神经受损。⑥可有末梢型感觉障碍或疼痛。

⑦脑脊液蛋白细胞分离。⑧肌电图早期 F 波或 H 反射延迟,运动神经传导速度明显减慢。

(二)鉴别诊断要点

1.低血钾型周期性瘫痪

本病一般有甲亢、低血钾病史,起病快(数小时~1 天),恢复也快(2~3 天)。临床表现为四肢弛缓性瘫痪,无呼吸肌麻痹和脑神经受损,无感觉障碍。本病脑脊液没有蛋白细胞分离。血钾低,补钾有效。既往有发作史。

2.脊髓灰质炎

本病为脊髓前角病变,没有感觉障碍和脑神经受损。本病多在发热数天后,体温未恢复正常时出现瘫痪,通常只累及一个肢体。但本病起病后 3 周也可见脑脊液蛋白细胞分离。

3.重症肌无力

本病为神经肌肉接头病变,主要累及骨骼肌,因此,没有感觉障碍和自主神经症状。症状呈波动性,晨轻暮重。疲劳试验和肌电图有助于诊断本病。

(三)吉兰-巴雷综合征变异型

变异型根据临床、病理及电生理表现可分为以下类型。

1.急性运动轴索型神经病

其为纯运动型,特点是病情中多有呼吸肌受累,24~48 小时内迅速出现四肢瘫痪,肌萎缩出现早,病残率高,预后差。

2.急性运动感觉轴索型神经病发病

此型与前者相似,但病情更重,预后差。

3.Fisher 综合征

其表现为眼外肌麻痹、共济失调和腱反射消失三联征。

4.不能分类的吉兰-巴雷综合征

此型包括"全自主神经功能不全"和极少数复发型吉兰-巴雷综合征。

四、治疗对策

(一)治疗原则

(1)尽早明确诊断,及时治疗。

(2)根据病情的严重情况进行分型,制订合理的治疗方案。

(3)治疗过程中应密切观察病情,注重药物的毒副作用。

(4)积极预防和控制感染及消化道出血等。

(5)早期康复训练对功能恢复有重要意义,同时可提高患者的自信心,观察效果。

(二)治疗计划

1.基础治疗(对症支持治疗)

(1)辅助呼吸:患者气促,血氧饱和度降低,动脉血氧分压下降至 9.3kPa(70mmHg)以下,可进行气管插管,呼吸机辅助呼吸,必要时行气管切开。加强护理,保持呼吸道通畅,定时翻身、叩背,雾化吸入,吸痰等。

(2)重症患者持续心电监护,窦性心动过速通常无须处理。血压高时可予小剂量降压药,血压低时可予扩容等。

（3）穿长弹力袜预防深静脉血栓。

（4）保持床单平整，勤翻身，预防压疮。

（5）吞咽困难者可予留置胃管，鼻饲，以免误入气管窒息。

（6）尿潴留可加压按压腹部，无效时可留置尿管。便秘可用大黄苏打片、番泻叶等。出现肠梗阻时应禁食并请外科协助治疗。

（7）出现疼痛，可予非阿片类镇痛药，或试用卡马西平。

（8）早期开始康复治疗，包括肢体被动和主动运动，防止挛缩，用夹板防止足下垂畸形，以及针灸、按压、理疗和步态训练等。

2.特异治疗（病因治疗）

（1）血浆置换：按每千克体重 40mL 或 1～1.5 倍血浆容量计算每次交换的血浆量，可用 5％清蛋白复原血容量，减少使用血浆的并发症。轻、中、重度患者每周应分别做 2 次、4 次和 6 次。此治疗的主要禁忌证是严重感染、心律失常、心功能不全及凝血系统疾病等。

（2）免疫球蛋白静脉滴注（IVIG）：成人按 0.4g/（kg·d）剂量，连用 5 天，尽早使用或在呼吸肌麻痹之前使用。此治疗的禁忌证是先天性 IgA 缺乏，因为免疫球蛋白制品含少量 IgA，此类患者使用后可导致 IgA 致敏，再次应用可发生变态反应。常见不良反应有发热、面红等，减慢输液速度即可减轻。引起肝功能损害者，停药 1 个月即可恢复。

（3）以上两种方法是治疗吉兰－巴雷综合征的首选方法，可消除外周血免疫活性细胞、细胞因子和抗体等，减轻神经损害。尽管两种治疗费用昂贵，但是严重的患者或是进展快速的患者，均应早期使用，可能减少辅助通气的费用并改变病程。

（4）激素通常认为对吉兰－巴雷综合征无效，并有不良反应。但是，在无经济能力或无血浆置换和 IVIG 的医疗条件时，可试用甲泼尼龙 500mg/d，静脉滴注，连用 5～7 天；或地塞米松 10mg/d，静脉滴注，连用 7～10 天为 1 个疗程。

五、病程观察及处理

医生可以按照以下分型评估患者的临床状况。

（一）轻型

四肢肌力Ⅲ以上，可独立行走。

（二）中型

四肢肌力Ⅲ以下，不能独立行走。

（三）重型

四肢无力或瘫痪，伴第Ⅸ、Ⅹ对颅神经和其他神经麻痹，不能吞咽，活动时有轻微呼吸困难，但不需要气管切开和人工辅助呼吸。

（四）极重型

极重型可在数小时或数天内发展为四肢瘫痪，吞咽不能，呼吸肌麻痹，需要气管切开和人工辅助呼吸。

六、预后评估

本病为自限性，呈单相病程，多于发病后 4 周时症状和体征停止进展，经数周或数月恢复，恢复中可有短暂波动，极少复发。70％～75％的患者完全恢复，25％的患者遗留轻微神经功能缺损,5%的患者死亡,通常死于呼吸衰竭。前期有空肠弯曲菌感染证据者预后较差,病理以轴索变性为主者病程较迁延且恢复不完全。高龄、起病急骤或辅助通气者预后不良。早期有效治疗及支持疗法可降低重症患者的死亡率。

七、护理

(一)主要护理问题

1.呼吸困难

呼吸困难与病变侵犯呼吸肌,引起呼吸肌麻痹有关。

2.有误吸的危险

这与病变侵犯脑神经,使得吞咽肌群无力有关。

3.生活自理能力缺陷

其与运动神经脱髓鞘改变引起的四肢瘫痪有关。

4.有失用综合征的危险

此与运动神经脱髓鞘改变引起的四肢瘫痪有关。

5.皮肤完整性受损

其与运动神经脱髓鞘改变引起的四肢瘫痪有关。

6.便秘

便秘与自主神经功能障碍及长期卧床有关。

7.恐惧

恐惧与运动障碍引起的快速进展性四肢瘫,或呼吸肌麻痹引起呼吸困难带来的濒死感有关。

(二)护理措施

1.严密观察病情变化

患者因四肢瘫痪,干、肋间肌和膈肌麻痹而致呼吸困难,甚至呼吸肌麻痹。因此,应重点观察患者呼吸情况。如果出现呼吸肌群无力,呼吸困难,咳痰无力,烦躁不安及口唇发绀等缺氧症状应及时给予吸氧。必要时进行气管切开,使用人工呼吸机辅助呼吸。

2.保持呼吸道通畅和防止并发症的发生

(1)能否保持患者呼吸道通畅是关系患者生命安危的关键问题。对已气管切开使用人工呼吸机的患者应采取保护性隔离。病室温度保持在 22~24℃,避免空气干燥,定时通风,保持室内空气新鲜。

(2)吸痰时要严格执行无菌操作,使用一次性吸痰管,操作前后洗手,防止交叉感染。

(3)每 2~3 小时翻身、叩背 1 次,气管内滴药,如 2%碳酸氢钠,促进痰液排出。预防发生肺不张。

(4)气管切开的伤口每天换药,并观察伤口情况。

(5)减少探视。

3.防止压疮的发生

本病发病急骤,瘫痪肢体恢复缓慢,因此,久卧患者要每天擦洗 1~2 次,保持皮肤清洁干净。患者床褥保持整齐、干净、平整。每 2~3 小时翻身更换体位,以免局部受压过久。按压骨突处,促进局部血液循环。

4.加强对瘫痪肢体的护理

GBS患者瘫痪特点为四肢对称性瘫痪,患病早期应保持侧卧、仰卧时的良肢位,恢复期做好患者主动训练、被动训练、步态训练,以利于肢体功能恢复。

5.生活护理

患者四肢瘫痪,气管切开不能讲话。因此,护理人员必须深入细致地了解患者的各项要求,做好患者口腔、皮肤、会阴部的护理。

6.鼻饲护理

患者应进食营养丰富和易消化的食物。吞咽困难者可行鼻饲,以保证营养。鼻饲时应注意以下几点。

(1)鼻饲前将床头抬高30°。

(2)每次鼻饲前应回抽胃液,观察有无胃潴留、胃液颜色,并观察胃管有无脱出。

(3)每次鼻饲量不宜过多,在200~300mL。

(4)鼻饲物的温度不宜过热,在38~40℃。

(5)速度不宜过快,15~20分钟,以防止呃逆。

(6)鼻饲之后,注入20mL清水,清洗胃管。

7.肠道护理

患者长期卧床导致肠蠕动减慢,常有便秘,应多饮水、多吃粗纤维的食物。可做腹部按压,按顺时针方向,必要时服用缓泻药,使患者保持排便通畅。

8.心理护理

要做好患者心理护理,介绍有关疾病的知识,鼓励患者配合医护人员的治疗,帮助其树立战胜疾病的信心,早日康复。

9.健康指导

(1)指导患者养成良好的生活习惯,注意休息,保证充足的睡眠。

(2)指导患者坚持每天定时服药,不可随意更改药物剂量,定期复查。

(3)指导患者坚持活动和肢体功能锻炼,克服依赖心理,逐步做一些力所能及的事情。

第十节　重症肌无力

重症肌无力(MG)是乙酰胆碱受体抗体(AchR-Ab)介导的,细胞免疫依赖及补体参与者的神经-肌肉接头处传递障碍的自身免疫性疾病。病变主要累及神经-肌肉接头突触后膜上的乙酰胆碱受体(AchR)。临床特征为部分或全身骨骼肌易疲劳,通常在活动后加重、休息后减轻,具有晨轻暮重等特点。MG在一般人群中发病率为8/10万~20/10万,患病率约为50/10万。

一、病因

(1)重症肌无力确切的发病机制目前仍不明确,但是有关该病的研究还是很多的,其中,研究最多的是有关重症肌无力与胸腺的关系,以及乙酰胆碱受体的抗体在重症肌无力中的作用。大量的研究发现,重症肌无力患者神经—肌肉接头处突触后膜上的乙酰胆碱受体(AchR)数目减少,受体部位存在抗 AchR 抗体,且突触后膜上有 IgG 和 C_3 复合物的沉积。

(2)血清中的抗 AchR 抗体的增高和突触后膜上的沉积所引起的有效的 AchR 数目的减少,是本病发生的主要原因。而胸腺是 AchR 抗体产生的主要场所,因此,本病的发生一般与胸腺有密切的关系。所以,调节人体 AchR,使之数目增多,化解突触后膜上的复合物的沉积,抑制抗 AchR 抗体的产生是治愈本病的关键。

(3)很多临床现象也提示本病和免疫机制紊乱有关。

二、诊断要点

(一)临床表现

本病根据临床特征诊断不难,起病隐袭,主要表现受累肌肉病态疲劳,肌肉连续收缩后出现严重肌无力甚至瘫痪,经短暂休息后可见症状减轻或暂时好转。肌无力多于下午或傍晚劳累后加重,晨起或休息后减轻,称之为"晨轻暮重"。本病首发症状常为眼外肌麻痹,出现非对称性眼肌麻痹和上睑下垂,斜视和复视,严重者眼球运动明显受限,甚至眼球固定,瞳孔光反射不受影响。面肌受累表现为皱纹减少,表情困难,闭眼和示齿无力;咀嚼肌受累使连续咀嚼困难,进食经常中断;延髓肌受累导致饮水呛咳,吞咽困难,声音嘶哑或讲话鼻音;颈肌受损时抬头困难。严重时出现肢体无力,上肢重于下肢,近端重于远端。呼吸肌、膈肌受累,出现咳嗽无力、呼吸困难,重症可因呼吸肌麻痹继发吸入性肺炎可导致死亡。偶有心肌受累可突然死亡,平滑肌和膀胱括约肌一般不受累。感染、妊娠、月经前常导致病情恶化,精神创伤、过度疲劳等可为诱因。

(二)临床试验

肌疲劳试验,如反复睁闭眼、握拳或两上肢平举,可使肌无力更加明显,有助诊断。

(三)药物试验

1.新斯的明试验

以甲基硫酸新斯的明 0.5mg 肌内注射或皮下注射。如肌力在半小时至 1 小时内明显改善时可以确诊,如无反应,可次日用 1mg、1.5mg,直至 2mg 再试,如 2mg 仍无反应,一般可排除本病。为防止新期的明的毒碱样反应,需同时肌内注射阿托品 0.5~1.0mg。

2.氯化腾喜龙试验

氯化腾喜龙试验适用于病情危重、有延髓性麻痹或肌无力危象者。用 10mg 腾喜龙溶于 10mg 生理盐水中缓慢静脉注射,至 2mg 后稍停 20 秒,若无反应可注射 8mg,症状改善者可确诊。

(四)辅助检查

1.电生理检查

电生理检查常用感应电持续刺激,受损肌出现反应及迅速消失。此外,也可行肌电图重复频率刺激试验,低频刺激波幅递减超过 10%,高频刺激波幅递增超过 30% 为阳性。单纤维肌电图出现颤抖现象延长,延长超过 $50\mu s$ 者也属阳性。

2.其他

血清中抗 AchR 抗体测定约 85% 的患者增高。胸部 X 线摄片或胸腺 CT 检查示胸腺增生或伴有胸腺肿瘤，也有辅助诊断价值。

三、鉴别要点

(1)本病眼肌型需与癌症、动眼神经麻痹、甲状腺毒症、眼肌型营养不良症、眼睑痉挛鉴别。

(2)延髓肌型者需与真假延髓性麻痹鉴别。

(3)四肢无力者需与神经衰弱、周期性瘫痪、感染性多发性神经炎、进行性脊肌萎缩症、多发性肌炎和癌性肌无力等相鉴别。特别由支气管小细胞肺癌所引起的兰伯特—伊顿肌无力综合征与本病十分相似，但药物试验阴性。肌电图(EMG)有特征异常，静息电位低于正常，低频重复电刺激活动电位渐次减小，高频重复电刺激活动电位渐次增大。

四、规范化治疗

(一)胆碱酯酶抑制剂

胆碱酯酶抑制剂主要药物是溴吡斯的明，剂量为 60mg，每天 3 次，口服。可根据患者症状确定个体化剂量，若患者吞咽困难，可在餐前 30 分钟服药；如晨起行走无力，可起床前服长效溴吡斯的明 180mg。

(二)皮质激素

皮质激素适用于对抗胆碱酯酶药反应较差并已行胸腺切除的患者。由于用药早期肌无力症状可能加重，患者最初用药时应住院治疗，用药剂量及疗程应根据患者具体情况做个体化处理。

1.大剂量泼尼松

开始剂量为 60~80mg/d，口服，当症状好转时可逐渐减量至相对低的维持量，隔天服 5~15mg/d，隔天用药可减轻不良反应发生。通常 1 个月内症状改善，常于数月后疗效达到高峰。

2.甲泼尼龙冲击疗法

此法适用于反复发生危象或大剂量泼尼松不能缓解，住院病情危重患者、已用气管插管或呼吸机的患者可用，甲泼尼龙每天 1g，口服，连用 3~5 天。如 1 个疗程不能取得满意疗效，隔 2 周可再重复 1 个疗程，共治疗 2~3 个疗程。

(三)免疫抑制剂

严重的或进展型患者必须做胸腺切除术，并用抗胆碱酯酶药。症状改善不明显者可试用硫唑嘌呤；小剂量皮质激素未见持续疗效的患者也可用硫唑嘌呤替代大剂量皮质激素，常用剂量为 2~3mg/(kg·d)，最初自小剂量 1mg/(kg·d)开始，应定期检查血常规和肝、肾功能。白细胞 $<3\times10^9$/L 应停用；可选择性抑制 T 和 B 淋巴细胞增生，每次 1g，每天 2 次，口服。

(四)血浆置换

血浆置换用于病情急骤恶化或肌无力危象患者，可暂时改善症状，或于胸腺切除术前处理，避免或改善术后呼吸危象，疗效持续数天或数月，该法安全，但费用昂贵。

(五)免疫球蛋白

免疫球蛋白的通常剂量为 0.4g/(kg·d)，静脉滴注，连用 3~5 天，用于各种类型危象。

(六)胸腺切除

60岁以下的MG患者可行胸腺切除术,适用于全身型MG包括老年患者,通常可使症状改善或缓解,但疗效常在数月或数年后显现。

(七)危象的处理

1.肌无力危象

肌无力危象最常见,常因抗胆碱酯药物剂量不足引起,注射腾喜龙或新斯的明后症状减轻,应加大抗胆碱酯药的剂量。

2.胆碱能危象

抗胆碱酯酶药物过量可导致肌无力加重,出现肌束震颤及毒蕈碱样反应,腾喜龙静脉注射无效或加重,应立即停用抗胆碱酯酶药,待药物排出后重新调整剂量或改用其他疗法。

3.反拗危象

反拗危象常因抗胆碱酯酶药不敏感所致。腾喜龙试验无反应。应停用抗胆碱酯酶药,输液维持或改用其他疗法。

(八)慎用和禁用的药物

奎宁、吗啡及氨基苷类抗生素、新霉素、多黏菌素、巴龙霉素等应禁用,地西泮、苯巴比妥等应慎用。

五、护理

(一)护理诊断

1.活动无耐力

活动无耐力与神经—肌肉联结点传递障碍,肌肉萎缩、活动能力下降,呼吸困难、氧供需失衡有关。

2.废用综合征

废用综合征与神经肌肉障碍导致活动减少有关。

3.吞咽障碍

吞咽障碍与神经肌肉障碍(呕吐反射减弱或消失,咀嚼肌肌力减弱,感知障碍)有关。

4.生活自理缺陷

生活自理缺陷与眼外肌麻痹、眼睑下垂或四肢无力、运动障碍有关。

5.营养不足,低于机体需要量

营养不足,低于机体需要量与咀嚼无力、吞咽困难致摄入减少有关。

(二)护理措施

(1)轻症者适当休息,避免劳累、受凉、感染、创伤、激怒。病情进行性加重者须卧床休息。

(2)在急性期,鼓励患者充分卧床休息。将患者经常使用的日常生活用品(如便器、卫生纸、茶杯等)放在其容易拿取的地方。根据病情或患者的需要协助其日常生活活动,以减少能量消耗。

(3)指导患者使用床档、扶手、浴室椅等辅助设施,以节省体力和避免摔伤。鼓励患者在能耐受的活动范围内,坚持身体活动。患者活动时,注意保持周围环境安全,无障碍物,以防跌倒,路面防滑,防止滑倒。

(4)给患者和家属讲解活动的重要性,指导患者和家属对受累肌肉进行按摩和被动/主动运动,防止肌肉萎缩。

(5)选择软饭或半流质饮食,避免粗糙干硬、辛辣等刺激性食物。根据患者需要供给高蛋白、高热量、高维生素饮食。吃饭或饮水时保持端坐、头稍微前倾的姿势。给患者提供充足的进餐时间、喂饭速度要慢,少量多餐,交替喂液体和固体食物,让患者充分咀嚼、吞咽后再继续喂。把药片碾碎后制成糊状再喂药。

(6)注意保持进餐环境安静、舒适;进餐时,避免讲话或进行护理活动等干扰因素。进食宜在口服抗胆碱酯酶药物 30～60 分钟后,以防呛咳。如果有食物滞留,鼓励患者把头转向健侧,并控制舌头向受累的一侧,清除残留的食物或喂食数口汤,让食物咽下。如果误吸液体,让患者上身稍前倾,头稍微低于胸口,便于分泌物引流,并擦去分泌物。在床旁备吸引器,必要时吸引。患者不能由口进食时,遵医嘱给予营养支持或鼻饲。

(7)注意观察抗胆碱酯酶药物的疗效和不良反应,严格执行用药时间和剂量,以防因用量不足或过量导致危象的发生。

(三)应急措施

(1)一旦出现重症肌无力危象,应迅速通知医生;立即给予吸痰、吸氧、简易呼吸器辅助呼吸,做好气管插管或切开、人工呼吸机的准备工作;备好新斯的明等药物,按医嘱给药,尽快解除危象。

(2)避免应用一切加重神经肌肉传导障碍的药物,如吗啡、利多卡因、链霉素、卡那霉素、庆大霉素和磺胺类药物。

(四)健康指导

1.入院教育

(1)给患者讲解疾病的名称,病情的现状、进展及转归。

(2)根据患者需要,给患者和家属讲解饮食营养的重要性,取得他们的积极配合。

2.住院教育

(1)仔细向患者解释治疗药物的名称、用法、作用和不良反应。

(2)告知患者常用药的治疗方法、不良反应、服药注意事项,避免因服药不当而诱发肌无力危象。

(3)肌无力症状明显时,协助做好患者的生活护理,保持口腔清洁防止外伤和感染等并发症。

3.出院指导

(1)保持乐观情绪、生活规律、饮食合理、睡眠充足,避免疲劳、感染、情绪抑郁和精神创伤等诱因。

(2)注意根据季节、气候,适当增减衣服,避免受凉、感冒。

(3)按医嘱正确服药,避免漏服、自行停服和更改药量。

(4)患者出院后应随身带有卡片,包括姓名、年龄、住址、诊断证明,目前所用药物及剂量,以便在抢救时参考。

(5)病情加重时及时就诊。

第十一节　帕金森病

帕金森病(PD)由 James Parkinson 首先描述,旧称震颤麻痹,是发生于中年以上的中枢神经系统慢性进行性变性疾病,病因至今不明。本病多缓慢起病,逐渐加重。其病变主要在黑质和纹状体。其他疾病累及锥体外系统也可引起同样的临床表现者,则称为震颤麻痹综合征或帕金森综合征。65 岁以上人群患病率为 1000/10 万,随年龄增高,男性稍多于女性。

一、临床表现

(一)震颤

肢体和头面部不自主抖动,这种抖动在精神紧张时和安静时尤为明显,病情严重时抖动呈持续性,只有在睡眠后消失。

(二)肌肉僵直,肌张力增高

表现为手指伸直,掌指关节屈曲,拇指内收,腕关节伸直,头前倾,干俯屈,髋关节和膝关节屈曲等特殊姿势。

(三)运动障碍

运动减少,动作缓慢,写字越写越小,精细动作不能完成,开步困难,慌张步态,走路前冲,呈碎步,面部缺乏表情。

(四)其他症状

多汗、便秘,油脂脸,直立性低血压,精神抑郁症状等,部分患者伴有智力减退。

二、体格检查

(一)震颤

检查可发现患者出现静止性、姿势性震颤,手部可有搓丸样动作。

(二)肌强直

患肢肌张力增高,可因均匀的阻力而出现"铅管样强直",如伴有震颤则似齿轮样转动,称为"齿轮样强直"。四肢干、颈部和面部肌肉受累出现僵直,患者出现特殊姿态。

(三)运动障碍

平衡反射、姿势反射和翻正反射等障碍及肌强直导致的一系列运动障碍,写字过小症及慌张步态等。

(四)自主神经系统体征

仅限于震颤一侧的大量出汗和皮脂腺分泌增加等体征,食管、胃及小肠的功能障碍导致吞咽困难和食管反流,以及顽固性便秘等。

三、辅助检查

(一)MRI

MRI 检查唯一的改变为在 T_2 相上呈低信号的红核和黑质网状带间的间隔变窄。

(二)PET

PET 可检出纹状体摄取功能下降,其中又以壳核明显,尾状核相对较轻,即使症状仅见于单侧的患者也可查出双侧纹状体摄功能降低。尚无明确症状的患者,PET 若检出纹状体的摄取功能轻度下降或处于正常下界,以后均会发病。

四、诊断

(一)诊断思维

(1)帕金森病实验室检查及影像学检查多无特殊异常,临床诊断主要依赖发病年龄、典型临床症状及治疗性诊断(即应用左旋多巴有效)。

(2)帕金森病诊断明确后,还须用帕金森病综合评分量表评分及分级,来评判帕金森病的严重程度并指导下一步治疗。

(二)鉴别诊断

1.脑炎后帕金森综合征

脑炎后帕金森综合征即通常所说的昏睡性脑炎所致帕金森综合征,现在已经很少见,因此该脑炎所致脑炎后帕金森综合征也随之消失。近年来,报道病毒性脑炎患者可有帕金森样症状,但本病有明显感染症状,可伴有颅神经麻痹、肢体瘫痪、抽搐、昏迷等神经系统损害的症状,脑脊液可有白细胞数轻中度增高、蛋白增高、糖减低等。病情缓解后其帕金森样症状随之缓解,可与帕金森病鉴别。

2.肝豆状核变性

肝豆状核变性为隐性遗传性疾病,约 1/3 有家族史,青少年发病,可有肢体肌张力增高、震颤、面具样脸、扭转痉挛等锥体外系症状。本病具有肝脏损害、角膜 K-F 环及血清铜蓝蛋白降低等特征性表现,可与帕金森病鉴别。

3.特发性震颤

特发性震颤属显性遗传病,表现为头、下颌、肢体不自主震颤,震颤频率可高可低,高频率者甚似甲状腺功能亢进,低频者甚似帕金森震颤。本病无运动减少、肌张力增高及姿势反射障碍,并于饮酒后消失,普萘洛尔治疗有效等,可与原发性帕金森病鉴别。

4.进行性核上性麻痹

本病也多发于中老年,临床症状可有肌强直、震颤等锥体外系症状。但本病有凸出的眼球凝视障碍,肌强直以干为重,肢体肌肉受累轻而较好的保持了肢体的灵活性,颈部伸肌张力增高致颈项过伸与帕金森病颈项屈曲显然不同,均可与帕金森病鉴别。

5.夏伊德雷格综合征

临床常有锥体外系症状,但因有突出的自主神经症状,如晕厥、直立性低血压、性功能及膀胱功能障碍,左旋多巴制剂治疗无效等,可与帕金森病鉴别。

6.药物性帕金森综合征

过量服用利血平、氯丙嗪、氟哌啶醇及其他抗抑郁药物均可引起锥体外系症状,因有明显的服药史,并于停药后减轻可资鉴别。

7.良性震颤

良性震颤指没有脑器质性病变的生理性震颤(肉眼不易觉察)和功能性震颤。功能性震颤包括以下几种。①生理性震颤加强(肉眼可见):多呈姿势性震颤,与肾上腺素能的调节反应增强有关;也见于某些内分泌疾病,如嗜铬细胞瘤、低血糖甲状腺功能亢进;②可卡因和乙醇中毒及一些药物的不良反应;癔症性震颤,多有心因性诱因,分散注意力可缓解震颤;③其他:情绪紧张时和做精细动作时出现的震颤。良性震颤临床上无肌强直、运动减少和姿势异常等帕金森病的特征性表现。

五、治疗

(一)一般治疗

因本病的临床表现为震颤、强直、运动障碍、便秘和生活不能自理,故家属及医务人员应鼓励 PD 早期患者多做主动运动,尽量继续工作,培养业余爱好,多吃蔬菜水果或蜂蜜,防止摔跤,避免刺激性食物,戒烟酒。对晚期卧床患者,应勤翻身,多在床上做被动运动,以防发生关节固定、褥疮及坠积性肺炎。

(二)药物治疗

PD 宜首选内科治疗,多数患者可通过内科药物治疗缓解症状。

各种药物治疗虽能使患者的症状在一定时期内获得一定程度的好转,但皆不能阻止本病的自然发展。药物治疗必须长期坚持,而长期服药则药效减退和不良反应难以避免。虽然有相当一部分患者通过药物治疗可获得症状改善,但即使目前认为效果较好的左旋多巴或复方多巴(美多芭及信尼麦),也有 15%左右的患者根本无效。用于治疗本病的药物种类繁多,现今最常用者仍为抗胆碱能药和多巴胺替代疗法。

1.抗胆碱能药物

该类药物最早用于 Parkinson 病的治疗,常用者为苯海索 2mg,每天 3 次口服,可酌情增加;东莨菪碱 0.2mg,每天 3~4 次口服;苯甲托品 2~4mg,每天 1~3 次口服等。因苯甲托品对周围副交感神经的阻滞作用,不良反应多,应用越来越少。

2.多巴胺替代疗法

此类药物主要补充多巴胺的不足,使乙酰胆碱多巴胺系统重获平衡而改善症状。最早使用的是左旋多巴,但其可刺激外周多巴胺受体,引起多方面的外周不良反应,如恶心、呕吐、厌食等消化道症状和血压降低、心律失常等心血管症状。目前不主张单用左旋多巴治疗,用它与苄丝肼或甲基多巴肼的复合制剂,常用的药物有美多芭、息宁或帕金宁。

(1)美多芭:是左旋多巴和苄丝肼 4:1 配方的混合剂。病变早期的患者,开始剂量可用62.5mg,日服 3 次。如患者开始治疗时症状显著,则开始剂量可为 125mg,每天 3 次;如效果不满意,可在第 2 周每天增加 125mg,第 3 周每天再增加 125mg。如果患者的情况仍不满意,则应每隔 1 周每天再增加 125mg。如果美多芭的日剂量>1000mg,需再增加剂量只能每月增加 1 次。该药明显减少了左旋多巴的外周不良反应,但却不能改善其中枢不良反应。

(2)息宁:是左旋多巴和甲基多巴肼 10:1 的复合物,开始剂量可用 125mg,日服 2 次,以后根据病情逐渐加量。其加药的原则和上述美多芭的加药原则是一致的。帕金宁是左旋多巴和甲基多巴肼 10:1 的复合物的控释片,它可使左旋多巴血浓度更稳定并达 4~6 小时,有利于减少左旋多巴的"剂末"现象、开始现象和剂量高峰多动现象。但是,控释片也有一些缺陷,如起效慢,并且由于在体内释放缓慢,有可能在体内产生蓄积作用,反而有时出现异动症的现象,改用美多芭后消失。

3.多巴胺受体激动剂

多巴胺受体激动剂能直接激动多巴胺能神经细胞突触受体,刺激多巴胺释放。

(1)溴隐亭:最常用,对震颤疗效好,对运动减少和强直均不及左旋多巴,常用剂量维持量为每天15～40mg。

(2)协良行:患者使用时应逐步增加剂量,以达到不出现或少出现不良反应的目的。一般来讲,增加到每天0.3mg是比较理想的剂量,但对于个别早期的患者,可能并不需要增加到这个剂量,那么可以在患者认为合适的剂量长期服用而不再增加。如果效果不理想,还可以根据病情的需要及对药物的耐受情况,每隔5天增加0.025mg或0.05mg。

(3)泰舒达:使用剂量是每天100～200mg。可以从小剂量每天50mg开始,逐渐增加剂量。

在帕金森病的早期,可以单独使用泰舒达治疗帕金森病,剂量最大可增加至每天150mg。如果和左旋多巴合并使用,剂量可以维持在每天50～150mg。一般每使用250mg左旋多巴,可考虑合并使用泰舒达50mg左右。

(三)外科手术治疗

1.立体定向手术治疗

立体定向手术包括脑内核团毁损、慢性电刺激和神经组织移植。

(1)脑内核团毁损:①第一次手术适应证:长期服药治疗无效或药物治疗不良反应严重者;疾病呈进行性缓慢发展已超过3年以上;年龄在70岁以下;工作能力和生活能力受到明显限制(按Hoehn和Yahr分级为Ⅱ～Ⅳ级);术后短期复发,同侧靶点再手术。②第二次对侧靶点毁损手术适应证:第一次手术效果好,术后震颤僵直基本消失,无任何并发症者;手术近期疗效满意并保持在12个月以上;年龄在70岁以下;两次手术间隔时间要1年;目前无明显自主神经功能紊乱症状或严重精神症状,病情仍维持在Ⅱ～Ⅳ级。

禁忌证:症状很轻,仍在工作者;年老体弱;出现严重关节挛缩或有明显精神障碍;严重的心、肝、肾功能不全,高血压脑动脉硬化者或有其他手术禁忌者。

(2)脑深部慢性电刺激(DBS):目前DBS最常用的神经核团为丘脑腹中间核(VIM)、丘脑底核(STN)和苍白球腹后部(PVP)。

慢性刺激术控制震颤的效果优于丘脑腹外侧核毁损术,后者发生并发症也常影响手术的成功率。通过改变刺激参数可减少不必要的不良反应,远期疗效可靠。该法尚可用于非帕金森性震颤,如多发性硬化和创伤后震颤。

丘脑底核(STN)也是刺激术时选用的靶点。有学者报道应用此方法观察治疗一例运动不能的PD患者。点定位方法为脑室造影,并参照立体定向脑图谱,同时根据慢性电极刺激和电生理记录进行调整。此方法发现神经元活动自发增多的区域位于AC-PC平面下2～4mm,AC-PC线中点旁10mm。对该处进行130Hz刺激,可立即缓解运动不能的症状(主要在对侧肢体),但不诱发半身舞蹈症等运动障碍。上述观察表明,对STN进行慢性电刺激可用于治疗运动严重障碍的PD患者。

2.脑细胞移植和基因治疗

帕金森病脑细胞移植术和基因治疗已在动物实验上取得很大成功,但最近临床研究显示,胚胎脑移植只能轻微改善60岁以下患者的症状,并且50%的患者在手术后出现不能随意运动的不良反应,因此,目前此手术还不宜普遍采用。基因治疗还停留在实验阶段。

六、护理

(一)护理评估

1.健康史评估

(1)询问患者职业,农民的发病率较高,主要是他们与杀虫剂、除草剂接触有关。

(2)评估患者家族中有无患此病的人,PD与家族遗传有关,患者的家族发病率为7.5%～94.5%。

(3)评估患者居住、生活、工作的环境,农业环境中的神经毒物(杀虫剂、除草剂),工业环境中暴露重金属等是PD的重要危险因素。

2.临床观察评估

帕金森病常为50岁以上的中老年人发病,发病年龄平均为55岁,男性稍多,起病缓慢,进行性发展,首发症状多为动作不灵活与震颤,随着病程的发展,可逐渐出现下列症状和体征。

(1)震颤:常为首发症状,多由一侧上肢远端(手指)开始,逐渐扩展到同侧下肢及对侧肢体,下颌、口唇、舌及头部通常最后受累,典型表现是静止性震颤,拇指与屈曲的示指间呈"搓丸样"动作,安静或休息时出现或明显,随意运动时减轻或停止,紧张时加剧,入睡后消失。

(2)肌强直:肌强直表现为屈肌和伸肌同时受累,被动运动关节时始终保持增高的阻力,类似弯曲软铅管的感觉,故称"铅管样强直";部分患者因伴有震颤,检查时可感到在均匀掌的阻力中出现断续停顿,如同转动齿轮感,称为"齿轮样强直",是由于肌强直与静止性震颤叠加所致。

(3)运动迟缓:表现为随意动作减少,包括行动困难和运动迟缓,并因肌张力增高,姿势反射障碍而表现出一系列特征性运动症状,如起床、翻身、步行、方向变换等运动迟缓;面部表情肌活动减少,常常双眼凝视,瞬目运动减少,呈现"面具"脸;手指做精细动作如扣钮、系鞋带等困难;书写时字越写越小,呈现"写字过小征"。

(4)姿势步态异常:站立时呈屈曲体姿,步态障碍甚为突出,患者自坐位、卧位起立困难,迈步后即以极小的步伐向前冲去,越走越快,不能及时停步或转弯,称"慌张步态"。

(5)其他症状:反复轻敲眉弓上缘可诱发眨眼不止。口、咽、腭肌运动障碍,讲话缓慢,语音低沉、单调、流涎,严重时可有吞咽困难。还有顽固性便秘、直立性低血压等;睡眠障碍;部分患者疾病晚期可出现认知功能减退、抑郁和视幻觉等,但不严重。

3.诊断性检查评估

(1)头颅CT:CT可显示脑部不同程度的脑萎缩表现。

(2)生化检测:采用高效液相色谱(HPLC)可检测到脑脊液和尿中HVA含量降低。

(3)基因检测:DNA印迹技术、PCR、DNA序列分析等在少数家族性PD患者可能会发现基因突变。

(4)功能显像检测:采用PET或SPECT与特定的放射性核素检测,可发现PD患者中脑内多巴胺转运体功能显著降低,且疾病早期即可发现,D型多巴胺受体(DR)活性在疾病早期超敏、后期低敏,以及多巴胺递质合成减少,对PD的早期诊断、鉴别诊断及病情进展监测均有一定的价值。

（二）护理问题

1.运动障碍

帕金森病患者由于其基底核或黑质发生病变，以致负责运动的锥体外束发生功能障碍，患者运动的随意肌失去了协调与控制，产生运动障碍并随之带来一定的意外伤害。

（1）跌倒：震颤、关节僵硬、动作迟缓、协调功能障碍常是患者摔倒的原因。

（2）误吸：舌头、唇、颈部肌肉和眼睑亦有明显的震颤及吞咽困难。

2.营养摄取不足

患者常因手、头不自主的震颤，进食时动作太慢，常常无法独立吃完一顿饭，以致未能摄取日常所需热量，因此，约有 70% 的患者有体重减轻的现象。

3.便秘

由于药物的不良反应、缺乏运动、胃肠道中缺乏唾液（因吞咽能力丧失，唾液由口角流出）、液体摄入不足及肛门括约肌无力，所以大多数患者有便秘症状。

4.尿潴留

吞咽功能障碍以致水分摄取不足，贮存在膀胱的尿液不足 200～300mL 则不会有排尿的冲动感；排尿括约肌无力引起尿潴留。

5.精神障碍

疾病使患者协调功能不良、顺口角流唾液，而且又无法进行日常生活的活动，因此患者会有心情抑郁、产生敌意、罪恶感或无助感等情绪反应。由于外观的改变，有些患者还会发生因自我形象的改变而造成与社会隔离的问题。

（三）护理目标

（1）患者未发生跌倒或跌倒次数减少。

（2）患者有足够的营养；患者进食、水时不发生呛咳。

（3）患者排便能维持正常。

（4）患者能维持部分自我照顾的能力。

（5）患者及家属的焦虑症状减轻。

（四）护理措施

1.安全护理

（1）安全配备：由于患者行动不便，在病房楼梯两旁、楼道、门把附近的墙上，增设沙发或木制的扶手，以增加患者开、关门的安全性；配置牢固且高度适中的座厕、沙发或椅子，以利于患者坐下或站起，并在厕所、浴室增设可供扶持之物，使患者排便及穿脱衣服方便；应给患者配置助行器辅助设备；呼叫器置于患者床旁，日常生活用品放在患者伸手可及处。

（2）定时巡视：主动了解患者的需要，既要指导和鼓励患者增强自我照顾能力，做力所能及的事情，又要适当协助患者洗漱、进食、沐浴、如厕等。

（3）防止患者自伤：患者动作笨拙，常有失误，应谨防其进食时烫伤。端碗持筷困难者，尽量选择不易打碎的不锈钢餐具，避免使用玻璃和陶瓷制品。

2.饮食护理

(1)增加饮食中的热量、蛋白质的含量及容易咀嚼的食物,吃饭少量多餐。定时监测患者体重变化;在饮食中增加纤维与液体的摄取,以预防便秘。

(2)进食时,营造愉快的气氛,因患者吞咽困难及无法控制唾液,所以有的患者喜欢单独进食;应将食物事先切成小块或研磨,并给予粗大把手的叉子或汤匙,使患者易于把持;给予患者充分的进食时间,若进食中食物冷却,应予以温热后再继续进食。

(3)吞咽障碍严重者,吞咽可能极为困难,在进食或饮水时有呛咳的危险,而造成吸入性肺炎,故不要勉强进食,可改为鼻饲喂养。

3.保持排便畅通

给患者摄取足够的营养与水分,并教导患者解便与排尿时,吸气后闭气,利用增加腹压的方法解便与排尿。另外,依患者的习惯,在进食后半小时应试着坐于马桶上排便。

4.运动护理

告知患者运动锻炼的目的在于防止和推迟关节僵直和肢体挛缩的进程,与患者和家属共同制定锻炼计划,以克服运动障碍的不良影响。

(1)尽量参与各种形式的活动,如散步、打太极拳、做床边体操等。注意保持身体和各关节的活动强度与最大活动范围。

(2)对于已出现某些功能障碍或坐起已感到困难的患者,要有目的有计划地锻炼。告诉患者知难而退或由他人包办只会加速功能衰退。如患者感到坐立位变化有困难,应每天做完一般运动后,反复练习起坐动作。

(3)必须指导患者注意姿势,以预防畸形。应小心观察患者头与颈部是否有弯曲的倾向。正确姿势有助于头、颈直立。躺于床上时,不应垫枕头,且患者应定期俯卧。

(4)本病常使患者起步困难和步行时突然僵住,因此嘱患者步行时思想要放松。尽量跨大步伐;向前走时脚要抬高,双臂摆动,目视前方而不要注视地面;转弯时,不要碎步移动,否则会失去平衡;护士和家属在协助患者行走时,不要强行拖着患者走;当患者感到脚黏在地上时,可告诉患者先向后退一步,再往前走,这样会比直接向前容易。

(5)过度震颤者让他坐在有扶手的椅子上,手抓着椅臂,可以稍加控制震颤。

(6)晚期患者出现显著的运动障碍时,要帮助患者活动关节,按摩四肢肌肉,注意动作轻柔,勿给患者造成疼痛。

(7)鼓励患者尽量试着独立完成日常生活的活动,自己安排娱乐活动,培养兴趣。

(8)让患者穿轻便宽松的衣服,可减少流汗与活动的束缚。

5.合并抑郁症的护理

帕金森病患者的抑郁与帕金森病的程度呈正相关,即患者的运动障碍愈重对其神经心理的影响愈严重。在护理患者时要教会患者一些心理调适技巧:重视自己的优点和成就;尽量维持过去的兴趣和爱好,积极参加文体活动,寻找业余爱好;向医生、护士及家人倾诉内心想法,疏泄郁闷,获得安慰和鼓励。

6.睡眠异常的护理

(1)创造良好的睡眠环境:建议患者要有舒适的睡眠环境,如室温和光线适宜;床不宜太软,以免翻身困难;为运动过缓和僵直较重的患者提供方便上下床的设施;卧室内放尿壶及便器,有利于患者夜间如厕等。避免在有限的睡眠时间内实施影响患者睡眠的医疗护理操作,必须进行的治疗和护理操作应穿插于患者的自然觉醒时,以减少被动觉醒次数。

(2)睡眠卫生教育:指导患者养成良好的睡眠习惯和方式,建立比较规律的活动和休息时间表。

(3)睡眠行为干预。①刺激控制疗法:只在有睡意时才上床;床及卧室只用于睡眠,不能在床上阅读、看电视或工作;若上床15~20分钟不能入睡,则应考虑换别的房间,仅在又有睡意时才上床(目的是重建卧室与睡眠间的关系);无论夜间睡多久,清晨应准时起床;白天不打瞌睡。②睡眠限制疗法:教导患者缩短在床上的时间及实际的睡眠时间,直到允许躺在床上的时间与期望维持的有效睡眠时间一样长。当睡眠效率超过90%时,允许增加15~20分钟卧床时间。睡眠效率低于80%时,应减少15~20分钟卧床时间。睡眠效率为80%~90%时,则保持卧床时间不变。最终,通过周期性调整卧床时间直至达到适度的睡眠时间。③依据睡眠障碍的不同类型和药物的半衰期遵医嘱有的放矢地选择镇静催眠药物,并主动告知患者及家属使用镇静催眠药的原则,即最小剂量、间断、短期用药,注意停药反弹、规律停药等。

7.治疗指导

(1)遵医嘱准时给药,预防或减少"开关"波动现象、"剂末"现象和异动症的发生。

(2)药物治疗初起可出现胃肠不适,表现为恶心、呕吐等,有些患者可出现幻觉。但这些不良反应可以通过逐步增加剂量或减少剂量的办法得到克服。特别值得指出的是,有一部分患者过分担心药物的不良反应,表现为尽量推迟使用治疗帕金森病的药物,或过分地减少药物的服用量,这不仅对疾病的症状改善没有好处,长期如此将导致患者的心、肺、消化系统等出现严重问题。

(3)精神症状:服用盐酸苯海索、金刚烷胺药物后,患者易出现幻觉,当患者表述一些离谱事时,护士应考虑到是服药引起的幻觉,立即报告医生,遵医嘱给予停药或减药,以防其发生意外。

8.功能神经外科手术治疗护理

(1)手术方法:外科治疗方法目前主要有神经核团细胞毁损手术与脑深部电刺激器埋置手术两种方式。手术原理是为了抑制脑细胞的异常活动,达到改善症状的目的。

(2)手术适应证:诊断明确的原发性帕金森病患者都是手术治疗的适合人群,尤其是左旋多巴(美多芭或息宁)长期服用以后疗效减退,出现了"开关"波动现象、异动症和"剂末"现象的患者。

(3)手术并发症:因手术靶点的不同,会有不同的并发症。苍白球腹后部(PVP)切开术可能出现偏盲或视野缺损,丘脑腹外侧核(VIM)毁损术可出现感觉异常如嘴唇、指尖麻木等,丘脑底核(STN)毁损术可引起偏瘫。

(4)手术前护理:①术前教育:相关知识教育。②术前准备:术前一天头颅备皮;对术中、术后应用的抗生素遵医嘱做好皮试;嘱患者晚12:00后开始禁食水药;嘱患者清洁个人卫生,并在术前、晨起为患者换好干净衣服。③术前30分钟给予患者术前哌替啶25mg肌内注射,并将一片美多芭备好交至接手术者以便术后备用。④患者离开病房后为其备好麻醉床、无菌小巾、一次性吸痰管、心电监护。

(5)手术后护理。①交接患者:术中是否顺利、有无特殊情况发生、术后意识状态、伤口的引流情况等。②安置患者于麻醉床上,头枕于无菌小巾上,取平卧位,嘱患者卧床 2 天,减少活动,以防诱发颅内出血;嘱患者禁食、水、药 6 小时后逐渐改为流食、半流食、普通饮食。术后治疗效果观察:原有症状改善情况并记录。④术后并发症的观察:术后患者会出现脑功能障碍、脑水肿、颅内感染、颅内出血等并发症。因此术后严密观察患者神志、瞳孔变化,有无高热、头痛、恶心、呕吐等症状;有无偏盲、视野变窄及感知觉异常;观察患者伤口有无出血及分泌物等。心电监测、颅脑监测 24 小时,低流量吸氧 6 小时。

9.给予患者及家属心理的支持

对于心情抑郁的患者,应鼓励其说出对别人的依赖感。对于怀有敌意、罪恶感或无助感的患者,应给予帮助与支持,提供良好的照顾。寻找患者有兴趣的活动,鼓励患者参与。

10.健康教育

(1)指导术后服药(参见本章节治疗中所述):针对手术的患者,要让患者认识到手术虽然能够改善运动障碍,但体内多巴胺缺乏客观存在,仍需继续服药。

(2)指导日常生活中的运动训练:告知患者运动锻炼的目的在于防止和推迟关节僵直和肢体挛缩,与患者和家属共同制订锻炼计划,以克服运动障碍的不良影响。具体训练内容如下:①关节活动度的训练:脊柱、肩、肘、腕、指、髋、膝、踝及趾等各部位都应进行活动度训练。对于脊柱,主要进行前屈后伸、左右侧屈及旋转运动。②肌力训练:上肢可进行哑铃操或徒手训练;下肢股四头肌的力量和膝关节控制能力密切相关,可进行蹲马步或反复起坐练习;腰背肌可进行仰卧位的桥式运动或俯卧位的燕式运动;腹肌力量较差行仰卧起坐训练。③姿势转换训练:必须指导患者注意姿势,以预防畸形。应小心观察患者头与颈部是否有弯曲的倾向。正确姿势有助于头、颈直立。躺于床上时,不应垫枕头,且患者应定期俯卧,注意翻身、卧位转为坐位、坐位转为站位训练。④重心转移和平衡训练:训练坐位平衡时可让患者重心在两臀间交替转移,也可训练重心的前后移动;训练站立平衡时双足分开 5~10cm,让患者从前后方或侧方取物,待稳定后便可突然施加推或拉外力,最好能诱发患者完成迈步反射。⑤步行、步态训练:对于下肢起步困难者,最初可用脚踢患者的足跟部向前,用膝盖推挤患者腘窝使之迈出第一步,以后可在患者足前地上放一矮小障碍物,提醒患者迈过时方能起步。抬腿低的患者可进行抬高腿练习,步距短的患者行走时予以提醒,步频快的患者则应给予节律提示。对于上下肢动作不协调的患者,一开始嘱患者做一些站立相的两臂摆动,幅度可较大;还可站于患者身后,两人左、右手分别共握一根体操棒,然后喊口令一起往前走,手的摆动频率由治疗师通过体操棒传给患者。⑥让患者穿轻便宽松的衣服,可减少流汗与活动的束缚。

第十二节 神经梅毒

梅毒是由梅毒螺旋体感染引起的慢性传染性疾病,累及全身各脏器组织。中枢神经系统(包括大脑、脑膜或脊髓)受累称为神经梅毒。梅毒的病原体是苍白密螺旋体。梅毒螺旋体体外存活能力差,普通消毒剂或热肥皂水可将其杀死,在干燥或阳光下极易死亡。梅毒的传染源是人,主要通过性交传播,皮肤黏膜病损传染性强;还可通过接吻、哺乳等传播。其传播途径还有母婴传播或共用注射器等引起的血源性传播。

我国人群中梅毒发病率尚不清楚,近年来发病率增高。国外资料显示早期未治疗的梅毒患者约 10% 最终发展为神经梅毒。根据病程可分为第一期、第二期和第三期梅毒。第一期梅毒主要表现为硬性下疳,多在感染后 3 周左右发生。第二期梅毒以梅毒疹为特征,病程为 2～3 个月,如未彻底治愈可复发。在 2 年以上复发者为第三期梅毒。一期和二期梅毒称为早期梅毒。三期梅毒称晚期梅毒。神经梅毒多发生在三期梅毒阶段。

一、病因和发病机制

神经梅毒的病因为感染了苍白密螺旋体,感染途径有两种,后天感染主要的传播方式是不正当的性行为,男同性恋者是神经梅毒的高发人群。先天梅毒则是通过胎盘由患病母亲传染给胎儿。约 10% 未经治疗的早期梅毒患者最终发展为神经梅毒。感染后脑膜炎改变可导致蛛网膜粘连,从而引起脑神经受累或循环受阻发生阻塞性脑积水。增生性动脉内膜炎可导致血管腔闭塞,脑组织的缺血、软化,神经细胞的变性、坏死和神经纤维的脱髓鞘。

二、临床表现

根据病变部位,神经梅毒分为脑脊膜血管型梅毒和脑实质型梅毒。

(一)脑脊膜血管型梅毒

脑脊膜血管型梅毒病变主要累及脑膜、脊膜和血管内膜。以脑膜受累为主时表现为无菌性脑膜炎,多为慢性起病,全身不适,间歇性头痛,头晕,记忆减退;有时可出现急性梅毒性脑膜炎,患者持续低热,头痛,畏光,颈强直,意识障碍及癫痫发作等;脑脊液通路梗阻时出现颅内压增高的表现。无临床定位体征或出现脑神经麻痹(如双侧面神经麻痹)、瘫痪、视力减退或听力丧失。此多在原发感染后 1 年内出现。血管病变以动脉炎为常见,可导致脑梗死,出现相应的临床表现。血管性梅毒损害多发生于原发感染后 5～30 年。脊髓的脊膜血管梅毒比较少见,主要为梅毒性脊膜炎和急性梅毒性横贯性脊髓炎。临床上患者出现进展的肢体无力、感觉障碍(位置觉和振动觉突出)、二便障碍或急性迟缓性瘫痪,疾病后期为痉挛性瘫痪。

(二)脑、脊髓实质型梅毒

脑、脊髓实质型梅毒是梅毒螺旋体直接侵袭神经组织所致,多于原发感染后 15～20 年起病,多伴有脑膜血管梅毒。临床上主要有两种类型:麻痹性痴呆和脊髓痨。

1.麻痹性痴呆

麻痹性痴呆亦称梅毒性脑膜炎。此病发生于未经正确治疗的患者中。慢性起病,缓慢进展,患者出现神经精神症状,以精神异常症状突出,情绪不稳,人格改变,淡漠,幻觉,妄想,虚构,记忆、学习能力下降,定向力障碍,言语不清,呈进行性痴呆。神经症状可见偏瘫,眼肌麻痹,失语,意识障碍及癫痫发作等。查体见瞳孔对光反射迟钝,发展为阿一罗瞳孔。如不治疗,患者可在 3～15 年内死亡。

2.脊髓痨

脊髓痨主要是脊髓后索受累。临床表现为特征的肢体远端的"闪电样疼痛",症状剧烈,呈刺痛、放射痛、撕裂痛。患者步基宽,摇摆步态,Charcot 关节,营养障碍所致无痛性足底溃疡,阳痿,二便障碍,可伴有脑神经损害,如视神经萎缩、阿一罗瞳孔、动眼神经麻痹等。某些患者出现自主神经功能紊乱。

(三)其他

临床上可见梅毒感染后无神经系统症状,仅依靠实验室检查诊断为无症状性梅毒的患者。无症状性梅毒可有脑脊液异常,头颅 MRI 示脑膜有增强效应。先天性神经梅毒罕见。由梅毒螺旋体经母体传播至胎儿,出现类似成人梅毒的临床表现。脊髓病少见,其他表现还有脑积水、间质性角膜炎、牙齿畸形和听力丧失等。

三、辅助检查

(一)脑脊液检查

轻中度淋巴细胞增加,蛋白升高,糖含量降低或正常,IgG 升高,塞克隆区带常阳性,对判断疾病活动性有一定作用。

(二)免疫学检查

梅毒血清与脑脊液免疫学检查是重要的诊断方法。性病研究实验在血清中可以产生假阳性,但脑脊液中极少假阳性,不过敏感性较低。快速血浆反应抗体试验曾用于筛选检查,但脑脊液中假阳性率高。血清荧光螺旋体抗体吸附试验阳性常提示梅毒的诊断,但仅仅是定性试验,无法了解滴度。脑脊液 FTA－IgM 可确定诊断。苍白密螺旋体血细胞凝集素检测也可确立诊断。

(三)影像学

头颅 CT、MRI 对发现病变部位有一定帮助。MRI 优于 CT。脑膜受累时可见脑膜增强效应。

(四)病原学检查

此项可在脑脊液中分离螺旋体,但受条件限制,仅有限的实验室能进行。

四、治疗原则

(一)早期梅毒

正规治疗早期梅毒,有助于预防神经梅毒的发生。苯甲青霉素 G240 万单位,肌内注射,单剂治疗。治疗后患者定期回院重复检测至血清学阴性。少数患者通常在早期梅毒治疗 2 年后脑脊液正常时才能预防神经梅毒。治疗后仍出现梅毒应重复治疗。对青霉素过敏患者可使用四环素,每次 500mg,每天 4 次,口服 14 天;多西环素,每次 100mg,每天 2 次,口服 14 天。药物不良反应:过敏等。应注意治疗初期出现的雅一赫反应,因在治疗早期大量梅毒螺旋体进入循环引起。表现为突然发病,寒战,颜面潮红,呼吸困难,血压下降,通常出现在选用青霉素治疗病例中。首次使用后 2 小时内出现,7 小时达高峰,24 小时后缓解。一般在首次运用抗生素治疗 24 小时内常规予皮质激素预防。

(二)无症状性梅毒

水溶性青霉素治疗,每天 1200 万～2400 万 IU,持续 14 天。

(三)晚期梅毒

疗效尚有争论。

1.水溶性青霉素

每 4 小时 200 万～400 万单位,每天 1200 万～2400 万单位,连续用 10～14 天。

2.氨苄西林

每次 240 万单位,每周 1 次,连续治疗 3 周。

3.青霉素过敏使用四环素

每次 500mg,每天 4 次,连续 30 天。

4.头孢曲松

每次 1.0～2.0g,肌内注射或静脉滴注,每天 1 次,连续 14 天。

(四)先天性梅毒

水溶性青霉素治疗,每天 25 万 IU/kg,静脉滴注,连续使用 10 天以上。

五、护理评估

(一)健康史

不洁性病史,性向,先天性患者母亲梅毒感染史。

(二)症状

1.无症状型神经梅毒

无症状型神经梅毒表现为无症状,脑脊液呈轻度炎性反应,梅毒血清反应阳性。

2.梅毒性脑膜炎

梅毒性脑膜炎多发生在梅毒感染未经治疗的 2 期,主要为青年男性,发热、头痛和颈强等症状颇似急性病毒性脑炎。

3.血管性梅毒

血管性梅毒患者可见偏瘫、偏身感觉障碍、偏盲失语等,偶可有局限性癫痫、脑积水和脑神经麻痹;脊髓血管梅毒可表现为横贯性脊髓炎,运动、感觉及排尿障碍。

4.脊髓痨

患者表现为下肢脊神经根支配区域短促、阵发、电击样疼痛,可有感觉异常,随病情进展,可出现深感觉障碍、感觉性共济失调。部分患者可有内脏危象,如胃及膀胱危象。

5.麻痹性痴呆

麻痹性痴呆于初期感染后 10～30 年发病,主要为进行性痴呆合并神经损害征象为主。

(三)身体状况

1.生命体征及意识

有无发热、意识不清,瞳孔大小和对光反射。

2.疼痛

有无头痛、肌肉痛。

3.肢体活动障碍

有无肢体活动障碍、偏瘫,肌力、肌张力是否正常,有无共济失调,步态是否正常。

4.视力障碍

有无视力下降、丧失,偏盲,视野改变。

5.语言障碍

有无失语,失语类型。

6.排尿障碍

有无排尿障碍、尿频。

7.吞咽障碍

有无吞咽障碍、饮水呛咳,洼田饮水试验分级。

(四)心理状况

(1)有无焦虑、恐惧、抑郁等情绪。

(2)疾病对生活、工作有无影响。

六、护理诊断/问题

(一)有误吸的危险

误吸与病变引起的吞咽困难有关。

(二)意识障碍

意识障碍与病变所致神经精神症状有关。

(三)生活自理能力缺陷

生活自理能力缺陷与病变所致肢体功能障碍有关。

(四)有受伤的危险

有受伤的危险与病变所致肢体功能障碍有关。

(五)语言沟通障碍

语言沟通障碍与病变引起的失语、精神障碍有关。

(六)知识缺乏

这与疾病相关知识缺乏有关。

七、护理措施

(1)环境与休息:保持病室安静舒适,病房内空气清新,温湿度适宜。患者疾病早期不限制活动,但应预防跌倒、坠床的发生。病情危重并有意识障碍的患者卧床休息,长期卧床者应防压疮。

(2)饮食护理:指导患者进高热量、易消化、高维生素饮食。有意识障碍无法进食者应根据医嘱放置胃管,给予鼻饲饮食,保证营养供应,促进疾病康复。

(3)严密观察病情变化,生命体征是否平稳,有无突发肌力下降、偏瘫、癫痫发作、急性意识障碍,及时通知主管医生,给予对症处理。

(4)病情危重的患者,卧床期间注意协助患者更换体位,预防压疮的发生。躁动者必要时遵医嘱使用保护性约束措施。

(5)做好消毒隔离工作,预防交叉感染。有创操作时注意防护,避免职业暴露。

（6）肢体活动障碍者注意做好跌倒评估，预防跌倒。

（7）尿失禁的患者定时给予便器，锻炼自主排尿功能。留置导尿的患者保持会阴部皮肤及尿管清洁，观察尿液的颜色、性质、量。每月在无菌操作下更换尿管，使用抗反流尿袋，根据患者不同情况定时规律地夹闭、开放尿管，以维持膀胱收缩、充盈功能。注意保护患者隐私。

（8）使用大剂量青霉素等抗生素，进行驱梅治疗原则为及时、足量、足疗程。应向患者做好用药宣教，包括注意事项及不良反应，保证患者院外治疗足疗程。定期抽血，监测血常规及肝肾功能。首次应用抗生素时，注意预防雅—赫反应。

（9）加强患者的心理护理，及时了解患者的心理变化，对不同时期的心理变化给予患者不同的心理支持。同时做好疾病知识宣教，帮助患者树立战胜疾病的信心，减轻心理负担。同时也应做好患者家属的心理工作，使患者能够获得更多的心理支持。

八、健康指导

（1）做好疾病知识宣教，患者在相应治疗完成后，还须进行长期临床及血清学的观察，患者应了解定期复查复治的重要性，按照医嘱规定时间复诊。

（2）讲明梅毒的传染方式和对个人及社会的危害，使其了解早发现、早正规治疗的重要性。

（3）患者治疗期间禁止性生活，伴侣也应进行检查或治疗。

（4）嘱患者做好个人卫生，彻底治愈前不要到公共浴池洗澡或泳池游泳，内衣裤单独清洗，预防交叉感染。

第四章　消化内科疾病护理

第一节　胃炎

胃炎是指不同病因所致的胃黏膜炎症,通常包括上皮损伤、黏膜炎症反应和细胞再生三个过程,是最常见的消化道疾病之一。

一、急性胃炎

急性胃炎是由多种病因引起的急性胃黏膜炎症,内镜检查可见胃黏膜充血、水肿、出血、糜烂及浅表溃疡等一过性病变。临床上,以急性糜烂出血性胃炎最常见。

(一)病因与发病机制

1.药物

最常引起胃黏膜炎症的药物是非甾体抗炎药(NSAID),如阿司匹林、吲哚美辛等,可破坏胃黏膜上皮层,引起黏膜糜烂。

2.急性应激

严重的重要脏器衰竭、严重创伤、大手术、大面积烧伤、休克甚至精神心理因素等引起的急性应激,导致胃黏膜屏障破坏和氢离子弥散进入黏膜,引起胃黏膜糜烂和出血。

3.其他

酒精具有亲脂性和溶脂能力,高浓度酒精可直接破坏胃黏膜屏障。某些急性细菌或病毒感染、胆汁和胰液反流、胃内异物以及肿瘤放疗后的物理性损伤,可造成胃黏膜损伤引起上皮细胞损害、黏膜出血和糜烂。

(二)临床表现

1.症状

轻者大多无明显症状,有症状者主要表现为非特异性消化不良。上消化道出血是该病突出的临床表现。

2.体征

上腹部可有不同程度的压痛。

(三)辅助检查

1.实验室检查

大便潜血试验呈阳性。

2.内镜检查

纤维胃镜检查是诊断的主要依据。

(四)治疗要点

治疗原则是去除致病因素和积极治疗原发病。药物引起者,立即停药;急性应激者,在积极治疗原发病的同时,给予抑制胃酸分泌的药物;发生上消化道大出血时,按上消化道出血处理。

(五)护理措施

1.休息与活动

注意休息,减少活动。急性应激致病者应卧床休息

2.饮食护理

定时、规律进食,少食多餐,避免辛辣刺激性食物。

3.用药指导

指导患者遵医嘱慎用或禁用对胃黏膜有刺激作用的药物,并指导患者正确服用抑酸剂、胃黏膜保护剂等。

二、慢性胃炎

慢性胃炎是由各种病因引起的胃黏膜慢性炎症。其发病率在各种胃病中居首位。

(一)病因与发病机制

1.幽门螺杆菌感染

幽门螺杆菌感染被认为是慢性胃炎最主要的病因。

2.饮食和环境因素

饮食中高盐和缺乏新鲜蔬菜、水果与发生慢性胃炎相关。幽门螺杆菌可增加胃黏膜对环境因素损害的易感性。

3.物理及化学因素

物理及化学因素可削弱胃黏膜的屏障功能,使其易受胃酸和胃蛋白酶的损害。

4.自身免疫

由于壁细胞受损,机体产生壁细胞抗体和内因子抗体,使胃酸分泌减少乃至缺失,还可影响维生素 B_{12} 吸收,导致恶性贫血。

5.其他因素

慢性胃炎与年龄相关。

(二)临床表现

1.症状

$70\%\sim80\%$ 的患者可无任何症状,部分患者表现为非特异性的消化不良,症状常与进食或食物种类有关。

2.体征

体征多不明显,有时出现上腹部轻压痛。

(三)辅助检查

1.实验室检查

胃酸分泌正常或偏低。

2.幽门螺杆菌检测

幽门螺杆菌可通过侵入性和非侵入性方法检测。

3.胃镜及胃黏膜活组织检查

胃镜及胃黏膜活组织检查是诊断慢性胃炎最可靠的方法。

(四)治疗要点

治疗原则是消除病因、缓解症状、控制感染、防治癌前病变。

1.根除幽门螺杆菌

对幽门螺杆菌感染引起的慢性胃炎,尤其在活动期,目前多采用三联疗法,即一种胶体铋剂或一种质子泵抑制剂加上两种抗菌药物。

2.根据病因给予相应处理

若因非甾体抗炎药引起,应停药并给予抑酸剂或硫糖铝;若因胆汁反流,可用氢氧化铝凝胶来吸附,或予以硫糖铝及胃动力药物以中和胆盐,防止反流。

3.对症处理

有胃动力学改变者,可服用多潘立酮、西沙必利等;自身免疫性胃炎伴有恶性贫血者,遵医嘱肌内注射维生素 B_{12}。

(五)护理措施

1.一般护理

(1)休息与活动:急性发作或伴有消化道出血时应卧床休息,并可用转移注意力、做深呼吸等方法来减轻焦虑、缓解疼痛。病情缓解时,进行适当的运动和锻炼,注意避免过度劳累。

(2)饮食护理:以高热量、高蛋白、高维生素及易消化的饮食为原则,宜定时定量、少食多餐、细嚼慢咽,避免摄入过咸、过甜、过冷、过热及辛辣刺激性食物。

2.病情观察

观察患者消化不良的症状,腹痛的部位及性质,呕吐物和粪便的颜色、量及性状等,用药前后患者的反应。

3.用药护理

注意观察药物的疗效及不良反应。

(1)慎用或禁用阿司匹林、吲哚美辛等对胃黏膜有刺激的药物。

(2)胶体剂:枸橼酸钾宜在餐前半小时用吸管吸入服用。部分患者服药后出现便秘和大便呈黑色,停药后可自行消失。

(3)抗菌药物:服用阿莫西林前应询问患者有无青霉素过敏史,应用过程中注意有无迟发性变态反应。甲硝唑可引起恶心、呕吐等胃肠道反应。

4.症状、体征的护理

腹部疼痛或不适者,避免精神紧张,采取转移注意力、做深呼吸等方法缓解疼痛;或用热水袋热敷胃部,以解除痉挛,减轻腹痛。

5.健康指导

(1)疾病知识指导:向患者及家属介绍本病的相关病因和预后,避免诱发因素。

(2)饮食指导:指导患者加强饮食卫生和营养,规律饮食。

(3)生活方式指导:指导患者保持良好的心态,生活要有规律,合理安排工作和休息时间,劳逸结合。

(4)用药指导:指导患者遵医嘱服药,如有异常及时就诊,定期门诊复查。

第二节 上消化道出血

一、疾病概述

(一)概念和特点

上消化道出血是指屈氏韧带以上的消化道,包括食管、胃十二指肠、胰腺、胆管等病变引起的出血,以及胃空肠吻合术的空肠病变引起的出血。上消化道大出血是指数小时内失血量超过 1000mL 或循环血容量的 20%,主要表现为呕血和(或)黑便,常伴有血容量减少而引起急性周围循环衰竭,是临床的急症,严重者可导致失血性休克而危及生命。

近年来,本病的诊断和治疗水平有很大的提高,临床资料统计显示,80%~85%的急性上消化道大出血患者短期内能自行停止,仅 15%~20%的患者出血不止或反复出血,最终死于出血并发症,其中急性非静脉曲张性上消化道出血的发病率在我国仍居高不下,严重威胁人民的生命健康。

(二)相关病理生理

上消化道出血多起因于消化性溃疡侵蚀胃基底血管导致其破裂而引发出血。出血后逐渐影响周围血液循环量,如因出血量多引起有效循环血量减少,进而引发血液循环系统代偿,以致血压降低、心、出汗,这些症状急需即刻处理。出血处可能因血块形成而自动止血,但也可能再次出血。

(三)上消化道出血的病因

上消化道出血的病因包括溃疡性疾病、炎症、门脉高压、肿瘤、全身性疾病等。临床上最常见的病因是消化性溃疡,其他依次为急性糜烂出血性胃炎、食管胃底静脉曲张破裂和胃癌。现将病因归纳列述如下。

1.上消化道疾病

(1)食管疾病:食管物理性损伤、食管化学性损伤。

(2)胃十二指肠疾病:消化性溃疡、胃癌等。

(3)空肠疾病:胃肠吻合术后空肠溃疡、克罗恩病。

2.门静脉高压引起的食管胃底静脉曲张破裂出血

(1)各种病因引起的肝硬化。

(2)门静脉阻塞:门静脉炎、门静脉血栓形成、门静脉受邻近肿块压迫。

(3)肝静脉阻塞:如 Budd-Chiari 综合征。

3.上消化道邻近器官或组织的疾病

(1)胆管出血:胆囊或胆管结石、胆管蛔虫、胆管癌、肝癌、肝脓肿或肝血管瘤破入胆管等。

(2)胰腺疾病:急慢性胰腺炎、胰腺癌、胰腺假性囊肿、胰腺脓肿等。

(3)其他:纵隔肿瘤或囊肿破入食管、主动脉瘤、肝或脾动脉瘤破入食管等。

4.全身性疾病

(1)血液病:白血病、血友病、再生障碍性贫血、DIC 等。

(2)急性感染:脓毒症、肾综合征出血热、钩端螺旋体病、重症肝炎等。

(3)脏器衰竭:尿毒症、呼吸衰竭、肝衰竭等。

(4)结缔组织病:系统性红斑狼疮、结节性多动脉炎、皮肌炎等。

5.诱因

(1)服用水杨酸类或其他非甾体抗炎药或大量饮酒。

(2)应激相关胃黏膜损伤:严重感染、休克、大面积烧伤、大手术、脑血管意外等应激状态下,会引起应激相关胃黏膜损伤。应激性溃疡可引起大出血。

(四)临床表现

上消化道大量出血的临床表现主要取决于出血量及出血速度。

1.呕血与黑便

呕血与黑便是上消化道出血的特征性表现。上消化道出血之后,均有黑便。出血部位在幽门以上者常有呕血。若出血量较少、速度慢亦可无呕血;反之,幽门以下出血如出血量大、速度快,可因血反流入胃腔引起恶心、呕吐而表现为呕血。

呕血多为棕褐色,呈咖啡渣样,如出血量大,未经胃酸充分混合即呕出,则为鲜红色或有血块。黑便呈柏油样,黏稠而发亮,当出血量大,血液在肠内推进快,粪便可呈暗红色甚至鲜红色。

2.失血性周围循环衰竭

由于循环血容量迅速减少而导致周围循环衰竭。一般表现为头昏、心慌、乏力,突然起立发生晕厥、肢体冷感、心率加快、血压偏低等。严重者呈休克状态。

3.发热

大量出血后,多数患者在 24 小时内出现低热,持续 3～5 天后降至正常。发热原因可能与循环血量减少和周围循环衰竭导致体温调节中枢功能紊乱等因素有关。

4.氮质血症

上消化道大量出血后,由于大量血液蛋白质的消化产物在肠道被吸收,血尿素氮浓度可暂时增高,称为肠源性氮质血症。一般于 1 次出血后数小时血尿素氮开始上升,24～48 小时达到高峰,一般不超过 14.3mmol/L(40mg/dL),3～4 天后降至正常。

5.贫血和血常规

急性大量出血后均有失血性贫血。但在出血的早期,血红蛋白浓度、红细胞计数与血细胞比容可无明显变化。在出血后,组织液渗入血管内,使血液稀释,一般经 3～4 小时及以上才出现贫血,出血后 24～72 小时血液稀释到最大限度。贫血程度除取决于失血量外,还和出血前有无贫血、出血后液体平衡状态等因素相关。

急性出血患者为正细胞正色素性贫血,在出血后骨髓有明显代偿性增生,可暂时出现大细胞性贫血。慢性失血则呈小细胞低色素性贫血,出血 24 小时内网织红细胞即见增高,出血停止后逐渐降至正常。白细胞计数在出血后 2～5 小时轻至中度升高,血止后 2～3 天才恢复正常。但在肝硬化患者中,如同时有脾功能亢进,则白细胞计数可不升高。

(五)辅助检查

1.实验室检查

测定红细胞、白细胞和血小板计数,血红蛋白浓度、血细胞比容、肝肾功能、大便隐血检查等(以了解其病因、诱因及潜在的护理问题)。

2.内镜检查

出血后 24～48 小时内行急诊内镜检查,可以直接观察出血部位,明确出血的病因,同时对出血灶进行止血治疗,这是上消化道出血病因诊断首选的检查方法。

3.X 线钡餐检查

X 线钡餐检查对明确病因亦有价值,主要适用于不宜或不愿进行内镜检查者或胃镜检查未能发现出血原因,需排除十二指肠降段以下的小肠段有无出血病灶者。

4.其他

放射性核素扫描或选择性动脉造影如腹腔动脉、肠系膜上动脉造影帮助确定出血部位,适用于内镜及 X 线钡剂造影未能确诊而又反复出血者。不能耐受 X 线、内镜或动脉造影检查的患者,可作吞线试验,根据棉线有无沾染血迹及其部位,可以估计活动性出血部位。

(六)治疗原则

上消化道大量出血为临床急症,应采取积极措施进行抢救。迅速补充血容量,纠正水电解失衡,预防和治疗失血性休克,给予止血治疗,同时积极进行病因诊断和治疗。

药物治疗包括局部用药和全身用药两部分。

1.局部用药

经口或胃管注入消化道内,对病灶局部进行止血,主要用法如下。

(1)8～16mg 去甲肾上腺素溶于 100～200mL 冰盐水中口服,强烈收缩出血的小动脉而止血,适用于胃十二指肠出血。

(2)口服凝血酶,经接触性止血,促使纤维蛋白原转变为纤维蛋白,加速血液凝固,近年来被广泛应用于局部止血。

2.全身用药

药物经静脉进入体内,发挥止血作用。

(1)抑制胃酸分泌药:对消化性溃疡和急性胃黏膜损伤引起的出血,常规给予 H_2 受体阻滞剂或质子泵抑制剂,以提高和保持胃内较高的 pH,有利于血小板聚集及血浆凝血功能所诱导的止血过程。常用药物有:①西咪替丁 200～400mg,每 6 小时 1 次;②雷尼替丁 50mg,每 6 小时 1 次;③法莫替丁 20mg,12 小时 1 次;④奥美拉唑 40mg,每 12 小时 1 次。急性出血期均为静脉用药。

(2)降低门静脉压力药:①血管升压素及其拟似物:为常用药物,其机制是收缩内脏血管,从而减少门静脉血流量,降低门静脉及其侧支循环的压力。用法为血管升压素 0.2U/min 持续静脉滴注,视治疗反应,可逐渐加至 0.4U/min。同时用硝酸甘油静脉滴注或含服,以减轻大剂量用血管升压素的不良反应,并且硝酸甘油有协同降低门静脉压力的作用。②生长抑素及其拟似物:止血效果好,可明显减少内脏血流量,并减少奇静脉血流量,而奇静脉血流量是食管静脉血流量的标志。14 肽天然生长抑素,用法为首剂 250μg 缓慢静脉注射,继以每小时 250μg 持续静脉滴注。人工合成剂奥曲肽,常用首剂 100μg 缓慢静脉注射,继以每小时 25~50μg 持续静脉滴注。

(3)促进凝血和抗纤溶药物:补充凝血因子如静脉注入纤维蛋白原和凝血酶原复合物对凝血功能异常引起出血者有明显疗效。抗血纤溶芳酸和 6—氨基己酸有对抗或抑制纤维蛋白溶解的作用。

二、护理评估

(一)一般评估

1.生命体征

大量出血患者因血容量不足、外周血管收缩,体温可能偏低,出血后 2 天内多有发热,一般不超过 38.5℃,持续 3~5 天;脉搏增快(>120 次/分)或细速;呼吸急促、浅快;血压降低,收缩压降至 10.7kPa(80mmHg)以下,甚至可持续下降至测不出,脉压减少,<4.0kPa(30mmHg)。

2.患者主诉

患者有无头晕、乏力、心慌、气促、冷、口干口渴等症状。

3.相关记录

呕血颜色、量,皮肤、尿量、出入量、黑便颜色和量等记录结果。

(二)身体评估

1.头颈部

上消化道大量出血,有效循环血容量急剧减少,患者可出现精神萎靡、嗜睡、表情淡漠、烦躁不安、意识模糊甚至昏迷。

2.腹部

(1)有无肝脾大:如果出现脾大、蜘蛛痣、腹壁静脉曲张或有腹腔积液者,提示肝硬化门静脉高压食管静脉破裂出血;肝大、质地硬、表面凹凸不平或有结节,提示肝癌。

(2)腹部肿块的质地软硬度:如果质地硬、表面凹凸不平或有结节应考虑胃、胰腺、肝胆肿瘤。

(3)中等量以上的腹腔积液可有移动性浊音。

(4)肠鸣音活跃,肠蠕动增强,肠鸣音达 10 次/分以上,但音调不特别高调,提示有活动性出血。

(5)直肠和肛门有无结节、触痛和肿块、狭窄等异常情况。

3.其他

(1)出血部位与出血性质的评估:上消化道出血不包括口、鼻、咽喉等部位出血及咯血,应注意鉴别。出血部位在幽门以上,呕血及黑便可同时发生;而幽门以下部位出血,多以黑便为主。下消化道出血较少时,易被误认为是上消化道出血。下消化道出血仅有便血,无呕血,粪便鲜红、暗红或有血块,患者常感下腹部疼痛等不适感。进食动物血、肝,服用骨炭、铁剂、剂或中药也可使粪便发黑,但黑而无光泽。

(2)出血量的评估:粪便隐血试验阳性,表示为每天出血量>5mL;出现黑便时表示每天出血量在 50~70mL,胃内积血量达 250~300mL,可引起呕血;急性出血量<400mL 时,组织液

及脾脏贮血补充失血量,可无临床表现,若大量出血数小时内失血量超过 1000mL 或循环血容量的 20%,引起急性周围循环衰竭,导致急性失血性休克而危及患者生命。

(3)失血程度的评估:失血程度除按出血量评估外,还应根据全身状况来判断。失血的表现多伴有全身症状,表现为:①轻度失血,失血量达全身总血量的 10%～15%,患者表现为皮肤苍白、头晕、怕冷,血压可正常但有波动,脉搏稍快,尿量减少。②中度失血,失血量达全身总血量的 20% 以上,患者表现为口干、眩晕、心悸,血压波动、脉压变小,脉搏细数,尿量减少。③重度失血,失血量达全身总血量的 30% 以上,患者表现为烦躁不安、意识模糊、出冷汗、四肢冷、血压显著下降、脉搏细数超过 120 次/分,尿少或尿闭,重者失血性休克。

(4)出血是否停止的评估:①反复呕血,呕吐物由咖啡色转为鲜红色,黑便次数增多且粪便稀薄色泽转为暗红色,伴肠鸣音亢进。②周围循环衰竭的表现经充分补液、输血仍未见明显改善,或暂时好转后又恶化,血压不稳,中心静脉压不稳定。③红细胞计数、血细胞比容、血红蛋白测定不断下降,网织红细胞计数持续增高。④在补液足够、尿量正常时,血尿素氮升高。门静脉高压患者的脾脏大,因出血而暂时缩小,如不见脾脏恢复肿大,提示出血未止。

(三)心理－社会评估

患者发生呕血与黑便时都可导致患者出现紧张、烦躁不安、恐惧、焦虑等反应。病情危重者,患者可出现濒死感,而此时其家属表现伤心状态,则使患者出现较强烈的紧张及恐惧感。慢性疾病或全身性疾病致反复呕血与黑便者,易使患者对治疗和护理失去信心,表现为护理工作上不合作。患者及其家庭对疾病的认识态度会影响患者的生活质量,及其工作、学习、社交等活动。

(四)辅助检查结果评估

1.血常规

上消化道出血后均有急性失血性贫血;出血后 6～12 小时红细胞计数、血红蛋白浓度及血细胞比容下降;在出血后 2～5 小时白细胞数开始增高,血止后 2～3 天降至正常。

2.血尿素氮测定

呕血的同时因部分血液进入肠道,血红蛋白的分解产物在肠道被吸收,故在出血数小时后血尿素氮开始上升,24～48 小时可达高峰,持续时间不等,与出血时间长短有关。

3.粪便检查

隐血试验阳性,但检查前需禁止食动物血、肝、绿色蔬菜等 3～4 天

4.内镜检查

直接观察出血的原因和部位,黏膜皱迂曲可提示胃底静脉曲张。

(五)常用药物治疗效果的评估

1.输血

输血前评估患者的肝功能,肝功能受损宜输新鲜血,因库存血含氨量高易诱发肝性脑病。同时要评估患者年龄、病情、周围循环动力学及贫血状况,注意因输液、输血过快、过多导致肺水肿,原有心脏病或老年患者必要时可根据中心静脉压调节输液量。

2.血管升压素

滴注速度应准确,并严密观察有无出现腹痛、血压升高、心律失常、心肌缺血,甚至发生心

肌梗死等不良反应。评估药液是否外溢,一旦外溢用50%硫酸镁湿敷,因该药有抗利尿作用,突然停用血管升压素会引起反射性尿液增多,故应观察尿量并向家属做好解释工作。同时,孕妇、冠心病、高血压患者禁用血管升压素。

3.凝血酶

口服凝血酶时评估有无恶心、头昏等不良反应,并指导患者更换体位。此药不能与酸、碱及重金属等药物配伍,应现用现配,若出现过敏现象应立即停药。

4.镇静剂

评估患者的肝功能,肝病患者忌用吗啡、巴比妥类等强镇静药物。

三、主要护理诊断/问题

(一)体液不足

体液不足与上消化道大量出血有关。

(二)活动无耐力

活动无耐力与上消化道出血所致周围循环衰竭有关。

(三)营养失调

营养失调低于机体需要量:与急性期禁食及贫血有关。

(四)恐惧

恐惧与急性上消化道大量出血有关。

(五)知识缺乏

缺乏有关出血的知识及防治的知识。

(六)潜在并发症

休克、急性肾衰竭。

四、护理措施

(一)一般护理

1.休息与体位

少量出血者应卧床休息,大出血时绝对卧床休息,取平卧位并将下肢略抬高,以保证脑部供血。呕吐时头偏向一侧,防止窒息或误吸。指导患者坐起、站起时动作要缓慢,出现头晕、心慌出汗时立即告知护士。病情稳定后,逐渐增加活动量。

2.饮食护理

急性大出血伴恶心、呕吐者应禁食。少量出血无呕吐者,可进食温凉、清淡流质食物。出血停止后改为营养丰富、易消化、无刺激性半流质、软食,少量多餐逐渐过渡到正常饮食。食管胃底静脉曲张破裂出血者避免粗糙、坚硬、刺激性食物,且应细嚼慢咽。防止损伤曲张静脉而再次出血。

3.安全护理

轻症患者可起身稍做活动,可上厕所大小便。但应注意有活动性出血时,患者常因有便意而至厕所,在排便时或便后起立时晕厥,因此必要时由护士陪同如厕或暂时改为在床上排泄。重症患者应多巡视,用床栏加以保护。

(二)病情观察

上消化道大量出血时,有效循环血容量急剧减少,可导致休克或死亡,所以要严密监测。①精神和意识状态:患者是否精神萎靡、嗜睡、表情淡漠、烦躁不安、意识模糊甚至昏迷。②生命体征:体温不升或发热,呼吸急促,脉搏细弱、血压降低、脉压变小,必要时行心电监护。③周围循环状况:观察皮肤和甲床色泽,肢体温暖或是湿冷,周围静脉特别是颈静脉充盈情况。④准确记录 24 小时出入量,测每小时尿量,应保持尿量每小时大于 30mL,并记录呕吐物和粪便的性质、颜色及量。定期复查红细胞计数、血细胞比容、血红蛋白、网织红细胞计数、血尿素氮、粪潜血,以了解贫血程度、出血是否停止。

(三)用药护理

立即建立静脉通道,遵医嘱迅速、准确地实施输血、输液、各种止血治疗及用药等抢救措施,并观察治疗效果及不良反应。血管升压素可引起腹痛、血压升高、心律失常、心肌缺血,甚至发生心肌梗死,故滴注速度应准确,并严密观察不良反应。同时,孕妇、冠心病、高血压患者禁用血管升压素。肝病患者忌用吗啡、巴比妥类药物,宜输新鲜血,因库存血含氨量高,易诱发肝性脑病。

(四)三腔两囊管护理

插管前应仔细检查,确保三腔气囊管通畅、无漏气,并分别做好标记,以防混淆,备用。插管后检查管道是否在胃内,抽取胃液,确定管道在胃内,分别向胃囊和食管囊注气,将食管引流管、胃管连接负压吸引器,定时抽吸,观察出血是否停止,并记录引流液的性状及量。并做好留置三腔气囊管期间的护理和拔管出血停止后的观察及拔管。

(五)心理护理

护理人员应关心、安慰患者尤其是反复出血者。向其解释各项检查、治疗措施,耐心细致地解答患者或家属的提问,消除他们的疑虑。同时,经常巡视,大出血时陪伴患者,以减轻患者的紧张情绪。抢救工作应迅速而不忙乱,使其产生安全感、信任,保持稳定情绪,帮助患者消除紧张恐惧心理,更好地配合治疗及护理。

(六)健康教育

1.疾病知识指导

应帮助患者和家属掌握有关疾病的病因和诱因,以及预防、治疗和护理知识,以减少再度出血的危险。并且指导患者及家属学会早期识别出血征象,并了解相应的应急措施。

2.饮食指导

合理饮食是避免诱发上消化道出血的重要措施。注意饮食卫生和规律饮食;进食营养丰富、易消化的食物,避免粗糙、刺激性食物,或过冷、过热、产气多的食物、饮料,以及禁烟、浓茶、咖啡等对胃有刺激的食物。

3.生活指导

生活起居要有规律,劳逸结合,情绪乐观,保证身心愉悦,避免长期精神紧张。应在医生指导下用药,同时,慢性病者应定期门诊随访。

4.自我观察

教会患者出院后早期识别出血征象及应急措施:出现头晕、心等不适,或呕血、黑便时,立即卧床休息,保持安静,减少身体活动;呕吐时取侧卧位以免误吸;立即送医院治疗。

5.及时就诊的指标

(1)有呕血和黑便。

(2)出现血压降低、头晕、心等不适。

五、护理效果评估

(1)患者呕血和黑便停止,生命体征正常。

(2)患者活动耐受力增加,活动时无晕厥、跌倒危险。

(3)患者置管期间患者无窒息、意外吸入、食管胃底黏膜无溃烂、坏死。

(4)患者体重逐渐恢复正常,营养状态良好。

第三节 消化性溃疡

一、疾病概述

(一)概念和特点

消化性溃疡主要指发生在胃十二指肠的慢性溃疡,即胃溃疡(GU)和十二指肠溃疡(DU),因溃疡的形成与胃酸、胃蛋白酶的消化作用有关而得名。溃疡的黏膜缺损超过黏膜肌层,不同于糜烂。

消化性溃疡是全球常见疾病,其患病率在近年来呈下降趋势。本病可发生于任何年龄,但中年最为常见,DU多见于青壮年,而GU多见于中老年,后者发病年龄高峰比前者约晚10年。男性患者比女性多见。临床上DU比GU多见,两者之比为(2~3):1,但有地区差异。

(二)相关病理、生理

目前,对消化性溃疡的病理、生理的认识主要是基于Shay和Sun等人提出的"平衡学说"。即正常情况下,胃黏膜的攻击因子与防御因子应保持生理上的平衡,若攻击因子过强或防御因子减弱,就会造成胃黏膜损伤而引起溃疡。攻击因子主要有胃酸、胃蛋白酶、幽门螺杆菌等。防御因子主要有碳酸氢盐、胃黏液屏障和前列腺素等细胞保护因子。因此,"平衡学说"实际上就是胃酸分泌系统与胃黏膜保护系统之间的平衡。

(三)消化性溃疡的病因

1.幽门螺杆菌感染和非留体抗炎药

近年的研究已经明确,幽门螺杆菌(Hp)感染和服用非留体抗炎药(NSAID)是最常见的病因。溃疡发生是黏膜侵袭因素和防御因素失平衡的结果,胃酸在溃疡的形成中起关键作用。对胃十二指肠黏膜有损伤的侵袭因素包括胃酸和胃蛋白酶的消化作用、Hp的感染、NSAID,以及其他如胆盐、胰酶、酒精等,其中Hp感染和NSAID是损害胃黏膜屏障,导致消化性溃疡的最常见病因。

2.下列因素与消化性溃疡发病有不同程度的关系

(1)吸烟:吸烟者消化性溃疡的发生率比不吸烟者高,吸烟影响溃疡愈合和促进溃疡复发。

（2）遗传：消化性溃疡的家族史可能是 Hp 感染"家庭聚集"现象，O 型血者胃上皮细胞表面表达更多黏附受体而有利于 Hp 定植，故 O 型血者易患消化性溃疡。

（3）急性应激：情绪应激可能主要起诱因作用，可能通过神经内分泌途径影响胃十二指肠分泌、运动和黏膜血流的调节。

（4）胃十二指肠运动异常：胃肠运动障碍不大可能是原发病因，但可加重 Hp 感染或 NSAID 对黏膜的损害。

因此，消化性溃疡是一种多因素疾病，其中 Hp 感染和服用 NSAID 是已知的主要病因，溃疡发生是黏膜侵袭因素和防御因素失平衡的结果，胃酸在溃疡形成中起关键作用。

（四）临床表现

上腹痛是消化性溃疡的主要症状，但部分患者无症状或症状较轻以至于不为患者所注意，而以出血、穿孔等并发症为首发症状。

典型的消化性溃疡有如下临床特点：①慢性过程，病史可达数年至数十年。②周期性发作，发作与自发缓解相交替，发作期可为数周或数月，缓解期亦长短不一，短者数周、长者数年；发作常有季节性，多在秋冬季或冬春之交发病，可因精神情绪不良或过劳而诱发。③发作时上腹痛呈节律性，表现为空腹痛，即餐后 2～4 小时和（或）午夜痛，腹痛多为进食或服用抗酸药所缓解，典型节律表现在 GU 多见。

1.症状

上腹痛为主要症状，性质多为灼痛，亦可为钝痛、胀痛、剧痛或饥饿样不适感。多位于中上腹，可偏右或偏左。一般为轻至中度持续性痛。疼痛常有典型的节律性。腹痛多在进食或服用抗酸药后缓解。

2.体征

溃疡活动时上腹部可有局限性轻压痛，缓解期无明显体征。

（五）辅助检查

1.实验室检查

血常规、尿常规和便常规（粪便潜血试验）、生化、肝肾功能检查（以了解其病因、诱因及潜在的护理问题）。

2.胃镜和胃黏膜活组织检查

胃镜和胃黏膜活组织检查是确诊消化性溃疡首选的检查方法。内镜下消化性溃疡多呈圆形或椭圆形，也有呈线形，边缘光整，底部覆有灰黄色或灰白色渗出物，周围黏膜可有充血、水肿，可见皱襞向溃疡集中。内镜下溃疡可分为活动期（A）、愈合期（H）和瘢痕期（S）3 个病期。

3.X 线钡餐检查

其适用于对胃镜检查有禁忌或不愿接受胃镜检查者。溃疡的 X 线征象有直接和间接两种：龛影是直接征象，对溃疡有确诊价值；局部压痛、十二指肠球部激惹和球部畸形，胃大弯侧痉挛性切迹均为间接征象，仅提示可能有溃疡。

4.Hp 检测

该检测应列为消化性溃疡诊断的常规检查项目，因为有无 Hp 感染决定治疗方案的选择。监测方法分为侵入性和非侵入性两大类。前者需通过胃镜检查取胃黏膜活组织进行监测，主要包括快速尿素酶试验、组织学检查和 Hp 培养；后者主要有 ^{13}C 或 ^{14}C 尿素呼气试验、粪便 Hp 抗原检测及血清学检查。

(六)治疗原则

消化性溃疡的治疗目的：消除病因、缓解症状、愈合溃疡、防止复发和防治并发症。针对病因的治疗，例如根除 Hp，有可能彻底治愈溃疡病，是近年来消化性溃疡治疗的一大进展。

1.药物治疗

治疗消化性溃疡的药物可分为抑制胃酸分泌的药物和保护胃黏膜的药物两大类，主要起缓解症状和促进溃疡愈合的作用，常与根除 Hp 治疗药物配合使用。

(1)抑制胃酸药物：溃疡的愈合与抑酸治疗的强度和时间成正比。抗酸药具有中和胃酸的作用，可迅速缓解疼痛症状，但一般剂量难以促进溃疡愈合，故目前多作为加强止痛的辅助治疗。常用的抑制胃酸的药物有以下几种。①碱性抗酸剂：氢氧化铝、铝碳酸镁等及其复方制剂；②H$_2$ 受体阻滞剂：西咪替丁 800mg，每晚 1 次或 400mg，2 次/天；③雷尼替丁 300mg，每晚 1 次或 150mg，2 次/天；④法莫替丁 40mg，每晚 1 次或 20mg，2 次/天；⑤尼扎替丁 300mg，每晚 1 次或 150mg，2 次/天；⑥质子泵抑制剂：奥美拉唑 20mg，1 次/天；⑦兰索拉唑 30mg，1 次/天。

(2)保护胃黏膜药物：硫糖铝和胶体目前已少用作治疗消化性溃疡的一线药物。枸橼酸钾(胶体次枸橼酸)因兼有较强抑制幽门螺杆菌的作用，可作为根除 Hp 联合治疗方案的组分，但要注意此药不能长期服用，因会过量蓄积而引起神经毒性。米索前列醇具有抑制胃酸分泌、增加胃十二指肠黏膜的黏液及碳酸氢盐分泌和增加黏膜血流等作用，主要用于 NSAID 溃疡的预防，腹泻是常见不良反应，因引起子宫收缩故孕妇忌服。

常用的有：①硫糖铝 1g，4 次/天；②前列腺素类药物：米索前列醇 200μg，4 次/天；③胶体铋：枸橼酸铋钾 120mg，4 次/天。

根除幽门螺杆菌治疗：凡有 Hp 感染的消化性溃疡，无论初发或复发、活动或静止、有无并发症，均应予以根除 Hp 治疗。根除 Hp 治疗结束后，继续给予 1 个疗程的抗溃疡治疗是最理想的。这对有并发症或溃疡面积大的患者尤为必要。

2.其他治疗

外科手术仅限于少数有并发症者，包括：①大量出血经内科治疗无效；②急性穿孔；③瘢痕性幽门梗阻；④胃溃疡癌变；严格内科治疗无效的顽固性溃疡。

二、护理评估

(一)一般评估

1.患病及治疗经过

询问发病的有关诱因和病因，例如发病是否与天气变化、饮食不当或情绪激动有关；有无暴饮暴食、喜食酸辣等刺激性食物的习惯；是否嗜烟酒；有无经常服用 NSAID 药物史；家族中有无溃疡病者等。询问患者的病程经过，例如首次疼痛发作的时间，疼痛与进食的关系，是餐后还是空腹出现，有无规律，部位及性质如何，应用何种方法能缓解疼痛，曾做过何种检查和治疗，结果如何。

2.患者主诉与一般情况

有无恶心、呕吐、嗳气、反酸等其他消化道症状，有无呕血、黑便、频繁呕吐等症状。询问此次发病与既往有无变化,日常休息与活动如何等。

3.相关记录

腹痛、体重、体位、饮食、药物、出入量等记录结果。

(二)身体评估

1.头颈部

有无痛苦表情、消瘦、贫血貌等。

2.腹部

(1)上腹部有无固定压痛点,有无胃蠕动波,全腹有无压痛、反跳痛,有无腹肌紧张。

(2)有无空腹振水音,腹部有无肠鸣音变化(亢进、减弱或消失),结合病例综合考虑。

3.其他

有无因腹部疼痛而发生的体位改变等。

(三)心理－社会评估

患者及家属对疾病的认识程度,患者有无焦虑或恐惧等心理,患者在疾病治疗过程中的心理反应与需求,家庭及社会支持情况。

(四)辅助检查结果评估

(1)血常规有无红细胞计数、血红蛋白减少。

(2)粪便潜血试验是否为阳性。

(3)Hp 检测是否为阳性。

(4)胃液分析:基础排酸量和最大排酸量是增高、减少还是正常。

(5)X 线钡餐造影有无典型的溃疡龛影及其部位。

(6)胃镜及黏膜活检:溃疡的部位、大小及性质如何,有无活动性出血。

(五)常用药物治疗效果的评估

1.抗酸药评估要点

(1)用药剂量/天、时间、用药方法(静脉注射、口服)的评估与记录。

(2)有无磷缺乏症表现:食欲缺乏、软弱无力等症状,甚至有骨质疏松的表现。

(3)有无严重便秘、代谢性碱中毒与钠潴留,甚至肾损害。服用镁剂应注意有无腹泻。

2.H_2受体阻滞剂评估要点

(1)用药剂量/天、时间、用药方法(静脉注射、口服)的评估与记录,静脉给药应注意控制速度,速度过快可引起低血压和心律失常。

(2)注意监测肝、肾功能,注意有无头痛、头晕、疲倦、腹泻及皮疹等反应,因药物可随母乳排出,哺乳期应停止用药。

3.质子泵抑制剂的评估要点

(1)患者自觉症状:有无头晕、腹泻等症状。

(2)有无皮肤等反应:例如荨麻疹、皮疹、瘙痒、头痛、口苦和肝功能异常等。

三、主要护理诊断

(一)腹痛

腹痛与胃酸刺激溃疡面引起化学性炎症反应有关。

(二)营养失调

营养失调与疼痛致摄入减少及消化吸收障碍有关。

(三)知识缺乏

缺乏有关消化性溃疡病因及预防知识。

(四)潜在并发症

上消化道大量出血、穿孔、幽门梗阻和癌变。

四、护理措施

(一)休息与活动

溃疡活动期且症状较重者,嘱其卧床休息几天至1～2周,可使疼痛等症状缓解。病情较轻者则应鼓励其适当活动,以分散注意力。

(二)指导缓解疼痛

注意观察及详细了解患者疼痛的规律和特点,并按其疼痛特点指导缓解疼痛的方法。如DU表现为空腹痛或午夜痛,指导患者在疼痛前或疼痛时进食碱性食物(如苏打饼干等),或服用制酸剂。也可采用局部热敷或针灸止痛。

(三)合理饮食

选择营养丰富、易消化的食物。症状重者以面食为主。避免食用机械性和化学刺激性强的食物。以少食多餐为主,每天进食4～5次,避免过饱,进食宜细嚼慢咽,以增加唾液分泌,稀释和中和胃酸。

(四)用药护理

应严格按医嘱用药,并注意观察常用药的毒副作用,发现问题及时处理。

(五)心理护理

多关心体贴患者,使患者保持良好的情绪,因为过分焦虑和恐惧往往更易诱发和加重消化性溃疡。

(六)健康教育

1.帮助患者认识和祛除病因

向患者讲解引起和加重溃疡病的相关因素,指导其保持乐观情绪,规律生活。

2.饮食指导

建立合理的饮食习惯和结构,戒除烟酒,避免摄入刺激性食物。饮食宜清淡、易消化、富营养,少食多餐。

3.用药原则

指导患者按医嘱正确服药,学会观察药效及不良反应,不随便停药或减量,防止溃疡复发。指导患者慎用或勿用致溃疡的药物,如阿司匹林、咖啡因、泼尼松等。

4.适当活动计划

制订个体化的活动计划,选择合适的锻炼方式,提高机体抵抗力。

5.自我观察

教会患者出院后的某些重要指标的自我监测:如腹痛、呕吐、黑便等监测,并正确记录。

6.及时就诊的指标

(1)上腹疼痛节律发生变化或疼痛加剧。

(2)出现呕血、黑便等。

第四节 反流性食管炎

反流性食管炎是指胃十二指肠内容物反流入食管所引起的食管黏膜炎症、糜烂、溃疡和纤维化等病变,甚至引起咽喉、气道等食管以外的组织损害。其发病男性多于女性,男女比例为(2~3):1,发病率为1.92%。随着年龄的增长,食管下括约肌收缩力的下降,胃十二指肠内容物自发性反流,使老年人反流性食管炎的发病率有所增加。

一、病因与发病机制

(一)抗反流屏障削弱

食管下括约肌是指食管末端3~4cm长的环形肌束。正常人静息时压力为1.3~4.0kPa(10~30mmHg),为一高压带,防止胃内容物反流入食管。由于年龄的增长,机体老化导致食管下括约肌的收缩力下降引起食物反流。一过性食管下括约肌松弛也是反流性食管炎的主要发病机制。

(二)食管清除作用减弱

正常情况下,一旦发生食物的反流,大部分反流物通过1~2次食管自发和继发性的蠕动性收缩将食管内容物排入胃内,即容量清除,剩余的部分则由唾液缓慢地中和。老年人食管蠕动缓慢和唾液产生减少,影响了食管的清除作用。

(三)食管黏膜屏障作用下降

反流物进入食管后,可以凭借食管上皮表面黏液、不移动水层和表面HCO_3^-。复层鳞状上皮等构成上皮屏障,以及黏膜下丰富的血液供应构成的后上皮屏障,发挥其抗反流物对食管黏膜损伤的作用。随着机体老化,食管黏膜逐渐萎缩,黏膜屏障作用下降。

二、护理评估

(一)健康史

询问患者的饮食结构及习惯,有无长期服用药物史。

(二)身体评估

1.反流症状

反酸、反食、反胃(指胃内容物在无恶心和不用力的情况下涌入口腔)、嗳气等,多在餐后明显或加重,平卧或体前屈时易出现。

2.反流物引起的刺激症状

胸骨后或剑突下烧灼感、胸痛、吞咽困难等。常由胸骨下段向上伸延,常在餐后1小时出现,平卧、弯腰或腹压增高时可加重。反流物刺激食管痉挛导致胸痛,常发生在胸骨后或剑突下。严重时可为剧烈刺痛,可放射到后背、胸部、肩部、颈部、耳后,有的酷似心绞痛的特点。

3.其他症状

咽部不适,有异物感、棉团感或堵塞感,可能与酸反流引起食管上括约肌压力升高有关。

4.并发症

(1)上消化道出血:因食管黏膜炎症、糜烂及溃疡可以导致上消化道出血。

(2)食管狭窄:食管炎反复发作致使纤维组织增生,最终导致瘢痕性狭窄。

(3)Barrett 食管:在食管黏膜的修复过程中,食管贲门交界处 2cm 以上的食管鳞状上皮被特殊的柱状上皮取代,称之为 Barrett 食管。Barrett 食管发生溃疡时,又称 Barrett 溃疡。Barrett 食管是食管癌的主要癌前病变,其腺癌的发生率较正常人高 30~50 倍。

(三)辅助检查

1.内镜检查

内镜检查是反流性食管炎最准确、最可靠的诊断方法,能判断其严重程度和有无并发症,结合活检可与其他疾病相鉴别。

2.24 小时食管 pH 监测

应用便携式 pH 记录仪在生理状态下对患者进行 24 小时食管 pH 连续监测,可提供食管是否存在过度酸反流的客观依据。在进行该项检查前 3 天,应停用抑酸药与促胃肠动力的药物。

3.食管吞钡 X 线检查

对不愿意接受或不能耐受内镜检查者行该检查。严重患者可发现阳性 X 线征。

(四)心理社会状况

反流性食管炎长期持续存在,病情反复、病程迁延,因此患者会出现食欲减退、体重下降,导致患者心情烦躁、焦虑;合并消化道出血时会使患者紧张、恐惧。应注意评估患者的情绪状态及对本病的认知程度。

三、常见护理诊断及问题

(一)疼痛

疼痛与胃食管黏膜炎性病变有关。

(二)营养失调:低于机体需要量

营养失调:低于机体需要量与害怕进食、消化吸收不良等有关。

(三)有体液不足的危险

体液不足与合并消化道出血引起活动性体液丢失、呕吐及液体摄入量不足有关。

(四)焦虑

焦虑与病情反复、病程迁延有关。

(五)知识缺乏

缺乏对反流性食管炎病因和预防知识的了解。

四、诊断要点与治疗原则

(一)诊断要点

临床上有明显的反流症状,内镜下有反流性食管炎的表现,食管过度酸反流的客观依据即可作出诊断。

（二）治疗原则

治疗原则以药物治疗为主，对药物治疗无效或发生并发症者可做手术治疗。

1. 药物治疗

目前多主张采用递减法，即开始使用质子泵抑制剂加促胃肠动力药，迅速控制症状，待症状控制后再减量维持。

（1）促胃肠动力药：目前常用的药物是西沙必利。常用量为每次 5～15mg，每天 3～4 次，疗程 8～12 周。

（2）抑酸药：①H_2受体阻滞剂：西咪替丁 400mg、雷尼替丁 150mg、法莫替丁 20mg，每天 2 次，疗程 8～12 周。②质子泵抑制剂（PPI）：奥美拉唑 20mg、兰索拉唑 30mg、洋托拉唑 40mg、雷贝拉唑 10mg 和埃索美拉唑 20mg，1 天 1 次，疗程 4～8 周。③抗酸药：仅用于症状轻、间歇发作的患者作为临时缓解症状用。反流性食管炎有并发症或停药后很快复发者，需要长期维持治疗。H_2受体阻滞剂、西沙必利、PPI 均可用于维持治疗，其中以 PPI 效果最好。维持治疗的剂量因患者而异，以调整至患者无症状的最低剂量为合适剂量。

2. 手术治疗

手术为不同术式的胃底折叠术。手术指征为：①严格内科治疗无效。②虽经内科治疗有效，但患者不能忍受长期服药。③经反复扩张治疗后仍反复发作的食管狭窄。④确诊由反流性食管炎引起的严重呼吸道疾病。

3. 并发症的治疗

（1）食管狭窄：大部分狭窄可行内镜下食管扩张术治疗。扩张后予以长时间 PPI 维持治疗可防止狭窄复发。少数严重瘢痕性狭窄的患者需行手术切除。

（2）Barrett 食管：药物治疗是预防 Barrett 食管发生和发展的重要措施，必须使用 PPI 治疗及长期维持。

五、护理措施

（一）一般护理

为减少平卧时及夜间反流可将床头抬高 15～20cm。避免睡前 2 小时内进食，白天进餐后亦不宜立即卧床。患者应避免食用使食管下括约肌压力降低的食物和药物，如高脂肪、巧克力、咖啡、浓茶及硝酸甘油、钙通道阻滞剂等。患者应戒烟及禁酒。减少一切影响腹压增高的因素，如肥胖、便秘、紧束腰带等。

（二）用药护理

遵医嘱给予药物治疗，注意观察药物的疗效及不良反应。

1. H_2受体阻滞剂

此药物应在餐中或餐后即刻服用，若需同时服用抗酸药，则两药应间隔 1 小时以上。若静脉给药应注意控制速度，过快可引起低血压和心律失常。西咪替丁对雄性激素受体有亲和力，可导致男性乳腺发育、阳痿及性功能紊乱，应做好解释工作。该药物主要通过肾排泄，用药期间应监测肾功能。

2. 质子泵抑制剂

奥美拉唑可引起头晕，应嘱患者用药期间避免开车或做其他必须高度集中注意力的工作。

兰索拉唑的不良反应包括荨麻疹、皮疹、瘙痒、头痛、口苦、肝功能异常等,轻度不良反应不影响继续用药,较严重时应及时停药。洋托拉唑的不良反应较少,偶可引起头痛和腹泻。

3.抗酸药

该药在饭后1小时和睡前服用。服用片剂时应嚼服,乳剂给药前应充分摇匀。抗酸剂应避免与奶制品、酸性饮料及食物同时服用。

(三)饮食护理

(1)指导患者有规律地定时进餐,饮食不宜过饱,选择营养丰富、易消化的食物。避免摄入过咸、过甜、过辣的刺激性食物。

(2)制订饮食计划:与患者共同制订饮食计划,指导患者及家属改进烹饪技巧,增加食物的色、香、味,刺激患者的食欲。

(3)观察并记录患者每天进餐次数、量、种类,以了解其摄入营养素的情况。

六、健康指导

(一)疾病知识的指导

向患者及家属介绍本病的有关病因,避免诱发因素。患者应保持良好的心理状态,平时生活要有规律,合理安排工作和休息时间,注意劳逸结合,积极配合治疗。

(二)饮食指导

指导患者加强饮食卫生和饮食营养,养成有规律的饮食习惯;避免过冷、过热、辛辣等刺激性食物及浓茶、咖啡等饮料;戒酒。

(三)用药指导

根据病因及病情进行指导,嘱患者长期维持治疗,介绍药物的不良反应,如有异常及时复诊。

第五节　肝硬化

一、疾病概述

(一)概念和特点

肝硬化是各种慢性肝病发展的晚期阶段。病理上以肝脏弥漫性纤维化、再生结节和假小叶形成为特征。临床上起病隐匿,病程发展缓慢,晚期以肝功能减退和门静脉高压为主要表现,常出现多种并发症。

肝硬化是常见病,世界范围内的年发病率为(25～400)/10万,发病高峰年龄在35～50岁,男性多见,出现并发症时病死率高。

(二)相关病理、生理

肝硬化的病理改变主要是正常肝小叶结构被假小叶所替代后,在大体形态上,肝脏早期肿大、晚期明显缩小,质地变硬。

肝硬化的病理、生理改变主要是肝功能减退(失代偿)和门静脉高压,临床上表现为由此而引起的多系统、多器官受累所产生的症状和体征,进一步发展可产生一系列并发症。

(三)肝硬化的病因

引起肝硬化的病因很多,在我国以病毒性肝炎为主,欧美国家以慢性酒精中毒多见。

(1)病毒性肝炎:主要为乙型、丙型和丁型肝炎病毒的感染,通常经过慢性肝炎阶段演变而来,急性或亚急性肝炎如有大量肝细胞坏死和肝纤维化可以直接演变为肝硬化,乙型和丙型或丁型肝炎病毒的重叠感染可加速发展至肝硬化。

(2)慢性酒精中毒:长期大量饮酒(一般为每天摄入酒精80g达10年以上),酒精及其代谢产物(乙醛)的毒性作用,引起酒精性肝炎,继而可发展为肝硬化。

(3)非酒精性脂肪性肝炎可发展成肝硬化。

(4)胆汁淤积:持续肝内胆汁淤积或肝外胆管阻塞时,高浓度胆酸和胆红素对肝细胞有损害作用,引起原发性胆汁性肝硬化或继发性胆汁性肝硬化。

(5)肝静脉回流受阻:慢性充血性心力衰竭、缩窄性心包炎、肝静脉阻塞综合征、肝小静脉闭塞等引起肝脏长期淤血缺氧,引起肝细胞坏死和纤维化。

(6)遗传代谢性疾病:先天性酶缺陷疾病,致使某些物质不能被正常代谢而沉积在肝脏,如肝豆状核变性(铜沉积)、血色病(铁沉积)、α_1—抗胰蛋白酶缺乏症等。

(7)工业毒物或药物:长期接触四氯化碳、磷、砷等或服用双醋酚汀、甲基多巴、异烟肼等可引起中毒性或药物性肝炎而演变为肝硬化;长期服用氨甲蝶呤可引起肝纤维化而发展为肝硬化。

(8)自身免疫性肝炎可演变为肝硬化。

(9)血吸虫病:虫卵沉积于汇管区,引起肝纤维组织增生,导致窦前性门静脉高压,亦称为血吸虫病性肝硬化。

(10)隐源性肝硬化为部分原因不明的肝硬化。

(四)临床表现

1.代偿期肝硬化

代偿期肝硬化症状轻且无特异性,可有乏力、食欲减退、腹胀不适等症状。患者营养状况一般,可触及肿大的肝脏、质偏硬,脾可肿大。肝功能检查正常或仅有轻度酶学异常。此病常在体检或手术中被偶然发现。

2.失代偿期肝硬化

失代偿期肝硬化临床表现明显,可发生多种并发症。

(1)症状。

全身症状:乏力为早期症状,其程度可自轻度疲倦至严重乏力。体重下降往往随病情进展而逐渐明显。少数患者有不规则低热,与肝细胞坏死有关,但注意与合并感染、肝癌相鉴别。

消化道症状:食欲缺乏为常见症状,可有恶心、偶伴呕吐。腹胀亦常见,与胃肠积气、腹腔积液和肝脾大等有关,腹腔积液量大时,腹胀成为患者最难忍受的症状。腹泻往往表现为对脂肪和蛋白质耐受差,稍进油腻肉食即易发生腹泻。部分患者有腹痛,多为肝区隐痛,当出现明显腹痛时要注意合并肝癌、原发性腹膜炎、胆道感染、消化性溃疡等情况。

出血倾向:可有牙龈、鼻腔出血,皮肤紫癜,女性月经过多等。

与内分泌紊乱有关的症状:男性可有性功能减退、男性乳房发育,女性可发生闭经、不孕。部分患者有低血糖的表现。

门脉高压症状:如食管胃底静脉曲张破裂而致上消化道出血时,表现为呕血及黑便;脾功能亢进可致血细胞减少,贫血而出现皮肤黏膜苍白。

(2)体征:患者呈肝病面容,面色黝黑而无光泽。晚期患者消瘦、肌肉萎缩。皮肤可见蜘蛛痣、肝掌、男性乳房发育。腹壁静脉以脐为中心显露至曲张,严重者脐周静脉突起呈水母状并可听见静脉杂音。黄疸提示肝功能储备已明显减退,黄疸呈持续性或进行性加深提示预后不良。腹腔积液伴或不伴下肢水肿是失代偿期肝硬化最常见表现,部分患者可伴肝性胸腔积液,以右侧多见。

肝脏早期肿大可触及,质硬而边缘钝;后期缩小,肋下常触不到。半数患者可触及肿大的脾脏,常为中度,少数为重度。

各型肝硬化起病方式与临床表现并不完全相同。如大结节性肝硬化起病较急、进展较快,门静脉高压症状相对较轻,但肝功能损害则较严重;血吸虫病性肝纤维化的临床表现则以门静脉高压症为主,巨脾多见,黄疸、蜘蛛痣、肝掌少见,肝功能损害较轻,肝功能试验多基本正常。

(五)辅助检查

1.实验室检查

血常规、尿常规、粪常规,血清免疫学、内镜、腹腔镜、腹腔积液和门静脉压力生化检查(以了解其病因、诱因及潜在的护理问题)。

2.肝功能检查

代偿期大多正常或仅有轻度的酶学异常,失代偿期普遍异常,且异常程度往往与肝脏的储备功能减退程度相关。具体表现为转氨酶升高,清蛋白下降、球蛋白升高,A/G 倒置,凝血酶原时间延长,结合胆红素升高等。

3.影像学检查

(1)X 线检查:食管静脉曲张时行食管吞钡 X 线检查显示虫蚀样或蚯蚓状充盈缺损,纵行黏膜皱增宽,胃底静脉曲张时胃肠钡餐可见菊花瓣样充盈缺损。

(2)腹部超声检查:B 超检查常示肝脏表面不光滑、肝叶比例失调、肝实质回声不均匀等,以及脾大、门静脉扩张和腹腔积液等超声图像。

(3)CT 和 MRI 检查对肝硬化的诊断价值与 B 超检查相似。

(六)治疗原则

本病目前无特效治疗,关键在于早期诊断,针对病因给予相应处理,阻止肝硬化进一步发展,后期积极防治并发症,终末期则只能有赖于肝移植。

二、护理评估

(一)一般评估

1.生命体征

伴感染时可有发热,有心脏功能不全时可有呼吸、脉搏和血压的改变,余无明显特殊变化。

2.患病及治疗经过

询问本病的有关病因,例如:有无肝炎或输血史、心力衰竭、胆道疾病;有无长期接触化学毒物、使用损肝药物或嗜酒,其用量和持续时间;有无慢性肠道感染、消化不良、消瘦、黄疸、出血史,有关的检查、用药和其他治疗情况。

3.患者主诉及一般情况

饮食及消化情况,例如食欲、进食量及食物种类、饮食习惯及爱好;有无食欲减退甚至畏食,有无恶心、呕吐、腹胀、腹痛,呕吐物和粪便的性质及颜色;日常休息及活动量、活动耐力、尿量及颜色等。

4.相关记录

体重、饮食、皮肤、肝脏大小、出入量、出血情况、意识等记录结果。

(二)身体评估

1.头颈部

(1)面部颜色,有无肝病面容、脱发。

(2)患者的精神状态,对人物、时间、地点的定向力(表情淡漠、性格改变或行为异常多为肝脏病的前驱表现)。

2.胸部

呼吸的频率和节律,有无呼吸浅速、呼吸困难和发绀,有无因呼吸困难而不能平卧,有无胸腔积液形成。

3.腹部

(1)测量腹围有无腹壁紧张度增加、脐疝、腹式呼吸减弱等腹腔积液征象。

(2)腹部有无移动性浊音,大量腹腔积液可有液波震颤。

(3)有无腹壁静脉显露,腹壁静脉曲张时在剑突下、脐周腹壁静脉曲张处可听见静脉连续性潺潺声(结合病例综合考虑)。

(4)肝脾大小、质地、表面情况及有无压痛(结合 B 超检查结果综合考虑)。

4.其他

是否消瘦,有无皮下脂肪消失、肌肉萎缩;皮肤是否干枯,有无黄染、出血点、蜘蛛痣、肝掌等。

(三)心理社会评估

评估时应注意患者的心理状态,有无个性、行为的改变,有无焦虑、抑郁、易怒、悲观等情绪。并发肝性脑病时,患者可出现嗜睡、兴奋、昼夜颠倒等神经精神症状,应注意鉴别。评估患者及家属对疾病的认识及态度、家庭经济情况和社会支持等。

(四)辅助检查结果评估

1.血常规检查

血常规检查有无红细胞计数减少或全血细胞计数减少。

2.血生化检查

肝功能有无异常,有无电解质和酸碱平衡紊乱,血氨是否增高,有无氮质血症。

3.腹腔积液检查

腹腔积液的性质是漏出液或渗出液,有无找到病原菌或恶性肿瘤细胞。

4.其他检查

钡餐造影检查有无食管胃底静脉曲张,B超检查有无静脉高压征象等。

(五)常用药物治疗效果的评估

1.准确记录患者出入量(尤其是24小时尿量)

大量利尿可引起血容量过度降低,心输血量下降,血尿素氮增高,患者皮肤弹性减低,出现直立性低血压和少尿。

2.血生化检查的结果

长期使用噻嗪类利尿剂有可能导致水、电解质紊乱,产生低钠、低氯和低钾血症。

三、主要护理诊断

(一)营养失调

营养失调,低于机体需要量与肝功能减退、门静脉高压引起食欲减退、消化和吸收障碍有关。

(二)体液过多

体液过多与肝功能减退、门静脉高压引起水钠潴留有关。

(三)潜在并发症

1.上消化道出血

上消化道出血与食管胃底静脉曲张破裂有关。

2.肝性脑病

肝性脑病与肝功能障碍、代谢紊乱致神经系统功能失调有关。

四、护理措施

(一)休息与活动

睡眠应充足,生活起居有规律。代偿期患者无明显的精神、体力减退,可适当参加工作,避免过度疲劳;失代偿期患者以卧床休息为主,并视病情适量活动,活动量以不加重疲劳感和其他症状为度。腹腔积液患者宜采取平卧位,可抬高下肢,以减轻水肿。阴囊水肿者可用拖带托起阴囊,大量腹腔积液者卧床时可取半卧位,以减轻呼吸困难和心症状。

(二)合理饮食

既保证饮食营养又遵守必要的饮食限制是改善肝功能、延缓病情进展的基本措施。医生与患者共同制订符合治疗需要而又为其接受的饮食计划。饮食治疗原则为:高热量、高蛋白质、高维生素、限制水钠、易消化饮食,并根据病情变化及时调整。

(三)用药护理

应严格按医嘱用药,并注意观察常用药的毒副作用,发现问题及时处理。如使用利尿剂注意维持水电解质和酸碱平衡,利尿速度不宜过快,以每天体重减轻≤0.5kg为宜。

(四)心理护理

多关心体贴患者,使患者保持愉快心情,树立治病的信心。

(五)健康教育

1.饮食指导

切实遵循饮食治疗原则和计划,禁酒。

2.用药原则

遵医嘱按时、正确服用相关药物,加用药物需征得医生同意,以免加重肝脏负担和肝功能损害。让患者了解常用药物不良反应及自我观察要点。

3.预防感染的措施

注意保暖和个人卫生保健。

4.适当活动计划

睡眠应充足,生活起居有规律。制订个体化的活动计划,避免过度疲劳。

5.皮肤的保护

沐浴时应注意避免水温过高,或使用有刺激性的皂类和沐浴液,沐浴后使用性质柔和的润肤品;皮肤瘙痒者给予止痒处理,嘱患者勿用手抓搔,以免皮肤破损。

6.及时就诊的指标

(1)患者出现性格、行为改变等可能为肝性脑病的前驱症状时。

(2)出现消化道出血等其他并发症时。

第六节　脂肪性肝病

一、非酒精性脂肪性肝病

非酒精性脂肪性肝病是指除外酒精和其他明确的损肝因素所致的肝细胞内脂肪过度沉积为主要特征的临床病理综合征,与胰岛素抵抗和遗传易感性密切相关的获得性代谢应激性肝损伤。其包括单纯性脂肪肝、非酒精性脂肪性肝病(NASH)及其相关肝硬化。随着肥胖及其相关代谢综合征全球化的流行趋势,非酒精性脂肪性肝病现已成为欧美等发达国家和我国富裕地区慢性肝病的重要病因,普通成人非酒精性脂肪性肝病患病率为 10%～30%,其中 10%～20% 为 NASH,后者 10 年内肝硬化发生率高达 25%。

非酒精性脂肪性肝病除可直接导致失代偿期肝硬化、肝细胞癌和移植肝复发外,还可影响其他慢性肝病的进展,并参与 2 型糖尿病和动脉粥样硬化的发病。代谢综合征相关恶性肿瘤、动脉硬化性心脑血管疾病及肝硬化是影响非酒精性脂肪性肝病患者生活质量和预期寿命的重要因素。

(一)临床表现

(1)脂肪肝的患者多无自觉症状,部分患者可有乏力、消化不良、肝区隐痛、肝脾大等非特异性症状及体征。

(2)可有体重超重和(或)内脏性肥胖、空腹血糖增高、血脂紊乱、高血压等代谢综合征相关症状。

(二)并发症

并发症有肝纤维化、肝硬化、肝癌。

(三)治疗

(1)基础治疗:制订合理的能量摄入计划及饮食结构,参与中等量有氧运动,纠正不良生活方式和行为。

(2)避免加重肝脏损害、体重急剧下降、滥用药物及其他可能诱发肝病恶化的因素。

(3)减肥:所有体重超重、内脏性肥胖及短期内体重增长迅速的非酒精性脂肪性肝病患者,都需通过改变生活方式控制体重、减小腰围。

(4)胰岛素增敏剂:合并 2 型糖尿病、糖耐量损害、空腹血糖增高及内脏性肥胖者,可考虑应用二甲双胍和噻唑烷二酮类药物,以期改善胰岛素抵抗和控制血糖。

(5)降血脂药:血脂紊乱经基础治疗、减肥和应用降糖药物 3~6 个月后,仍呈混合性高脂血症或高脂血症合并 2 个以上危险因素者,需考虑加用贝特类、他汀类或普罗布考等降血脂药物。

(6)针对肝病的药物:非酒精性脂肪性肝病伴肝功能异常、代谢综合征、经基础治疗 3~6 个月仍无效,以及肝活体组织检查证实为 NASH 和病程呈慢性进展性者,可采用针对肝病的药物辅助治疗,但不宜同时应用多种药物。

(四)健康教育与管理

(1)使患者树立信心,相信通过长期合理用药、控制生活习惯,可以有效地治疗脂肪性肝病。

(2)了解脂肪性肝病的发病因素及危险因素。

(3)掌握脂肪性肝病的治疗要点。

(4)矫正不良饮食习惯,少食高脂饮食,戒烟酒。

(5)建立合理的运动计划,控制体重,监测体重的变化。

(6)定期随访,与医生一起制订合理的健康计划。

(五)预后

绝大多数非酒精性脂肪性肝病患者的预后良好,肝组织学进展缓慢甚至呈静止状态,预后相对良好。部分患者即使已并发脂肪性肝炎和肝纤维化,如能得到及时诊治,肝组织学改变仍可逆转,罕见脂肪囊肿破裂并发脂肪栓塞而死亡。少数脂肪性肝炎患者进展至肝硬化,且发生肝硬化则其预后不佳。大多数脂肪肝患者,有时通过节制饮食、坚持中等量的有氧运动等非药物治疗措施就可达到控制体重、血糖、降低血脂和促进肝组织学逆转的目的。

(六)护理

1.入院当天

评估:①一般评估:生命体征、体重、皮肤等。②专科评估:脂肪厚度、有无胃肠道反应、出血点等。

治疗:根据病情避免诱因,调整饮食。根据情况使用保肝药。

检查:按医嘱行相关检查,如血常规、肝功能、B超、CT、肝穿刺等。

药物:按医嘱正确使用保肝药物,注意用药后的观察。

活动:嘱患者卧床休息为主,避免过度劳累。

饮食:①低脂、高纤维、高维生素、少盐饮食。②禁止进食高脂肪、高胆固醇、高热量的食物,如动物内脏、油炸食物。③戒烟酒,强患者多饮水。

护理:①做好入院介绍,主管护士自我介绍。②制订相关的护理措施,如饮食护理、药物护理、皮肤护理、心理护理。③视病情做好各项监测记录。④密切观察病情,防止并发症的发生。⑤做好健康宣教。⑥根据病情留陪员,上床档,确保安全。

健康宣教:向患者讲解疾病相关知识、安全知识、服药知识等,教会患者观察用药效果,指导各种检查的注意事项。

2.第2天

评估:患者的神志、生命体征及心理状态,对疾病相关知识的了解等情况。

治疗:按医嘱执行治疗。

检查:继续完善检查。

药物:密切观察各种药物作用和不良反应。

活动:卧床休息,进行适当的有氧活动。

饮食:同前。

护理:①进一步做好基础护理,如导管护理、饮食护理、药物护理、皮肤护理等。②视病情做好各项监测记录。③密切观察病情,防止并发症的发生。④做好健康宣教。

健康宣教:讲解药物的使用方法及注意事项,各项检查前后注意事项。

3.第3～9天

活动:进行有氧运动,如打太极、散步、慢跑等。

健康宣教:讲解有氧运动的作用、运动的时间及如何根据自身情况调整运动量,派发健康教育宣传单。

其他:同前。

4.出院前1天

健康宣教:出院前宣教。①服药指导。②疾病相关知识指导。③调节饮食,控制体重。④保持良好的生活习惯和心理状态。⑤定时专科门诊复诊。

5.出院随访

出院1周内电话随访第1次,3个月内随访第2次,6个月内随访第3次,以后1年随访1次。

二、酒精性肝病

酒精性肝病是由于长期大量饮酒导致的肝脏疾病。初期通常表现为脂肪肝,进而可发展成酒精性肝炎、肝纤维化和肝硬化。其主要临床特征是恶心、呕吐、黄疸,可有肝脏肿大和压痛,并可并发肝衰竭和上消化道出血等。严重酗酒时可诱发广泛性肝细胞坏死,甚至肝衰竭。酒精性肝病是我国常见的肝脏疾病之一,严重危害人民健康。

(一)临床表现

临床症状为非特异性,可无症状,或有右上腹胀痛、食欲缺乏、乏力、体质减轻、黄疸等;随着病情加重,可有神经精神症状和蜘蛛痣、肝掌等表现。

(二)并发症

并发症有肝性脑病、肝衰竭、上消化道出血。

(三)治疗

治疗酒精性肝病的原则是戒酒和营养支持,减轻酒精性肝病的严重程度,改善已存在的继发性营养不良和对症治疗酒精性肝硬化及其并发症。

1.戒酒

戒酒是治疗酒精性肝病的最重要的措施,戒酒过程中应注意防治戒断综合征。

2.营养支持

酒精性肝病患者需良好的营养支持,应在戒酒的基础上提供高蛋白、低脂饮食,并注意补充 B 族维生素、维生素 C、维生素 K 及叶酸。

3.药物治疗

糖皮质激素、保肝药等。

4.手术治疗

肝移植。

(四)健康教育与管理

(1)树立信心,坚持长期合理用药并严格控制生活习惯。

(2)了解酒精性肝病的发病因素及危险因素。

(3)掌握酒精性肝病的治疗要点。

(4)矫正不良饮食习惯,戒烟酒,合理饮食。

(5)遵医嘱服药,学会观察用药效果及注意事项。

(6)定期随访,与医生一起制订合理的健康计划。

(五)预后

一般预后良好,戒酒后可完全恢复。酒精性肝炎如能及时戒酒和治疗,大多可以恢复,主要死亡原因为肝衰竭。若不戒酒,酒精性脂肪肝可直接或经酒精性肝炎阶段发展为酒精性肝硬化。

(六)护理

1.入院当天

评估:①一般评估:神志生命体征等。②专科评估:饮酒的量、有无胃肠道反应、出血点等。

治疗:根据医嘱使用保肝药。

检查:按医嘱行相关检查,如血常规、肝功能、B 超、CT、肝穿刺等。

药物:按医嘱正确使用保肝药物,注意用药后的观察。

活动:嘱患者卧床休息为主,避免过度劳累。

饮食:①低脂、高纤维、高维生素、少盐饮食。②禁食高脂肪、高胆固醇、高热量的食物,如动物内脏,油炸食物。③戒烟酒,嘱患者多饮水。

护理:①做好入院介绍,主管护士自我介绍。②制订相关的护理措施,如饮食护理、药物护理、皮肤护理、心理护理。③视病情做好各项监测记录。④密切观察病情,防止并发症的发生。⑤做好健康宣教。⑥根据病情留陪员,上床档,确保安全。

健康宣教:向患者讲解疾病相关知识、安全知识、服药知识等,教会患者观察用药效果,指导各种检查的注意事项。

2.第 2 天

评估:患者的神志、生命体征及心理状态,对疾病相关知识的了解等情况。

治疗:按医嘱执行治疗。

检查:继续完善检查。

药物:密切观察各种药物作用和不良反应。

活动:卧床休息,可进行散步等活动。

饮食:同前。

护理:①做好基础护理,如皮肤护理、导管护理等。②按照医嘱正确给药,并观察药物疗效及不良反应。③视病情做好各项监测记录。④密切观察病情,防止并发症的发生。⑤做好健康宣教。

健康宣教:讲解药物的使用方法及注意事项、各项检查前后注意事项。

3.第 3～10 天

活动:同前。

健康宣教:讲解有氧运动的作用、运动的时间及如何根据自身情况调整运动量,派发健康教育宣传单。

其他:同前。

4.出院前 1 天

出院宣教:①服药指导。②疾病相关知识指导。③戒酒,调整饮食。④保持良好的生活习惯和心理状态。⑤定时专科门诊复诊。

5.出院随访

出院 1 周内电话随访第 1 次,3 个月内随访第 2 次,6 个月内随访第 3 次,以后 1 年随访 1 次。

第七节　炎症性肠病

炎症性肠病是一种病因不明的肠道慢性非特异性炎症性疾病。包括溃疡性结肠炎(UC)和克罗恩病(CD)。一般认为,UC 和 CD 是同一疾病的不同亚类,组织损伤的基本病理过程相似,但可能由于致病因素不同,发病的具体环节不同,最终导致组织损害的表现不同。

一、溃疡性结肠炎

UC 是一种病因不明的直肠和结肠的慢性非特异性炎症性疾病。病变主要位于大肠的黏膜与黏膜下层。其主要症状有腹泻、黏液脓血便和腹痛,病程漫长,病情轻重不一,常反复发作。本病多见于 20～40 岁,男女发病率无明显差别。

(一)病理

病变主要位于直肠和乙状结肠,可延伸到降结肠,甚至整个结肠。病变一般仅限于黏膜和黏膜下层,少数重症者可累及肌层。活动期黏膜呈弥漫性炎症反应,可见水肿、充血与灶性出血,黏膜脆弱,触之易出血。由于黏膜与黏膜下层有炎性细胞浸润,大量中性粒细胞在肠腺隐窝底部聚集,形成小的隐窝脓肿。当隐窝脓肿融合破溃,黏膜即出现广泛的浅小溃疡,并可逐渐融合成不规则的大片溃疡。结肠炎症在反复发作的慢性过程中,大量新生肉芽组织增生,常出现炎性息肉。黏膜因不断破坏和修复,丧失其正常结构,并且由于溃疡愈合形成瘢痕,黏膜肌层增厚,使结肠变形缩短,结肠袋消失,甚至出现肠腔狭窄。少数患者有结肠癌变,以恶性程度较高的未分化型多见。

(二)临床分型

临床上根据本病的病程、程度、范围和病期进行综合分型。

1.根据病程经过分型

(1)初发型:无既往史的首次发作。

(2)慢性复发型:最多见,发作期与缓解期交替。

(3)慢性持续型:病变范围广,症状持续半年以上。

(4)急性暴发型:少见,病情严重,全身毒血症状明显,易发生大出血和其他并发症。

上述后3型可相互转化。

2.根据病情程度分型

(1)轻型:多见,腹泻每天4次以下,便血轻或无,无发热、脉速,贫血轻或无,红细胞沉降率正常。

(2)重型:腹泻频繁并有明显黏液脓血便,有发热、脉速等全身症状,红细胞沉降率加快、血红蛋白下降。

(3)中型:介于轻型和重型之间。

3.根据病变范围分型

根据病变范围分型可分为直肠炎、直肠乙状结肠炎、左半结肠炎、全结肠炎以及区域性结肠炎。

4.根据病期分型

根据病期分型可分为活动期和缓解期。

(三)临床表现

多数起病缓慢,少数急性起病,偶见急性暴发起病。病程长,呈慢性经过,常有发作期与缓解期交替,少数症状持续并逐渐加重。

1.症状

(1)消化系统表现:主要表现为腹泻与腹痛。①腹泻为最主要的症状,黏液脓血便是本病活动期的重要表现。腹泻主要与炎症导致大肠黏膜对水钠吸收障碍及结肠运动功能失常有关。粪便中的黏液或黏液脓血为炎症渗出和黏膜糜烂及溃疡所致。排便次数和便血程度可反映病情程度,轻者每天排便2~4次,粪便呈糊状,可混有黏液、脓血,便血轻或无,重者腹泻每天可达10次以上,大量脓血,甚至呈血水样粪便。病变限于直肠和乙状结肠的患者,偶有腹泻与便秘交替的现象,此与病变直肠排空功能障碍有关。②腹痛:轻者或缓解期患者多无腹痛或仅有腹部不适,活动期有轻或中度腹痛,为左下腹的阵痛,亦可涉及全腹。有疼痛-便意-便后缓解的规律,大多伴有里急后重,为直肠炎症刺激所致。若并发中毒性巨结肠或腹膜炎,则腹痛持续且剧烈。③其他症状可有腹胀、食欲缺乏、恶心、呕吐等。

(2)全身表现:中、重型患者活动期有低热或中等度发热,高热多提示有并发症。重症患者可出现衰弱、消瘦、贫血、低白蛋白血症、水和电解质平衡紊乱等表现。

(3)肠外表现:本病可伴有一系列肠外表现,包括口腔黏膜溃疡、结节性红斑、外周关节炎、坏疽性脓皮病、虹膜睫状体炎等。

2.体征

患者呈慢性病容,精神状态差,重者呈消瘦贫血貌。轻者仅有左下腹轻压痛,有时可触及痉挛的降结肠和乙状结肠。重症者常有明显腹部压痛和鼓肠。若有反跳痛、腹肌紧张、肠鸣音减弱等应注意中毒性巨结肠和肠穿孔等并发症。

(四)护理

1.护理目标

患者大便次数减少,便质正常;腹痛缓解,营养改善,体重恢复,未发生并发症,焦虑减轻。

2.护理措施

(1)一般护理:①休息与活动:在急性发作期或病情严重时均应卧床休息,缓解期适当休息,注意劳逸结合。②合理饮食:指导患者食用质软、易消化、少纤维素又富含营养、有足够热量的食物,以利于吸收、减轻对肠黏膜的刺激并供给足够的热量,以维持机体代谢的需要。避免食用冷饮、水果、多纤维的蔬菜及其他刺激性食物,忌食牛乳和乳制品。急性发作期患者,应进流质或半流质饮食,病情严重者应禁食,按医嘱给予静脉高营养,以改善全身状况。应注意给患者提供良好的进餐环境,避免不良刺激,以增进患者食欲。

(2)病情观察:观察患者腹泻的次数、性质,腹泻伴随症状,如发热、腹痛等,监测粪便检查结果。严密观察患者腹痛的性质、部位及生命体征的变化,以了解病情的进展情况,如腹痛性质突然改变,应注意是否发生大出血、肠梗阻、中毒性巨结肠、肠穿孔等并发症。观察患者进食情况,定期测量患者的体重,监测血红蛋白、血清电解质和清蛋白的变化,了解营养状况的变化。

(3)用药护理:遵医嘱给予柳氮磺吡啶、糖皮质激素、免疫抑制剂等药物治疗,以控制病情,使腹痛缓解。注意药物的疗效及不良反应,如应用柳氮磺吡啶时,患者可出现恶心、呕吐、皮疹、粒细胞减少及再生障碍性贫血等。应嘱患者餐后服药,服药期间定期复查血常规,应用糖皮质激素者,要注意激素的不良反应,不可随意停药,防止反跳现象,应用硫唑嘌呤或巯嘌呤时患者可出现骨髓抑制的表现,应注意监测白细胞计数。

(4)心理护理:安慰鼓励患者,向患者解释病情,帮助患者以平和的心态应对疾病,自觉地配合治疗。

(5)健康指导:①心理指导:由于病情反复发作,迁延不愈,常给患者带来痛苦,尤其是排便次数的增加,给患者的精神和日常生活带来很多困扰,易产生自卑、忧虑,甚至恐惧心理。应鼓励患者以平和的心态应对疾病,积极配合治疗。②指导患者合理饮食及活动:指导患者食用质软、易消化、少纤维素又富含营养、有足够热量的食物,避免食用冷饮、水果、多纤维的蔬菜及其他刺激性食物,忌食牛乳和乳制品。在急性发作期或病情严重时均应卧床休息,缓解期适当休息,注意劳逸结合。③用药指导:嘱患者坚持治疗,不要随意更换药物或停药。教会患者识别药物的不良反应,出现异常症状要及时就诊,以免耽搁病情。

3.护理评价

患者腹泻、腹痛缓解,营养改善,体重恢复。

二、克罗恩病

CD是一种病因尚不十分清楚的胃肠道慢性炎性肉芽肿性疾病。病变多见于末段回肠和邻近结肠,但从口腔至肛门各段消化道均可受累,呈节段性或跳跃式分布。临床上以腹痛、腹泻、体重下降、腹块、瘘管形成和肠梗阻为特点,可伴有发热等全身表现及关节、皮肤、眼、口腔黏膜等肠外损害。本病有终生复发倾向,重症患者迁延不愈,预后不良。

(一)病理

病变表现为同时累及回肠末段与邻近右侧结肠者,只涉及小肠者,局限在结肠者。病变可涉及口腔、食管、胃和十二指肠,但少见。

大体形态上,克罗恩病的特点为:①病变呈节段性或跳跃性,而不呈连续性。②黏膜溃疡早期呈鹅口疮样溃疡,随后溃疡增大、融合,形成纵行溃疡和裂隙溃疡,将黏膜分割,呈鹅卵石样外观。③病变累及肠壁全层,肠壁增厚变硬,肠腔狭窄。

组织学上,克罗恩病的特点为:①非干酪性肉芽肿,由类上皮细胞和多核巨细胞构成,可发生在肠壁各层和局部淋巴结。②裂隙溃疡,呈缝隙状,可深达黏膜下层甚至肌层。③肠壁各层炎症,伴固有黏膜底部和黏膜下层淋巴细胞聚集、黏膜下层增宽、淋巴管扩张及神经节炎等。肠壁全层病变致肠腔狭窄,可发生肠梗阻。溃疡穿孔引起局部脓肿,或穿透至其他肠段、器官、腹壁,形成内瘘或外瘘。肠壁浆膜纤维素渗出、慢性穿孔均可引起肠粘连。

(二)临床分型

区别本病不同临床情况,有助全面估计病情和预后,制订治疗方案。

1.临床类型

依疾病行为分型,可分为狭窄型(以肠腔狭窄所致的临床表现为主)、穿通型(有瘘管形成)和非狭窄非穿通型(炎症型)。各型可有交叉或互相转化。

2.病变部位

参考影像和内镜结果确定,可分为小肠型、结肠型、回结肠型。如消化道其他部分受累亦应注明。

3.严重程度

根据主要临床表现的程度及并发症计算CD活动指数(CDAI),用于疾病活动期与缓解期区分、病情严重程度估计(轻、中、重度)和疗效评定。

(三)临床表现

起病大多隐匿,从发病早期症状出现至确诊往往需数月至数年。病程呈慢性,长短不等的活动期与缓解期交替,有终生复发倾向。少数急性起病,可表现为急腹症,酷似急性阑尾炎或急性肠梗阻。腹痛、腹泻和体重下降三大症状是本病的主要临床表现。但本病的临床表现复杂多变,这与临床类型、病变部位、病期及并发症有关。

1.消化系统表现

（1）腹痛：为最常见症状。腹痛多位于右下腹或脐周，间歇性发作，常为痉挛性阵痛伴腹鸣。腹痛常于进餐后加重，排便或肛门排气后缓解。腹痛的发生可能与进餐引起胃肠反射或肠内容物通过炎症、狭窄肠段，引起局部肠痉挛有关。体检常有腹部压痛，部位多在右下腹。腹痛亦可由部分或完全性肠梗阻引起，此时伴有肠梗阻症状。出现持续性腹痛和明显压痛，提示炎症波及腹膜或腹腔内脓肿形成。全腹剧痛和腹肌紧张，提示病变肠段急性穿孔。

（2）腹泻：亦为本病常见症状，主要由病变肠段炎症渗出、蠕动增加及继发性吸收不良引起。腹泻先是间歇发作，病程后期可转为持续性。粪便多为糊状，一般无脓血和黏液。病变涉及下段结肠或肛门直肠者，可有黏液血便及里急后重。

（3）腹部包块：见于 $10\%\sim20\%$ 的患者，由于肠粘连、肠壁增厚、肠系膜淋巴结肿大、内瘘或局部脓肿形成所致。包块多位于右下腹与脐周。固定的腹部包块提示有粘连，多已有内瘘形成。

（4）瘘管形成：是克罗恩病的特征性临床表现，因透壁性炎性病变穿透肠壁全层至肠外组织或器官而成。瘘分内瘘和外瘘，前者可通向其他肠段、肠系膜、膀胱、输尿管、阴道、腹膜后等处，后者通向腹壁或肛周皮肤。肠段之间内瘘形成可致腹泻加重及营养不良。肠瘘通向的组织与器官因粪便污染可致继发性感染。外瘘或通向膀胱、阴道的内瘘均可见粪便与气体排出。

（5）肛门周围病变：包括肛门周围瘘管、脓肿形成及肛裂等病变，见于部分患者，有结肠受累者较多见。有时这些病变可为本病的首发或突出的临床表现。

2.全身表现

（1）发热：为常见的全身表现之一，与肠道炎症活动及继发感染有关。间歇性低热或中度热常见，少数呈弛张高热伴脓毒血症。少数患者以发热为主要症状，甚至较长时间不明原因发热之后才出现消化道症状。

（2）营养障碍：由慢性腹泻、食欲减退及慢性消耗等因素所致。其主要表现为体重下降，可有贫血、低蛋白血症和维生素缺乏等表现。青春期前者患者常有生长发育迟滞。

3.肠外表现

本病肠外表现与溃疡性结肠炎的肠外表现相似，但发生率较高，据我国统计报道以口腔黏膜溃疡、皮肤结节性红斑、关节炎及眼病为常见。

（四）护理

1.护理目标

患者腹泻、腹痛缓解，营养改善，体重恢复，无并发症。

2.护理措施

（1）一般护理：①休息与活动：在急性发作期或病情严重时均应卧床休息，缓解期适当休息，注意劳逸结合。必须戒烟。②合理饮食：一般给高营养、低渣饮食，适当给予叶酸、维生素 B_{12} 等多种维生素。重症患者的情使用要素饮食或全胃肠外营养，除营养支持外还有助诱导缓解。

（2）病情观察：观察患者腹泻的次数、性质，腹泻伴随症状，如发热、腹痛等，监测粪便检查结果。严密观察患者腹痛的性质、部位及生命体征的变化，测量患者的体重，监测血红蛋白、血清电解质和清蛋白的变化,了解营养状况的变化。

(3)用药护理:腹痛、腹泻可遵医嘱使用抗胆碱能药物或止泻药,合并感染者静脉途径给予广谱抗生素。给予柳氮磺吡啶、糖皮质激素、免疫抑制剂等治疗,以控制病情,使腹痛缓解。注意避免药物的不良反应,如应嘱患者餐后服药,服药期间定期复查血常规,不可随意停药,防止反跳现象等。

(4)心理护理:向患者解释病情,使患者树立战胜疾病信心,自觉地配合治疗。

(5)健康指导。①疾病知识指导:指导患者合理休息与活动,戒烟,食用质软、易消化、少纤维素又富含营养、有足够热量的食物,避免食用冷饮、水果、多纤维的蔬菜及其他刺激性食物,忌食牛乳和乳制品。②安慰鼓励患者:使患者树立信心,积极地配合治疗。③用药指导:嘱患者坚持服药并了解药物的不良反应,病情有异常变化要及时就诊。

3.护理评价

患者腹泻、腹痛缓解,无发热、营养不良,体重增加。

第五章　内分泌科疾病护理

第一节　甲状腺功能亢进症

甲状腺功能亢进症(简称甲亢)指由多种病因导致的甲状腺激素(TH)分泌过多,引起各系统兴奋性增高和代谢亢进为主要表现的一组临床综合征。其中以毒性弥漫性甲状腺肿(Graves 病)最多见。

一、病因

(一)遗传因素

弥漫性毒性甲状腺肿是器官特异性自身免疫病之一,有显著的遗传倾向。

(二)免疫因素

弥漫性毒性甲状腺肿的体液免疫研究较为深入。最明显的体液免疫特征为血清中存在甲状腺细胞促甲状腺激素(TSH)受体抗体,即甲状腺细胞增生,TH 合成及分泌增加。

(三)环境因素

环境因素对本病的发生、发展有重要影响,如细菌感染、性激素、应激等,可能是该病发生和恶化的重要诱因。

二、临床表现

(一)一般临床表现

1.甲状腺激素分泌过多综合征

(1)高代谢综合征:多汗怕热、疲乏无力、体重锐减、低热和皮肤温暖潮湿。

(2)精神神经系统:焦躁易怒、神经过敏、紧张忧虑、多言好动、失眠不安、思想不集中和记忆力减退等。

(3)心血管系统:心慌、胸闷、气短,严重者可发生甲亢性心脏病。

(4)消化系统:常表现为食欲亢进,多食消瘦。重者可有肝功能异常,偶有黄疸。

(5)肌肉骨骼系统:部分患者有甲亢性肌病、肌无力和周期性瘫痪。

(6)生殖系统:女性常有月经减少或闭经;男性有勃起功能障碍,偶有乳腺发育。

(7)内分泌系统:早期血促肾上腺皮质激素(ACTH)及 24 小时尿 17-羟皮质类固醇升高,继而受过高的 T_3、T_4 抑制而下降。

(8)造血系统:血淋巴细胞计数升高,白细胞计数偏低,血容量增大,可伴紫癜或贫血,血小板寿命缩短。

2.甲状腺肿

(1)弥漫性、对称性甲状腺肿大。

(2)质地不等、无压痛。

(3)肿大程度与甲亢轻重无明显关系。

(4)甲状腺上下可触及震颤,闻及血管杂音,为诊断本病的重要体征。

3.眼征

(1)单纯性突眼:眼球轻度突出,瞬目减少,眼裂增宽

(2)浸润性突眼:眼球突出明显,眼睑肿胀,眼球活动受限,结膜充血水肿,严重者眼睑闭合不全、眼球固定、角膜外露而形成角膜溃疡、全眼炎,甚至失明。

(二)特殊临床表现

(1)甲亢危象:①高热(40℃以上);②心率快(>140次/分);③烦躁不安、呼吸急促、大汗、恶心、呕吐和腹泻等,严重者可出现心力衰竭、休克及昏迷。

(2)甲状腺毒症性心脏病主要表现为心排血量增加、心动过速、心房颤动和心力衰竭。

(3)淡漠型甲状腺功能亢进症:①多见于老年患者,起病隐袭;②明显消瘦、乏力、头晕、淡漠、昏厥等;③厌食、腹泻等消化系统症状。

(4)T_3型甲状腺毒症多见于碘缺乏地区和老年人,实验室检查:血清总三碘甲腺原氨酸(TT_3)与游离三碘甲腺原氨酸(FT_3)均增高,而血清总甲状腺素(TT_4)、血清游离甲状腺素(FT_4)正常。

(5)亚临床型甲状腺功能亢进症血清FT_3、FT_4正常,促甲状腺激素(TSH)降低。

(6)妊娠期甲状腺功能亢进症:①妊娠期甲状腺激素结合球蛋白增高引起TT_4和TT_3增高。②一过性甲状腺毒症。③新生儿甲状腺功能亢进症。④产后由于免疫抑制的解除,弥漫性毒性甲状腺肿易于发生,称为产后弥漫性毒性甲状腺肿。

(7)胫前黏液性水肿多发生在胫骨前下1/3部位,也见于足背、踝关节、肩部、手背或手术瘢痕处,偶见于面部,皮损大多为对称性。

(8)Graves眼病(甲状腺相关性眼病)。

三、辅助检查

(一)实验室检查

检测血清游离甲状腺素(FT_4)、游离三碘甲腺原氨酸(FT_3)和促甲状腺激素(TSH)。

(二)影像学及其他检查

放射性核素扫描、CT检查、B超检查、MRI检查等有助于异位甲状腺肿和球后病变性质的诊断,可根据需要选用。

四、处理原则和治疗要点

(一)抗甲状腺药物

口服抗甲状腺药物是治疗甲亢的基础措施,也是手术和^{131}I治疗前的准备阶段。常用的抗甲状腺药物包括硫脲类(丙硫氧嘧啶、甲硫氧嘧啶等)和咪唑类(甲巯咪唑、卡比马唑等)。

(二)^{131}I治疗甲亢

^{131}I治疗甲亢的目的是破坏甲状腺组织,减少甲状腺激素产生。该方法简单、经济,治愈率高,尚无致畸、致癌、不良反应增加的报道。

(三)手术治疗

通常采取甲状腺次全切术,两侧各留下2~3g甲状腺组织。

五、护理评估

(一)病史

详细询问患者过去健康情况,有无甲亢家族史,有无病毒感染、应激因素、诱发因素,生活方式,饮食习惯,排便情况;查询上次住院的情况,药物使用情况,以及出院后病情控制情况;询问最近有无疲乏无力、怕热多汗、大量进食却容易饥饿、甲状腺肿大、眼部不适、高热的症状。

(二)身体状况

评估患者生命体征的变化,包括体温是否升高,脉搏是否加快,脉压是否增大等;情绪是否发生变化;有无体重下降,是否贫血。观察和测量突眼度;观察甲状腺肿大的程度,是否对称,有无血管杂音等。

(三)心理-社会评估

询问患者对甲状腺疾病知识的了解情况,患病后对日常生活的影响,是否有情绪上的变化,如急躁易怒,易与身边的人发生冲突或矛盾;了解所在社区的医疗保健服务情况。

六、护理措施

(一)饮食护理

(1)给予高蛋白、高维生素、矿物质丰富、高热量饮食。

(2)适量增加奶类、蛋类、瘦肉类等优质蛋白以纠正体内的负氮平衡,多摄取新鲜蔬菜和水果。

(3)多饮水,保证每天 2000～3000mL,以补充腹泻、出汗等所丢失的水分。若患者并发心脏疾病应避免大量饮水,以预防水肿和心力衰竭的发生。

(4)为避免引起患者精神兴奋,不宜摄入刺激性的食物及饮料,如浓茶、咖啡等。

(5)为减少排便次数,不宜摄入过多的粗纤维食物。

(6)限制食用含碘丰富的食物,不宜食海带、紫菜等海产品,慎食卷心菜、甘蓝等易致甲状腺肿的食物。

(二)用药护理

(1)指导患者正确用药,不可自行减量或停药。

(2)观察药物不良反应:①粒细胞缺乏症多发生在用药后 2～3 个月内。定期复查血常规,如血白细胞计数$<3\times10^9$/L 或中性粒细胞计数$<1.5\times10^9$/L,应考虑停药,并给予升白药物。②如伴咽痛、发热、皮疹等症状须立即停药。③药疹较常见,可用抗组胺药控制,不必停药,发生严重皮疹时应立即停药,以免发生剥脱性皮炎。④发生肝坏死、中毒性肝炎、精神病、狼疮样综合征、胆汁淤综合征、味觉丧失等应立即停药并进行治疗。

(三)休息与活动

评估患者目前的活动情况,与患者共同制订日常活动计划。不宜剧烈活动,活动时以不感疲劳为好,适当休息,保证充足睡眠,防止病情加重。如有心力衰竭或严重感染者应严格卧床休息。

(四)环境

保持病室安静,避免嘈杂,限制探视时间,告知家属不宜提供兴奋、刺激的信息,以减少患者激动、易怒的精神症状。甲亢患者因怕热多汗,应安排通风良好的环境,夏天使用空调,保持室温凉爽而恒定。

（五）生活护理

协助患者完成日常的生活护理,如洗漱、进餐、如厕等。对大量出汗的患者,加强皮肤护理,应随时更换浸湿的衣服及床单,防止受凉。

（六）心理护理

耐心细致地向患者解释病情,提高患者对疾病的认知水平,让患者及其家属了解其情绪、性格改变是暂时的,可因治疗而得到改善,鼓励患者表达内心感受,理解患者,建立互信关系。与患者共同探讨控制情绪和减轻压力的方法,指导和帮助患者正确处理生活中的突发事件。

（七）病情观察

观察患者精神状态和手指震颤情况,注意有无焦虑、烦躁、心等甲亢加重的表现,必要时使用镇静剂。

（八）眼部护理

采取保护措施,预防眼睛受到刺激和伤害。外出戴深色眼镜,减少光线、灰尘和异物的侵害。经常用眼药水湿润眼睛,避免过度干燥;睡前涂抗生素眼膏,眼睑不能闭合者用无菌纱布或眼罩覆盖双眼。指导患者当眼睛有异物感、刺痛或流泪时,勿用手直接揉眼睛。睡眠或休息时,抬高头部,使眶内液回流减少,减轻球后水肿。

七、健康指导

（一）疾病知识指导

为患者讲解有关甲亢的疾病知识,指导患者注意加强自我保护,上衣领宜宽松,避免压迫甲状腺,严禁用手挤压甲状腺以免 TH 分泌过多,加重病情。对有生育需要的女性患者,应告知其妊娠可加重甲亢,宜治愈后再妊娠。育龄女性在[131]I 治疗后的 6 个月内应当避孕。妊娠期间监测胎儿发育。鼓励患者保持身心愉快,避免精神刺激或过度劳累,建立和谐的人际关系和良好的社会支持系统。

（二）患者用药指导

坚持遵医嘱按剂量、按疗程服药,不可随意减量或停药。对妊娠期甲亢患者,应指导其避免各种对母亲及胎儿造成影响的因素,宜选用抗甲状腺药物治疗,禁用[131]I 治疗,慎用普萘洛尔。产后如需继续服药,则不宜哺乳。

（三）定期监测及复查

指导患者服用抗甲状腺药物,开始 3 个月,每周检查血常规 1 次,每隔 1～2 个月做甲状腺功能测定,每天清晨卧床时自测脉搏,定期测量体重。脉搏减慢、体重增加是治疗有效的标志。若出现高热、恶心、呕吐、不明原因腹泻、突眼加重等症状,警惕甲状腺危象可能,应及时就诊。指导患者出院后定期复查甲状腺功能、做甲状腺彩超等。

第二节　甲状腺功能减退症

甲状腺功能减退症（简称甲减）是由各种原因导致的甲状腺激素合成和分泌减少（低甲状腺激素血症），或组织利用不足（甲状腺激素抵抗）而引起的全身性低代谢并伴各系统功能减退的综合征。其病理特征表现为黏液性水肿。起病于胎儿或新生儿的甲减称为呆小病，常伴有智力障碍和发育迟缓；起病于成人者称成年型甲减。本节主要介绍成年型甲减。

一、病因

（一）自身免疫损伤

自身免疫损伤常见于自身免疫性甲状腺炎引起 TH 合成和分泌减少。

（二）甲状腺破坏

甲状腺切除术后、^{131}I 治疗后导致的甲状腺功能减退。

（三）中枢性甲减

中枢性甲减由垂体外照射、垂体大腺瘤、颅咽管瘤及产后大出血引起的促甲状腺激素释放激素（TRH）和促甲状腺激素（TSH）产生和分泌减少所致。

（四）碘过量

碘过量可引起具有潜在性甲状腺疾病者发生甲减，也可诱发和加重自身免疫性甲状腺炎。

（五）抗甲状腺药物使用

硫脲类药物、锂盐等可抑制 TH 合成。

二、临床表现

甲减多病程较长、病情轻或早期可无症状，其临床表现与甲状腺激素缺乏的程度有关。

（一）一般表现

1.基础代谢率降低

体温偏低、怕冷，易疲倦、无力，水肿、体重增加，反应迟钝、健忘、嗜睡等。

2.黏液性水肿面容

面部虚肿、面色苍白或呈姜黄色，部分患者鼻唇增厚、表情淡漠、声音低哑、说话慢且发音不清。

3.皮肤及附属结构

皮肤苍白、干燥、粗糙少光泽，肢体凉。少数患者出现胫前黏液性水肿。指甲生长缓慢、厚脆，表面常有裂纹，毛发稀疏干燥、眉毛外 1/3 脱落。

（二）各系统表现

1.心血管系统

心血管系统主要表现为心肌收缩力减弱、心动过缓、心排血量降低。久病者由于胆固醇增高，易并发冠心病，10%的患者伴发高血压症状。

2.消化系统

消化系统主要表现为便秘、腹胀、畏食等，严重者可出现麻痹性肠梗阻或黏液水肿性巨结肠。

3.内分泌生殖系统

内分泌生殖系统主要表现为性欲减退,女性常有月经过多或闭经情况。

4.肌肉与关节

肌肉与关节主要表现为肌肉乏力,暂时性肌强直、痉挛和疼痛等。

5.血液系统

血液系统主要表现为贫血。

6.黏液水肿性昏迷

黏液水肿性昏迷主要表现为低体温($<35℃$)、嗜睡、呼吸减慢、心动过缓、血压下降、四肢肌肉松弛、腱反射减弱或消失、血压明显降低,甚至发生昏迷、休克而危及生命。

三、辅助检查

(一)实验室检查

血常规检查、血生化检查、尿常规检查、甲状腺功能检查。

(二)影像学及其他检查

颈部 B 超检查、心电图检查、胸部 X 线检查、头颅 MRI 检查、头颅 CT 检查。

四、处理原则及治疗要点

(一)替代治疗

替代治疗首选左甲状腺素钠片口服。替代治疗时,需从最小剂量开始用药,之后根据 TSH 目标调整剂量,逐渐纠正甲减而不产生明显不良反应,使血 TSH 和 TH 水平恒定在正常范围内。

(二)对症治疗

主要治疗方法有贫血者补充铁剂、维生素 B_{12}、叶酸等。胃酸分泌过少者补充稀盐酸,与 TH 合用疗效好。

(三)亚临床甲减的处理

亚临床甲减引起的血脂异常可导致动脉粥样硬化,部分亚临床甲减也可发展为临床甲减。目前认为只要患者有高胆固醇血症、血清 TSH$>10mU/L$,就需要给予左甲状腺素钠片进行替代治疗。

(四)黏液性水肿昏迷的治疗

(1)立即静脉补充 TH,清醒后改口服维持治疗。

(2)保持呼吸道通畅,吸氧,同时给予保暖。

(3)糖皮质激素持续静脉滴注,待患者清醒后逐渐减量、停药。根据需要补液。

(4)祛除诱因,治疗原发病。

五、护理评估

(一)病史

(1)详细了解患者患病的起始时间,有无诱因,发病的缓急,主要症状及其特点。

(2)评估患者有无进食异常或营养异常,有无排泄功能异常和体力减退等。

(3)评估患者有无失眠、瞌睡、记忆力下降、注意力不集中、畏寒、手足搐搦、四肢感觉异常或麻痹等症状。

（4）评估患者既往检查情况，是否遵从医嘱治疗，用药及治疗效果。

（5）询问患者家族有无类似疾病发生。

（二）身体状况

（1）观察患者有无体温降低、脉搏减慢等体征。

（2）观察患者有无记忆力减退、反应迟钝和表情淡漠等表现。

（3）观察患者皮肤有无干燥发凉、粗糙脱屑、毛发脱落和黏液性水肿等表现。

（4）观察患者有无畏食、腹胀和便秘等。

（5）观察患者有无肌肉乏力、暂时性肌强直、痉挛、疼痛等表现，有无关节病变。

（6）有无心肌收缩力减弱、心动过缓、心排血量下降等表现。

（三）心理－社会状况

（1）评估患者患病后的精神、心理变化。

（2）评估疾病对患者日常生活、学习或工作、家庭的影响，是否适应角色的转变。

（3）评估患者对疾病的认知程度。

（4）评估社会支持系统，如家庭成员、经济状况等能否满足患者的医疗护理需求。

六、护理措施

（一）心理护理

多与患者接触交流，鼓励患者表达其感受，交谈时语言温和，耐心倾听，消除患者的陌生感和紧张感。耐心向患者解释病情，消除其紧张和顾虑，保持一个健康的心态，积极面对疾病，积极配合治疗，树立信心。

（二）饮食护理

给予高维生素、高蛋白、低钠、低脂饮食。宜进食粗纤维食物，促进排便。桥本甲状腺炎所致的甲减应避免摄取含碘食物和药物，以免诱发严重的黏液性水肿。

（三）低体温护理

（1）保持室内空气新鲜，每天通风，调节室温在 22～24℃，注意保暖。可通过添加衣服，包裹毛毯，睡眠时加盖棉被，冬季外出时戴手套、穿棉鞋，以免着凉。

（2）注意监测患者生命体征变化，观察有无体温过低、心律失常等表现，并给予及时处理。

（四）便秘护理

指导患者每天定时排便，养成规律的排便习惯。适当地按摩腹部，多进食富含粗纤维的蔬菜、水果、全麦制品。根据患者病情、年龄进行适度的运动，如慢走、慢跑，促进胃肠蠕动。

（五）用药护理

通常需要终身服药，从小剂量开始，逐渐加量至达到完全替代剂量。空腹或餐前 30 分钟口服，一般与其他药物分开服用。如用泻剂，观察排便的次数、量，有无腹痛、腹胀等麻痹性肠梗阻的表现。

（六）黏液性水肿昏迷的护理

（1）应立即建立静脉通路，给予急救药物。

（2）保持呼吸道通畅，给予吸氧，必要时配合气管插管术或气管切开术。

（3）监测生命体征和动脉血气分析的变化，记录 24 小时出入液量。

（4）给予保暖，避免局部热敷，以免烫伤和加重循环不良。

七、健康指导

（一）疾病知识指导

向患者讲解疾病发生原因及注意事项，如地方性缺碘者可采用碘化盐，药物引起者应调整剂量或停药。注意个人卫生，注意保暖，避免在人群集中的地方停留时间过长，预防感染和创伤。慎用催眠、镇静、止痛等药物。

（二）饮食原则

遵循高蛋白、高维生素、低钠、低脂肪的饮食原则。

（三）药物指导

向患者解释终身坚持服药的必要性。不可随意停药或更改剂量，否则可能导致心血管疾病，如心肌缺血、心肌梗死或充血性心力衰竭。替代治疗效果最佳的指标为血 TSH 恒定在正常范围内，长期行替代治疗者宜每 6～12 个月检测 1 次。对有心脏病、高血压、肾炎的患者，注意剂量的调整。服用利尿剂时，指导患者记录 24 小时出入量。

（四）病情观察

观察患者症状和体征的改善情况，如出现明显的药物不良反应或并发症，应及时给予处置。讲解黏液性水肿昏迷发生的原因及表现，若出现低血压、心动过缓、体温＜35℃等，应及时就医。指导患者自我监测甲状腺激素服用过量的症状，如出现多食消瘦、脉搏＞100 次/分、心律失常、体重减轻、发热、大汗、情绪激动等情况，及时报告医生。指导患者定期复查肝肾功能、甲状腺功能、血常规、心电图等。

（五）定期复查甲状腺功能

药物治疗开始后 4～8 周或剂量调整后检测 TSH，TSH 恢复正常后每 6～12 个月检查 1 次甲状腺功能。监测体重，以了解患者病情的控制情况，及时调整用药剂量。

第三节　库欣综合征

库欣综合征（又称 Cushing 综合征）由各种病因导致糖皮质激素（主要是皮质醇）分泌过多所致病症的总称，其中最多见者为垂体促肾上腺皮质激素（ACTH）分泌亢进所引起的临床类型，称为库欣病（Cushing 病）。

一、病因

（一）依赖性 ACTH 的库欣综合征

1.库欣病

库欣病最常见，约占库欣综合征的 70%，是指垂体性库欣综合征，由垂体促肾上腺皮质激素细胞瘤分泌大量 ACTH 所致。

2.异位 ACTH 分泌综合征

垂体以外肿瘤分泌过量 ACTH,刺激肾上腺皮质增生分泌过多的皮质醇。

(二)不依赖 ACTH 的综合征

(1)肾上腺皮质腺瘤占库欣综合征的 15%~20%,多见于成人,尤其是男性。

(2)肾上腺皮质癌占库欣综合征的 5% 以下,病情重,进展快。

(3)不依赖 ACTH 的双侧肾上腺小结节性增生,可伴或不伴 Carney 综合征。

(4)不依赖 ACTH 的双侧肾上腺大结节性增生。

二、临床表现

(一)向心性肥胖

满月脸,水牛背,多血质外貌,面圆而呈暗红色,颈、胸、腹、背部脂肪甚厚。疾病后期,因肌肉消耗,四肢显得瘦小。

(二)皮肤表现

皮肤薄,微血管脆性增加,轻微损伤即可引起瘀斑。手、脚、指(趾)甲、肛周常出现真菌感染。异位 ACTH 综合征者及较重的 Cushing 病患者皮肤色素沉着、颜色加深。

(三)代谢障碍

大量皮质醇促进肝糖原异生,使血糖升高,部分患者出现继发性糖尿病。大量皮质醇有储钠、排钾作用,低血钾使患者乏力加重,部分患者因潴钠出现轻度水肿。同时病程长者可出现身材变矮、骨质疏松等。

(四)心血管表现

高血压常见,常伴有动脉硬化。长期高血压可并发左心室肥大、心力衰竭和脑血管意外。易发生动、静脉血栓,使心血管并发症的发生率增加。

(五)感染

肺部感染多见。患者在感染后,炎症反应往往不显著,发热不明显,易于漏诊而造成严重后果。

(六)性功能障碍

女性患者大多出现月经减少、不规则或停经,痤疮常见,明显男性化(乳房萎缩、生须、喉结增大、阴蒂肥大)者少见。男性患者性欲可减退,睾丸变软,阴茎缩小。

(七)全身肌肉及神经系统

肌无力,下蹲后起立困难。不同程度的精神、情绪变化,严重者精神变态,个别可发生类偏狂。

三、辅助检查

(一)实验室检查

血常规、尿常规、粪便常规检查,血生化检查和血皮质醇检查。

(二)影像学及其他检查

肾上腺 B 超检查、CT 检查、MRI 检查,蝶鞍区断层摄片、鞍区 CT 检查及 MRI 检查,心电图及超声心动图检查和骨密度检查。

(三)地塞米松抑制试验

1.小剂量地塞米松抑制试验

尿 17-羟皮质类固醇不能降至对照值的 50% 以下,或尿游离皮质醇不能降至每 24 小时 55mmol 以下者,表示不能被抑制。

2.大剂量地塞米松抑制试验

尿 17-羟皮质类固醇或尿游离皮质类固醇能降至对照组的 50% 以下者,表示被抑制。

(四)ACTH 兴奋试验

垂体性库欣病和异位 ACTH 综合征者常有反应,原发性肾上腺皮质肿瘤者多数无反应。

四、处理原则及治疗要点

根据不同病因行相应治疗。在病因治疗前,对病情严重的患者,宜先对症治疗以防止并发症的发生。

(一)库欣病

(1)经蝶窦切除垂体微腺瘤为治疗本病的首选疗法。

(2)如经蝶窦手术未能发现并摘除垂体微腺瘤或某种原因不能做垂体手术,对病情严重者,宜做一侧肾上腺全切,另一侧肾上腺大部分或全切除术,术后做激素替代治疗。

(3)垂体大腺瘤患者,需做开颅手术治疗,尽可能切除肿瘤。

(4)影响神经递质的药物可做辅助治疗,对于催乳素升高者,可用溴隐亭治疗。

(5)必要时行双侧肾上腺切除术,术后行激素替代治疗。

(二)肾上腺腺瘤

手术切除可根治肾上腺腺瘤,术后需使用激素行替代治疗。在肾上腺功能逐渐恢复时,氢化可的松的剂量也随之递减,大多数患者于 6 个月至 1 年或更久可逐渐停用替代治疗。

(三)不依赖 ACTH 的小结节性或大结节性双侧肾上腺增生

不依赖 ACTH 的小结节性或大结节性双侧肾上腺增生行双侧肾上腺切除术,术后行激素替代治疗。

(四)异位 ACTH 综合征

异位 ACTH 综合征应治疗原发性恶性肿瘤,视具体病情做手术、放疗和化疗。如能根治,Cushing 综合征可以缓解;如不能根治,则需要用肾上腺皮质激素合成阻滞剂。

五、护理评估

(一)病史

(1)详细了解患者患病的起始时间,有无诱因,发病的缓急,主要症状及其特点。

(2)评估患者有无进食异常或营养异常,有无排泄功能异常和体力减退等。

(3)评估患者有无失眠、嗜睡、记忆力减退、注意力不集中,有无下蹲后起立困难,肌无力症状等。

(4)评估患者既往检查情况,是否遵从医嘱治疗,用药及治疗效果。

(5)评估婚姻状况及生育情况,了解患者是否有性功能异常等问题。

(二)身体状况

(1)评估患者有无血压升高、向心性肥胖、满月脸等。

（2）评估患者有无皮肤、黏膜色素沉着，痤疮，多毛等。

（3）评估患者有无脊椎压缩变形、身材矮小、肌无力等。

（4）评估患者腹部皮肤有无紫纹。

（5）评估患者有无外生殖器发育异常。

（三）心理－社会状况

（1）评估患者患病后的精神、心理变化。

（2）评估疾病对患者日常生活、学习、工作和家庭的影响，是否适应患者角色的转变，对疾病的认知程度。

（3）评估社会支持系统，如家庭成员、经济状况等能否满足患者的医疗护理需求。

六、护理措施

（一）心理护理

向患者讲解疾病的有关知识，给患者提供有关疾病的资料，向患者说明身体外形的改变是疾病发生、发展过程的表现，消除患者的紧张和焦虑情绪。经常巡视病房，了解患者的需要，帮助其解决问题。多与患者接触和交流，鼓励患者表达其感受，交谈时语言要温和，耐心倾听。使患者正确认识疾病所导致的形体和外观的改变，提高其对形体改变的认识和适应能力，积极配合检查和治疗，树立自信心。

（二）饮食护理

给予低钠、高钾、高蛋白、低碳水化合物、低热量的饮食，预防和控制水肿。鼓励患者摄取富含钙及维生素 D 的食物，如牛奶、紫菜、虾皮、坚果等以预防骨质疏松。鼓励患者多食柑橘类、枇杷、香蕉、南瓜等含钾高的食物。

（三）生活护理

保持病室环境清洁，避免患者暴露在污染的环境中，减少感染机会。保持室内适宜的温度和相对湿度。严格执行无菌操作，尽量减少侵入性治疗，以降低发生感染及交叉感染的危险性。指导患者和家属学习预防感染的知识，如注意保暖、减少或避免到公共场所，以防上呼吸道感染。

给予皮肤与口腔护理，协助患者做好个人卫生，避免皮肤擦伤和感染。长期卧床者宜定期翻身，注意保护其骨隆突处，预防压疮发生。病重者做好口腔护理。

（四）安全护理

给患者提供安全、舒适的环境，移除环境中不必要的家具或摆设，浴室应铺上防滑脚垫。避免剧烈运动，变换体位时动作宜轻柔，防止因跌倒或碰撞导致骨折。

七、健康指导

（一）疾病知识指导

指导患者在日常生活中注意预防感染，保持皮肤清洁，避免外伤、骨折等各种可能导致病情加重或诱发并发症的因素。

（二）药物指导

指导患者正确用药并掌握对药物疗效和不良反应的观察，了解激素替代治疗的有关注意事项，尤其是识别激素过量或不足的症状和体征，并告诫患者随意停用激素会引起致命的肾上腺危象。若发生虚弱、头晕、发热、恶心、呕吐等情况应立即就诊。

(三)定期复查

教会患者自我护理措施,适当从事力所能及的活动,以增强患者的自信心和自尊感,定期门诊复查。

第四节　痛风

痛风是由于单钠尿酸盐沉积在骨关节、肾脏和皮下等部位,引发的急、慢性炎症与组织损伤,与嘌呤代谢紊乱和(或)尿酸排泄减少所导致的高尿酸血症直接相关。其临床特点为高尿酸血症、反复发作的痛风性急性关节炎、间质性肾炎和痛风石形成,严重者可导致关节畸形及功能障碍,常伴有尿酸性尿路结石。根据病因可分为原发性及继发性两大类,其中原发性痛风占绝大多数。

一、病因与发病机制

由于地域、民族、饮食习惯的不同,高尿酸血症的发病率也明显不同。其中原发性痛风属于遗传性疾病,由先天性嘌呤代谢障碍所致,多数有阳性家族史。继发性痛风可由肾病、血液病、药物及高嘌呤食物等多种原因引起。

(一)高尿酸血症的形成

痛风的生化标志是高尿酸血症。尿酸是嘌呤代谢的终产物,血尿酸的平衡取决于嘌呤的生成和排泄。高尿酸血症的形成原因如下。①尿酸生成过多:当嘌呤核苷酸代谢酶缺陷和(或)功能异常时,引起嘌呤合成增加,尿酸升高,这类患者在原发性痛风中不足20％。②肾对尿酸排泄减少:这是引起高尿酸血症的重要因素,在原发性痛风中80％～90％的个体有尿酸排泄障碍。事实上尿酸的排泄减少和生成增加常是伴发的。

(二)痛风的发生

高尿酸血症只有5％～15％发生痛风,部分患者的高尿酸血症可持续终生但却无痛风性关节炎发作。当血尿酸浓度过高或在酸性环境下,尿酸可析出结晶,沉积在骨关节、肾脏及皮下组织等,引起痛风性关节炎、痛风肾及痛风石等。

二、临床表现

痛风多见于40岁以上的男性,女性多在绝经期后发病,近年发病有年轻化趋势,常有家族遗传史。

(一)无症状期

本期突出的特点为仅有血尿酸持续性或波动性升高,无任何临床表现。一般从无症状的高尿酸血症发展至临床痛风需要数年,有些甚至可以终生不出现症状。

(二)急性关节炎期

此常于夜间突然起病,并可因疼痛而惊醒。初次发病往往为单一关节受累,继而累及多个关节。以第一跖趾关节为好发部位,其次为足、踝、跟、膝、腕、指和肘。症状一般在数小时内进展至高峰,受累关节及周围软组织呈暗红色,明显肿胀,局部发热,疼痛剧烈,常有关节活动受限,大关节受累时伴有关节腔积液。可伴有体温升高、头痛等症状。

(三)痛风石及慢性关节炎期

痛风石是痛风的特征性临床表现,典型部位在耳郭,也可见于反复发作的关节周围。外观为大小不一、隆起的黄白色赘生物,表面菲薄,破溃后排出白色豆渣样尿酸盐结晶,很少引起继发性感染。关节内大量沉积的痛风石可导致骨质破坏、关节周围组织纤维化及继发退行性改变等,临床表现为持续的关节肿痛、畸形、关节功能障碍等。

(四)肾脏改变

肾脏改变主要表现在两个方面。①痛风性肾病:早期表现为尿浓缩功能下降,可出现夜尿增多、低分子蛋白尿和镜下血尿等。晚期发展为慢性肾功能不全、高血压、水肿、贫血等。少数患者表现为急性肾衰竭,出现少尿甚至无尿,尿中可见大量尿酸晶体。②尿酸性肾石病:有10%～25%的痛风患者出现肾尿酸结石。较小者呈细小泥沙样结石并可随尿液排出,较大的结石常引起肾绞痛、血尿、排尿困难及肾盂肾炎等。

三、辅助检查

(一)尿尿酸测定

经过 5 天限制嘌呤饮食后,24 小时尿酸排泄量超过 3.57mmol(600mg),即可认为尿酸生成增多。

(二)血尿酸测定

男性血尿酸正常值为 $208\sim416\mu mol/L$;女性为 $149\sim358\mu mol/L$,绝经后接近男性。男性及绝经后的女性血尿酸$>420\mu mol/L$,绝经前女性$>350\mu mol/L$,可诊断为高尿酸血症。

(三)滑囊液或痛风石内容物检查

偏振光显微镜下可见双折光的针形尿酸盐结晶。

(四)X 线检查

急性关节炎期可见非特异性软组织肿胀;慢性关节炎期可见软骨缘破坏,关节面不规则,特征性变化为穿凿样、虫蚀样圆形或弧形的骨质透亮缺损。

(五)CT 与 MRI

CT 扫描受损部位可见不均匀的斑点状高密度痛风石影像;MRI 的 T_1 和 T_2 加权图像呈斑点状低信号。

四、治疗要点

痛风防治原则:控制高尿酸血症,预防尿酸盐沉积;控制急性关节炎发作;预防尿酸结石形成和肾功能损害。

(一)无症状期的处理

无症状期一般无须药物治疗,积极寻找病因及相关因素。如一些利尿剂、体重增加、饮酒、高血压、血脂异常等。适当调整生活方式,以减低血尿酸水平。此期的患者需定期监测血尿酸水平。

(二)急性关节炎期的治疗

此期治疗目的是迅速终止关节炎发作。主要药物有:①非留体抗炎药:为急性痛风关节炎的一线药物,代表药物有吲哚美辛、双氯芬酸、依托考昔。②秋水仙碱:为痛风急性关节炎期治疗的传统药物,其机制是抑制致炎因子释放,对控制痛风急性发作具有非常显著的疗效,但不良反应较大。③糖皮质激素:上述两类药无效或禁忌时用,一般尽量不用。

(三)间歇期及慢性关节炎期的治疗

间歇期及慢性关节炎期主要治疗目的是降低血尿酸水平。抑制尿酸合成的药物有别嘌醇;促进尿酸排泄的药物有丙磺舒、磺吡酮、苯溴马隆等;碱性药物有碳酸氢钠,目的是碱化尿液。

(四)继发性痛风的治疗

除治疗原发病外,对于痛风的治疗原则同前面阐述。

五、护理措施

(一)一般护理

改变生活方式,饮食应以低吟食物为主,鼓励多饮水,每天饮水量至少在 1500mL,最好＞2000mL。限制烟酒,坚持运动和控制体重等。

(二)病情观察

观察关节疼痛的部位、性质、间隔时间等。观察受累关节红肿热痛的变化和功能障碍。观察有无过度疲劳、受凉、潮湿、饮酒、饱餐、精神紧张、关节扭伤等诱发因素。观察有无痛风石体征,结石的部位,有无溃破,有无症状。观察药物的疗效及不良反应,及时反馈给医生,调整用药。卧床患者做好口腔、皮肤护理,预防压疮发生。观察患者体温的变化,有无发热。监测患者血尿酸、尿尿酸、肾功能的变化。

(三)关节疼痛的护理

急性发作时应卧床休息,抬高患肢,避免受累关节负重。也可在病床上安放支架支托盖被,减少患部受压。也可给予 25% 硫酸镁于受累关节处湿敷,消除关节的肿胀和疼痛。如痛风石溃破,则要注意保持受损部位的清洁,避免发生感染。

(四)用药护理

指导患者正确用药,观察药物的疗效,及时发现不良反应并反馈给医生,给予处理。

1.秋水仙碱

口服给药常有胃肠道反应,若患者一开始口服即出现恶心、呕吐、水样腹泻等严重的消化道反应,可静脉给药。但是静脉给药可能发生严重的不良反应,如肝损害、骨髓抑制、弥散性血管内凝血(DIC)、脱发、肾衰竭、癫痫样发作甚至死亡。应用时要密切观察患者状态,一旦出现不良反应应立即停药。此外静脉给药时要特别注意切勿外漏,以免引起组织坏死。

2.非留体抗炎药

应用非留体抗炎药要注意有无活动性消化道溃疡或消化道出血的发生。

3.别嘌醇

除有可能出现皮疹、发热、胃肠道反应外,还可能出现肝损害、骨髓抑制等,要密切关注。对于肾功能不全者,使用别嘌醇宜减量。

4.丙磺舒、磺吡酮、苯溴马隆

应用丙磺舒、磺吡酮、苯溴马隆可能出现皮疹、发热、胃肠道反应等。

5.糖皮质激素

要观察其疗效,是否出现"反跳"现象。

(五)健康指导

给予患者健康指导及心理指导,向其讲解疾病相关知识,提高患者防病治病的意识,提高治疗依从性。

(1)培养良好的生活习惯,肥胖的患者要减轻体重,避免劳累、受凉、感染、外伤等诱发因素。

(2)限制进食高嘌呤食物,多饮水,尤其是碱性水,多食碱性食物,有助于尿酸的排出。

(3)适度活动与保护关节:急性期避免运动。运动后疼痛超过 1 小时,则暂时停止此项运动。不要长时间持续进行重体力劳动或工作,可选择交替完成轻、重不同的工作。不时改变姿势,使受累关节保持舒适,若局部红肿,应尽可能避免活动。

(4)促进局部血液循环,可通过局部按摩、泡热水澡等促进局部血液循环,避免尿酸盐结晶形成。

(5)学会自我观察病情,如经常用手触摸耳郭及手足关节,检查是否有痛风石形成。

(6)定期复查血尿酸及门诊随访。

第五节　皮质醇增多症

皮质醇增多症又称库欣(Cushing)综合征,是由于多种原因使肾上腺皮质分泌过盛的糖皮质激素所引起的综合征。主要表现为向心性肥胖、多血质貌、皮肤紫纹、高血压等。女性多于男性,成人多于儿童。

一、病因

肾上腺皮质通常是在促肾上腺皮质激素(ACTH)作用下分泌皮质醇,当皮质醇超过生理水平时,就反馈抑制 ACTH 的释放。本病的发生表明皮质醇或 ACTH 分泌调节失衡;或肾上腺无须 ACTH 作用就能自行分泌皮质醇;或是皮质醇对 ACTH 分泌不能发挥正常的抑制作用。

(一)原发性肾上腺皮质病变——原发于肾上腺的肿瘤

其中皮质腺瘤约占 20%,皮质腺癌约占 5%,其生长与分泌不受 ACTH 控制。

(二)垂体瘤或下丘脑-垂体功能紊乱

继发于下丘脑垂体病者可引起肾上腺皮质增生型皮质醇增多症或库欣病(约占 70%)。

(三)异源 ACTH 综合征

由垂体以外的癌瘤产生类 ACTH 活性物质,少数可能产生类促肾上腺皮质激素释放因子(CRF)样物质,刺激肾上腺皮质增生,分泌过多的皮质类固醇。多见于肺燕麦细胞癌(约占 50%),其次是胸腺癌与胰腺癌(约占 10%)。

(四)医源性糖皮质激素增多症

由于长期大量应用糖皮质激素治疗所致。

二、临床表现

(一)体型改变

因脂肪代谢障碍造成头、颈、躯干肥胖,即水牛背;尤其是面部,由于两侧颊部脂肪堆积,造成脸部轮廓呈圆形,即满月脸;嘴唇前突微开,前齿外露,多血质面容,四肢消瘦为临床诊断提供线索。

(二)蛋白质分解过多

蛋白质分解过多表现为皮肤变薄,真皮弹力纤维断裂出现紫纹、肌肉消瘦、乏力、骨质疏松,容易发生骨折。

(三)水钠潴留

患者表现为高血压、足踝部水肿。

(四)性腺功能障碍

性腺功能障碍表现为多毛、痤疮、女性月经减少或停经或出现胡须、喉结增大等,男性可出现性欲减退、阴茎缩小、睾丸变软等。

(五)抵抗力降低

患者易发生霉菌及细菌感染,甚至出现菌血症、败血症。

(六)精神障碍

患者常有不同程度的情绪变化,如烦躁、失眠,个别患者可发生偏狂。

三、检查

(一)生化检查

(1)尿 17-羟皮质类固醇(17-OHCS)>20mg/24h。

(2)小剂量地塞米松抑制试验不能被抑制。

(3)尿游离皮质醇>110μg/24h。

(4)血浆皮质醇增高,节律消失。

(5)低血钾性碱中毒。

(二)肾上腺病变部位检查

腹膜后充气造影、肾上腺同位素扫描、B超或CT扫描等。

(三)蝶鞍部位检查

X线蝶鞍正侧位片或断层,CT扫描,如发现蝶鞍扩大,骨质破坏,说明垂体有占位性病变。

四、护理

(一)观察要点

(1)病情判断:皮质醇增多的临床表现如前所述,但由于病因不同,可有不同表现,应仔细观察,以提供临床诊断依据。肾上腺肿瘤所致的库欣综合征没有色素沉着,面垂体性库欣病和异源 ACTH 综合征由于血浆 ACTH 高,皮肤色素加深,且以异源 ACTH 综合征更为明显。肾上腺恶性肿瘤多见于儿童,并且多有性征改变。异源 ACTH 综合征由恶性肿瘤所致,消瘦、水肿明显,并且有严重低血钾性碱中毒。

(2)观察体型异常状态的改变。

(3)观察心率、有无高血压及心脑缺血表现。

(4)观察有无发热等各种感染症状。

(5)观察皮肤、肌肉、骨骼状态:皮肤干燥、皮下出血、痤疮、创伤化脓、四肢末梢发绀、水肿、多毛、肌力低下、乏力、疲劳感,骨质疏松与病理性骨折等。

(6)观察尿量、尿液性状改变:有无血尿、蛋白尿、尿糖。

(7)观察有无失眠、烦躁不安、抑郁、兴奋、精神异常等表现。

(8)有无电解质紊乱和糖尿病等症状。

(9)有无月经异常、性功能改变等。

(二)检查的护理

皮质醇增多症的确诊、病理分类及定位诊断依赖于实验室检查。有没有皮质醇增多症存在,是什么原因引起的,在做治疗之前都需要检查清楚。

1.筛选试验

检查有无肾上腺皮质分泌的异常,方法如下:①24 小时尿 17－OHCS、17KS、游离皮质醇测定。②血浆皮质醇测定。③皮质醇分泌节律检查,正常皮质醇分泌呈昼夜节律性改变。清晨高,午夜低。检查时可分别于 8:00、16:00、24:00 抽血测皮质醇。皮质醇增多症患者不但分泌量改变,而且节律消失,下午血皮质醇浓度等于或高于清晨血皮质醇浓度。皮质醇节律消失是该病的早期表现。④小剂量地塞米松抑制试验,(服地塞米松 0.5mg,6 小时 1 次,共 48 小时)皮质醇增多症者不受小剂量地塞米松抑制。

2.定性试验

为了进一步鉴别肾上腺皮质为增生或肿瘤、可行大剂量地塞米松抑制试验。将地塞米松增加至 2mg,方法同小剂量法。对肾上腺皮质增生者至少可抑制 50％以上,而肾上腺肿瘤或异源 ACTH 综合征呈阴性结果。

3.其他

头颅、胸、肾的 X 线照片、CT、MRI 检查、血生化指标等。

在这些检查中,除了保证方法和收集标本正确外,试验药物的服用时间、剂量的准确是试验成败的关键,护士一定要按量、按时投送药物,并确认患者服下全部药物,如有呕吐,要补足剂量。

(三)预防感染

(1)患者由于全身抵抗力下降,易引起细菌或真菌感染,但感染症状不明显。因此,对患者的日常生活要进行卫生指导。

(2)早期发现感染症状,如出现咽痛、发热以及尿路感染等症状,及时报告医生,及时处理。

(四)观察精神症状、防止发生意外

(1)患者多表现为精神不安、抑郁状态、失眠或兴奋状态。失眠往往是精神症状的早期表现,应予重视。护理人员需特别注意抑郁状态之后企图自杀者,患者身边不宜放置危险物品。

(2)患者情绪不稳定时,避免讲刺激性的言语,要耐心倾听其谈话。

（3）要理解患者由于肥胖等原因引起容貌、体态的变化而产生的苦闷，多给予解释、安慰。

（五）饮食护理

（1）给予高蛋白、高维生素，低钠、高钾饮食。

（2）患者每餐进食不宜过多或过少，宜均匀进餐，指导患者正确摄取营养平衡的饮食。

（3）并发糖尿病者，应按糖尿病饮食要求限制主食摄入量。

（六）防止外伤、骨折

（1）患者容易发生肋骨、脊柱自发性骨折，如有骨质疏松、肌力低下、容易挫伤、骨折，应关心患者日常生活活动的安全，防止受伤。

（2）本病患者皮肤菲薄，易发生皮下瘀斑，注射、抽血后按压针眼时间宜长，嘱患者要穿着柔软的睡衣，不要系紧腰带；勿用力搓澡，防止碰伤。

（3）嘱患者在疲劳、倦怠时，不要勉强参加劳动，活动范围与运动量也应有所限制。指导患者遵守日常生活制度。

（七）治疗护理

1.病因治疗

对已查明的垂体或肾上腺腺瘤或腺癌给予手术和（或）放射治疗，去除病因。异位分泌ACTH的肿瘤亦争取定位，行手术和（或）放射治疗。

2.抑制糖皮质激素合成的药物

抑制糖皮质激素合成的药物适用于：①存在严重代谢紊乱（低血钾、高血糖、骨质疏松）患者作术前准备。②对不能手术治疗的异位分泌 ACTH 肿瘤患者行姑息性治疗。服药剂量宜由小至大，注意药物不良反应，多于饭后服用，以减少胃肠道反应。

3.并发症的预防与护理

皮质醇增多症如果不予治疗，患者可于数年内死于感染、高血压或自杀，所以对于本病应争取早期诊断、早期治疗，防止并发症、预防感染和外伤，控制高血压及糖尿病；更应注意精神护理，防止自杀。

（八）心理护理

（1）绝大多数患者呈向心性肥胖、满月脸、水牛背等特殊状态改变，心理上不愿承受这一现实，医护人员切勿当面议论其外表。

（2）手术是治疗本病的重要手段，患者往往对手术有顾虑而焦躁不安、情绪低落，不思饮食，有的患者因手术费用高，担心预后等也可引起情绪的改变，针对以上心理状态，医护人员应向其讲解手术治疗的效果、手术成功事例及术前注意事项，以消除其顾虑，树立战胜疾病的信心。

第六节　高脂血症

高脂血症是指脂质代谢或运转异常而使血浆中一种或几种脂质高于正常的一类疾病。由于血脂在血液中是以脂蛋白的形式进行运转的，因此高脂血症实际上也可认为是高脂蛋白血症。老年人高脂血症的发病率明显高于年轻人。血浆低密度脂蛋白（LDL）、血清总胆固醇（TC）、高密度脂蛋白（HDL）与临床心血管病事件发生密切相关。

一、护理评估

(一)健康史

（1）询问患者病史，主要是引起高脂血症的相关疾病，如有无糖尿病、甲状腺功能减退症、肾病综合征、透析、肾移植、胆道阻塞等。

（2）询问患者有无高脂饮食、嗜好油炸食物、酗酒、运动少等不良生活和饮食习惯。

(二)临床表现

患者血脂中一项或多项脂质检测指标超过正常值范围。此外，部分患者的临床特征是眼睑黄斑瘤、肌腱黄色瘤及皮下结节状黄色瘤（好发于肘、膝、臀部）。易伴发动脉粥样硬化、肥胖或糖尿病。少数患者有肝、脾大。此外，患者常有眩晕、心悸、胸闷、健忘、肢体麻木等自觉症状，但多数患者虽血脂高而无任何自觉症状。

(三)实验室及其他检查

1.血脂

常规检查血浆 TC 和 TG 的水平。我国血清 TC 的理想范围是低于 5.20mmol/L，5.23～5.69mmol/L 为边缘升高，高于 5.72mmol/L 为升高。TG 的合适范围是低于 1.70mmol/L，高于 1.70mmol/L 为升高。

2.脂蛋白

正常值 LDL<3.12mmol/L，3.15～3.61mmol/L 为边缘升高，>3.64mmol/L 为升高；正常 HDL≥1.04mmol/1，<0.91mmol/L 为减低。

(四)心理一社会状况

了解老年患者对高脂血症的认识和对患病的态度、治疗的需求。

二、主要护理诊断

(一)活动无耐力

活动无耐力与肥胖导致体力下降有关。

(二)知识缺乏

患者缺乏高脂血症的有关知识。

(三)个人应对无效

个人应对无效与不良饮食习惯有关。

三、护理目标

（1）患者体重接近或恢复正常。

（2）患者血脂指标恢复正常或趋于正常。

（3）患者自觉饮食习惯得到纠正。

四、主要护理措施

(一)建立良好的生活习惯，纠正不良的生活方式

1.饮食

由于降血脂药物的不良反应及考虑治疗费用，并且大部分人经过饮食控制可以使血脂水

平有所下降,故提倡首先采用饮食治疗。饮食控制应长期坚持地进行。膳食宜清淡、低脂肪。烹调食用油用植物油,每天低于25g。少吃动物脂肪、内脏、甜食、油炸食品及含热量较高的食品,宜多吃新鲜蔬菜和水果,少饮酒,不吸烟。设计饮食治疗方案时应仔细斟酌膳食,尽可能与患者的生活习惯相吻合。以便使患者可接受而又不影响营养需要的最低程度。主食每天不要超过300g,可适当饮绿茶,以利于降低血脂。

2.休息

生活要有规律,注意劳逸结合,保证充足的睡眠。

3.运动

鼓励老年人进行适当的体育锻炼,如散步、慢跑、太极拳、门球等,不仅能增加脂肪的消耗、减轻体重,而且可减轻高脂血症。活动量应根据患者的心脑功能、生活习惯和身体状况而定,提倡循序渐进,不宜剧烈运动。运动后个人最大心率的80%,若经过饮食和调节生活方式达半年以上,血脂仍未降至正常水平,则可考虑使用药物治疗。

(二)用药护理

对饮食治疗无效,或有冠心病、动脉粥样硬化等危险因素的患者应考虑药物治疗。治疗前应向患者进行药物治疗目的、药物的作用与不良反应等方面的详细指导,以利长期合作。向患者详述服药的剂量和时间,并定期随诊,监测血脂水平。常用的调节血脂药有以下几种。

1.羟甲基戊二酰辅酶A

羟甲基戊二酰辅酶A主要能抑制胆固醇的生物合成。

2.贝特类

贝特类药不良反应较轻微,主要有恶心、呕吐、腹泻等胃肠道症状。肝肾功能不全者忌用。

3.胆酸整合树脂质

胆酸螯合树脂质类药阻止胆酸或胆固醇从肠道吸收,使其随粪便排出。不良反应有胀气、恶心、呕吐、便秘,并干扰叶酸、地高辛、甲状腺素及脂溶性维生素的吸收。

4.烟酸

烟酸有明显的调脂作用。主要不良反应有面部潮红、瘙痒、胃肠道症状。

(三)心理护理

主动关心患者,耐心解答其各种问题,使患者明了本病经过合理的药物和非药物治疗病情可控制,解除患者思想顾虑,使其保持乐观情绪,树立战胜疾病的信心,并长期坚持治疗,以利控制病情。

五、健康教育

(1)向患者及其家属讲解老年高脂血症的有关知识,使其明了糖尿病、肾病综合征和甲减等可引起高脂血症,积极治疗原发病。

(2)引导患者及其家属建立健康的生活方式,坚持低脂肪、低胆固醇,低糖、清淡的饮食原则,控制体重;生活规律,坚持运动,劳逸结合;戒烟、酒。

(3)嘱咐患者严格遵医嘱服药,定期监测血脂、肾功能等。

第六章　神经外科疾病护理

第一节　慢性硬膜下血肿

一、疾病概述

慢性硬膜下血肿是指脑外伤后 3 周以上出现临床症状者,血肿位于硬脑膜和蛛网膜之间,具有包膜,是小儿和老年颅内血肿中最常见的一种,约占内血肿的 10%,硬膜下血肿的 25%。目前认为,慢性硬膜下血肿是因轻微颅脑外伤造成桥静脉撕裂,血液缓慢渗入硬脑膜下腔而成。血肿以单侧多见,双侧者占 20%～25%。男性患者明显多于女性,男女之比为 5:1,当病程长、头颅外伤史不明确时,常被误诊为脑瘤、脑血管病、帕金森病等。如诊断不及时,治疗不当,可造成严重后果。临床表现为以内高压为主的一组症状。

(一)病因及发病机制

头部外伤是慢性硬膜下血肿最常见的致病原因,50%～84%的患者有明确的头部外伤史。但如果头部外伤轻微,外伤距发病时间较长时,一般容易被患者和家属忽略,部分患者在被追问病史时才被发现。老年人由于脑组织萎缩,硬脑膜与皮质之间的空隙增大,当头部受到突然加速或减速运动时,可引起桥静脉的撕裂或造成皮质与硬脑膜间小交通静脉的损伤渗血。也可因静脉窦、蛛网膜颗粒或硬膜下水瘤受损出血引起。非损伤性硬膜下血肿非常少见,在慢性硬膜下血肿的患者中约有 12.8%的患者伴有高血压。所以,高血压、动脉硬化可能是容易导致出血的原因之一。

此外,一些患有硬膜下血肿的老年患者,常有慢性乙醇中毒病史,因长期饮酒可造成肝功能损伤,导致凝血机制障碍,酗酒后又易造成颅脑损伤。还有 12%～38%的患者与应用抗凝治疗有关,如长期服用阿司匹林、双嘧达莫等。

慢性硬膜下血肿的出血来源多为桥静脉或皮质小静脉破裂,血液流至硬脑膜下腔后逐渐凝固,两周左右血肿开始液化,蛋白分解。以后血肿腔逐渐增大,引起颅内压增高,进一步对脑组织造成压迫,使脑循环受阻、脑萎缩及变性。促使血肿不断扩大的原因有以下两种。①血肿被膜反复出血:手术时可见血肿有被膜形成,外壁较厚有时可达数毫米,并富于血管,与硬脑膜粘连紧密,内膜甚薄与蛛网膜易分离。血肿外壁上的小血管不断破裂出血,是造成血肿体积不断增大的原因。②血管活性物质的释放:近期研究表明,血肿的外被膜(血肿被膜的硬脑膜层)不断释放出组织纤溶酶原激活物质到血肿腔内,作用于纤溶酶原使其转化为纤溶酶,促使纤溶活性增加,造成溶血和小血管的再出血,从而使血肿体积不断增大。

(二)病理

慢性硬膜下血肿,多位于顶部,一般较大,血肿可覆盖在大脑半球表面的大部分,即额、顶、颞叶的外侧面。血肿的包膜多在发病后 5～7 天初步形成,到 2～3 周基本完成,为一层黄褐色或灰色的结缔组织包膜,靠近蛛网膜一侧包膜较薄,血管少,与蛛网膜粘连,可轻易剥离;靠近硬脑膜一侧的包膜较厚与硬脑膜粘连较紧,该包膜在显微镜下有浆细胞、淋巴细胞和吞噬细胞,有丰富的新生毛细血管,亦有血浆渗出,有时见到毛细血管破裂的新鲜出血。血肿内容:早期为黑褐色半固体黏稠物,晚期为黄色或酱油色液体。已往多数学者认为,脑轻微损伤后出血缓慢,量少,血肿内血液分解,渗透压较高,脑脊液和周围脑组织水分不断渗入到血肿壁,使血肿逐渐增大,但这种说法已被否定。目前大多认为,包膜外的外层有新生而粗大的毛细血管,血浆由管壁渗出,或毛细血管破裂出血到囊腔内,而使血肿体积不断增大。晚期逐渐出现颅内高压及局灶症状。

(三)临床表现

多数患者在外伤后较长时间内有轻微头痛、头昏等一般症状,亦有部分患者伤后长时间无症状,部分患者外伤史不详。多于2～3个月后逐渐出现恶心、呕吐、视物模糊、肢体无力、精神失常等全脑症状和局灶症状。症状大体可归纳为以下几类。

1.颅内高压症状

起初为轻微的头痛,当血肿逐渐增大时方出现明显的颅内压增高的症状如头痛、恶心、呕吐、复视、视盘水肿等。临床上常以颅内压增高为主要症状。老年人因为脑萎缩,颅内压增高症状出现较晚或不明显。婴幼儿患者,颅内压增高,则表现为前囟饱满,头颅增大,可被误诊为先天性脑积水。

2.精神症状

老年人以精神障碍较为突出,常表现为表情淡漠,反应迟钝,记忆力减退,寡言少语,理解力差,进行性痴呆,淡漠,嗜睡,精神失常。痴呆多见于年龄较大者。

3.局灶性症状

患者亦可出现脑神经受损症状,如动眼神经、展神经及面神经损伤的症状;可出现帕金森综合征,表现为震颤、动作缓慢、肌力减退而肌张力增高,也可出现步态不稳及神经功能障碍,如偏瘫、失语、同向偏盲、偏身感觉障碍等,但均较轻。部分患者可出现局灶性癫痫。

(四)辅助检查

1.腰穿

除腰穿脑脊液压力增高外,常规检查可完全正常,病程越长,血肿包膜越厚,脑脊液化验变化越不明显。

2.颅骨平片

颅骨平片可显示脑回压迹,蝶鞍扩大,骨质吸收,患病多年的患者局部骨板变薄、外突,血肿壁可有圆弧形钙化。婴幼儿可有前囟扩大、颅缝分离和头颅增大等。

3.头部CT扫描

头部CT扫描是目前诊断慢性硬膜下血肿的最有效方法,早期(伤后3周至1个月)血肿呈高、低混合密度,新月形或半月形肿块,高密度是点片状新鲜出血,部分可见液平面;中期(1～2个月)血肿双凸形低密度;后期(2个月以上)呈低密度区,主要表现为颅骨内板与脑表之间出现新月形、双凸形、单凸形的低密度、高密度或混杂密度区,患侧脑室受压,中线移位,额角向下移位,枕角向内上移位。慢性硬膜下血肿有17%～25%的患者表现为等密度,诊断较难。

增强扫描更能清楚显示血肿内缘与脑组织交界面呈条状密度增高带,可见血肿包膜强化影,血肿区内无脑沟、脑回。

4.MRI检查

慢性硬膜下血肿有时在CT上因呈等密度而显影不清,但在MRI上却相当清晰,既可定性,又可定位,对CT难以诊断的等密度慢性硬膜下血肿,其诊断准确率高达100%。早期在T_1、T_2加权像上均为高信号,后期血肿在T_1加权像上为高于脑脊液的低信号,T_2加权像上为高信号。例如,发病3周左右的硬膜下血肿,在CT上可能呈等密度,在T_1加权像上积血因T_1值短于脑脊液而呈高信号,在T_2加权像上因长T_2而呈高信号。冠状面在显示占位效应方面更明显优于CT。

5.其他检查

ECT扫描显示脑表现为新月形低密度区,脑电图显示局限性病灶,脑超声波检查可显示中线波移位。婴幼儿可行前囟穿刺。

(五)诊断及鉴别诊断

1.诊断依据

(1)轻度头部外伤3周以后,逐渐出现头痛、头昏、视盘水肿、偏瘫、癫痫等症状。

(2)腰穿脑脊液压力高,常规变化不明显。

(3)脑血管造影可见颅内板下方新月形"无血管区"。

(4)CT扫描可确定诊断。

(5)婴幼儿可在前囟外角进行穿刺,可明确诊断。

2.鉴别诊断

(1)外伤性硬膜下积液:外伤性硬膜下积液或称外伤性硬膜下水瘤,是外伤后大量脑脊液积聚硬脑膜下,临床表现与硬膜下血肿相似,半数病例位于双额区,常深入到纵裂前部,占位表现较硬膜下血肿轻。在CT上显示为新月形低密度影,CT值在7Hu左右,近脑脊液密度。无论急性或慢性硬膜下积液在MRI上均成新月形长T_1与长T_2,信号强度接近脑脊液。慢性硬膜下血肿在CT上:早期为高、低混合密度,部分可见液面;中、晚期呈低密度区。其在MRI上可有明显信号变化。

(2)脑蛛网膜囊肿:本病变多位于颅中窝、外侧裂表面,临床表现与慢性硬膜下血肿相似,脑血管造影为脑底或脑表面无血管区,CT扫描亦为密度减低区,但其形状呈方形或不规则,这点与慢性硬膜下血肿相鉴别。

(3)其他:脑肿瘤、先天性脑积水,往往与慢性硬膜下血肿在临床上有时难以区别,但行CT扫描及MRI,多可明确诊断。

(六)治疗

1.非手术疗法

对个别轻度患者,或缓慢性进行性颅内高压,可试用中药或大量脱水药物治疗,但疗效尚需长期观察。未经治疗的慢性硬膜下血肿由于高颅内压脑疝而死亡,自然吸收的慢性硬膜下血肿少见。

2.手术治疗

手术治疗是公认的最有效的治疗方法。大多数患者需要手术治疗,部分非手术治疗效果不满意,病情继续发展的可行手术治疗,手术治疗包括以下三种。

(1)血肿引流:为近年来盛行的方法,在血肿较厚部位钻孔引流并冲洗血肿后,置入一引流管与脑表面平行,行闭式引流48~72小时,此种方法多能顺利治愈,而且简单,损伤小,治愈率高,故多列为首选。近年来因YL-1型硬通道微刺针微创穿刺引流术简便易行而在临床广泛应用,根据头部CT检查定位,选择最后层面中心作为穿刺点。对于CT显示血肿腔内有明显分隔者,可采用颅骨钻孔神经内镜辅助血肿清除术。

(2)血肿切除。适应证:①血肿引流不能治愈者;②血肿内容为大量凝血块;③血肿壁厚引流后脑不膨起者。此种方法损伤较大,可采用骨瓣开颅、连同血肿囊壁一并切除。

(3)前囟穿刺:适用于婴幼儿血肿,可在两侧前囟外角反复多次穿刺,多数患者可治愈。

二、护理

(一)入院护理

1.急诊入院常规护理

(1)立即通知医生接诊,为患者测量体温、脉搏、呼吸、血压;观察患者的意识、瞳孔变化及肢体活动等情况,如有异常及时通知医生。

(2)了解患者既往史、有无家族史、过敏史、吸烟史等。

(3)根据医嘱正确采集标本,进行相关检查。了解相关化验、检查报告的情况,如有异常及时与医生沟通。

(4)了解患者的心理状态,向患者讲解疾病的相关知识,增强患者治疗的信心,减轻其焦虑、恐惧心理。

(5)待患者病情稳定后向患者介绍病房环境(医生办公室、护士站、卫生间、换药室、配餐室的位置)、护理用具的使用方法(床单位、呼叫器等)、物品的放置、作息时间及餐卡的办理等;介绍科主任、护士长、负责医生及责任护士。病房应保持安静、舒适,减少人员流动,避免外界刺激和情绪激动。

2.安全防护教育

行常规安全防护教育。对于有癫痫发作史的患者,应保持病室内环境安静,减少人员探视,室内光线柔和,避免强光刺激。病室内的热水壶、锐器等危险物品应远离患者,避免癫痫发作时,伤及他人或患者自伤。若出现癫痫发作前兆时,立即卧床休息。癫痫发作时,在患者紧闭口唇之前,立即把缠有纱布的压舌板、勺子或牙刷把等垫在上下牙齿之间,防止患者咬伤自己的舌头。松开衣领,头偏向一侧,保持呼吸道通畅,通知医生。发作期间口中不可塞任何东西,不可强行灌药,防止窒息。不可暴力制动,防止肌肉拉伤、关节脱臼或骨折,并加床档保护,避免坠床摔伤。有癫痫病史的患者,必须长期坚持服药,不可增减、漏服和停服药物。癫痫发作后,要及时清除患者口腔分泌物,保持呼吸道通畅,并检查患者有无肢体损伤,保证患者良好的休息。

（二）术日护理

1.送手术前

（1）为患者测量体温、脉搏、呼吸、血压及体重；如有发热、血压过高、女性月经来潮等情况均应及时报告医生。

（2）告知患者手术的时间，术前禁食、水等准备事项。

（3）修剪指（趾）甲、剃胡须，勿化妆及涂染指（趾）甲等。协助患者取下义齿、项链、耳钉、手链、发夹等物品，并交给家属妥善保管。

（4）根据医嘱正确行药物过敏试验、备血（复查血型）、术区皮肤准备（剃除全部头发及颈部毛发，保留眉毛）后，更换清洁病员服，术区皮肤异常及时通知医生。

（5）遵医嘱术前用药。

（6）携带病历、相关影像资料等物品，平车护送患者入手术室。

2.术后回病房

（1）每 15～30 分钟巡视患者，注意观察患者的生命体征、意识、瞳孔、肢体活动等，如有异常及时通知医生。

（2）注意观察切口敷料有无渗血。

（3）密切观察引流液的颜色、性状、量等情况并记录，妥善固定引流管，引流袋置于患者头旁枕上或枕边，高度与头部创腔保持一致，保持引流管引流通畅；活动时注意引流管不要扭曲、受压，防止脱管。

（4）术后 6 小时内给予去枕平卧位，头偏向一侧，防止呕吐物误吸引起窒息；头部放置引流管的患者 6 小时后需平卧位，利于引流；麻醉清醒的患者可以协助床上活动，保证患者的舒适度。

（5）若患者出现不能耐受的头痛，及时通知医生，遵医嘱给予止痛药物，并密切观察患者的生命体征、意识、瞳孔等变化。

（6）术后 6 小时如无恶心、呕吐等麻醉反应，可遵医嘱进食；对于意识障碍的患者可遵医嘱鼻饲。

（7）对于未留置导尿的患者，指导床上大小便，24 小时内每 4～6 小时嘱患者排尿 1 次。避免因手术、麻醉刺激、疼痛等原因造成术后的尿潴留。若术后 8 小时仍未排尿且有下腹胀痛感、隆起时，可行诱导排尿、针刺或导尿等方法。

（8）麻醉后清醒可以语言沟通的患者，向其讲解疾病术后的相关知识，增强患者恢复健康的信心，利于早日康复。带有气管插管或语言障碍的患者，可进行肢体语言和书面卡片的沟通，疏导患者紧张、恐惧的情绪。

（9）结合患者的个体情况，每 1～2 小时协助患者翻身，保护受压部位皮肤；如局部皮肤有压红，可缩短翻身的间隔时间，受压部位应予软枕垫高减压。

（三）术后护理

1.术后第 1 天～第 3 天

（1）每 1～2 小时巡视患者，注意观察患者的生命体征、意识、瞳孔、肢体活动等，如发现有头痛、恶心、呕吐等颅内压增高等症状及时通知医生。

(2)注意观察切口敷料有无渗血。

(3)密切观察引流液的颜色、性状、量等情况并记录,妥善固定引流管,并保持引流管引流通畅,勿打折、扭曲、受压,防止脱管,不可随意调整引流袋的高度。

(4)加强呼吸道的管理,鼓励患者深呼吸及有效咳嗽、咳痰,如痰液黏稠不易咳出可遵医嘱予雾化吸入,必要时吸痰。

(5)结合患者的个体情况,每1~2小时协助患者翻身,保护受压部位皮肤;如局部皮肤有压红,可缩短翻身的间隔时间,受压部位应予软枕垫高减压。

(6)指导肢体和语言功能锻炼。

2.术后第4天至出院日

(1)每1~2小时巡视患者,注意观察患者的生命体征、意识、瞳孔、肢体活动等,如发现异常及时通知医生。

(2)拔除引流管后注意观察切口敷料有无渗血、渗液及皮下积液等,如有异常及时通知医生。

(3)加强呼吸道的管理,鼓励患者深呼吸及有效咳嗽。

(4)指导患者注意休息,引流管拔除后指导患者床头摇高,逐渐坐起,再过渡到床边、病室、病区,活动时以不疲劳为宜。

(5)指导患者进行肢体和语言功能锻炼。

(四)出院指导

(1)家属应陪伴在患者身边,减轻患者的恐惧心理。

(2)给予患者高热量、高蛋白、高维生素、易消化吸收的饮食

(3)患者出院后定期复查血压,遵医嘱用药,保持情绪稳定,保持大便通畅,坚持功能锻炼。

(4)1个月后行门诊影像学复查。

第二节　颅内压增高症

颅内压增高症是由于颅内任何一种主要内容物(血液、脑脊液、脑组织)容积增加或者有占位性病变时,其所增加的容积超过代偿限度所致。正常人侧卧位时,测定颅内压(ICP)为0.8~1.8kPa(6~13.5mmHg),>2.0kPa(15mmHg)为颅内压增高,2.0~2.6kPa(15~20mmHg)为轻度增高,2.6~5.3kPa(20~40mmHg)为中度增高,>5.3kPa(>40mmHg)为重度增高。

一、病因与发病机制

引起颅内压增高的疾病很多,但发生颅内压增高的主要因素如下。

(一)脑脊液增多

(1)分泌过多:如脉络丛乳头状瘤。

(2)吸收减少:如交通性脑积水,蛛网膜下隙出血后引起蛛网膜粘连。

(3)循环交通受阻:如脑室及脑中线部位的肿瘤引起的梗阻性脑积水或先天性脑畸形。

(二)脑血液增多

(1)脑外伤后＜24 小时的脑血管扩张、充血,以及呼吸道梗阻,呼吸中枢衰竭引起的二氧化碳蓄积、高碳酸血症和丘脑下部、鞍区或脑干部位手术,使自主神经中枢或血管运动中受刺激引起的脑血管扩张充血。

(2)颅内静脉回流受阻。

(3)出血。

(三)脑容积增加

正常情况下颅内容积除颅内容物体积外有 8%～10% 的缓冲体积,即代偿容积。因此颅内容积很大,但代偿调节作用很小。常见脑水肿有如下三种:①血管源性脑水肿:多见于颅脑损伤、脑肿瘤、脑手术后。②细胞毒性脑水肿:多见于低氧血症、高碳酸血症、脑缺血和缺氧。③渗透性脑水肿:常见于严重电解质紊乱(Na^+丢失)、渗透压降低、水中毒。

(四)颅内占位病变

颅内占位病变常见于颅内血肿,颅内肿瘤,脑脓肿和脑寄生虫等。

二、临床表现

(一)头痛

头痛是颅内压增高最常见的症状,有时是唯一的症状。可呈持续性或间歇性,当用力、咳嗽、负重,早晨清醒时和较剧烈活动时加重,其原因是颅内压增高使脑膜、血管或神经受挤压、牵扯或炎症变化的刺激所致。急性和重度的颅内压增高可引起剧烈的头痛并常伴喷射性呕吐。

(二)恶心呕吐

多数颅内压增高患者都伴有恶心、不思饮食,重度颅内压增高可引起喷射性呕吐,呕吐之后头痛随之缓解,小儿较成人多见,其原因是迷走神经中受刺激所引起。

(三)视力障碍和眼底变化

长期颅内压增高,使视神经受压,眼底静脉回流受阻。引起视神经萎缩造成视力下降、模糊和复视,眼底视盘水肿,严重者出现失明和眼底出血。头痛、恶心呕吐、视盘水肿为颅内压增高的三大主要症状。

(四)意识障碍

意识障碍是反映脑受压的可靠及敏感指标,当大脑皮质、脑干网状结构广泛受压和损害即可出现意识障碍。颅内压增高早期患者可出现烦躁、嗜睡和定向障碍等意识不清的表现,晚期则出现蒙眬和昏迷。末期出现深度昏迷。梗阻性脑积水所引起的颅内压增高一般无意识障碍。

(五)瞳孔变化

由于颅内压不断增高而引起脑移位,中脑和脑干移位压迫和牵拉动眼神经可引起瞳孔对光反射迟钝。瞳孔不圆,瞳孔忽大忽小,一侧瞳孔逐渐散大,光反射消失;末期出现双侧瞳孔散大、固定。

(六)生命体征变化

颅内压增高,早期一般不会出现生命体征变化,急性或重度的颅内压增高可引起血压增高,脉压增大,出现呼吸、脉搏减慢综合征。患者随时有呼吸骤停及生命危险。常见于急性脑损伤患者,而脑肿瘤患者则很少出现血压升高。

(七)癫痫发作

约有 20% 的颅内压增高患者发生癫痫,为局限性癫痫小发作,如口角、单侧上、下肢抽搐,或癫痫大发作,大发作时可引起呼吸道梗阻,加重脑缺氧、脑水肿而加剧颅内压增高。

(八)颅内高压危象(脑疝形成)

1.颞叶钩回疝

颞叶钩回疝即幕上肿瘤、水肿、血肿引起急剧的颅内压力增高,挤压颞叶向小脑幕裂孔或下方移位,同时压迫动眼神经、大脑后动脉和中脑,使脑干移位,产生剧烈的头痛、呕吐,血压升高,呼吸、脉搏减慢、不规则。很快进入昏迷,一侧瞳孔散大,光反射消失,对侧肢体偏瘫,去脑强直。此时如未进行及时的降颅内压处理则会出现呼吸停止,双侧瞳孔散大、固定、血压下降、心跳停止。

2.枕骨大孔疝

枕骨大孔疝又称小脑扁桃体疝,主要是幕下肿瘤、血肿、水肿致颅内压力增高,挤压小脑扁桃体进入压力偏低的枕骨大孔,压迫延髓和颈 1~2 颈髓,患者出现剧烈头痛、呕吐、呼吸不规则、血压升高、心跳缓慢,随之很快出现昏迷、瞳孔缩小或散大、固定、呼吸停止。

三、护理

(一)护理目标

(1)了解引起颅内压增高的原因,及时对症处理。

(2)通过监测及早发现病情变化,避免意识障碍发生。

(3)颅内压得到控制,脑疝危象得以解除。

(4)患者主诉头痛减轻,自觉舒适,头脑清醒,睡眠改善。

(5)体液恢复平衡,尿比重在正常范围,无脱水症状和体征。

(二)护理措施

(1)观察患者神志、瞳孔变化每小时 1 次。如出现神志不清及瞳孔改变,预示颅内压力增高,需及时报告医生进行降颅内压处理。

(2)观察患者头痛的程度,有无伴随呕吐,对剧烈头痛应及时对症降颅内压处理。

(3)监测患者血压、脉搏、呼吸每 1~2 小时 1 次,观察有无呼吸、脉搏慢、血压高,即"两慢一高"征。

(4)保持呼吸道通畅:呼吸道梗阻时,因患者呼吸困难,可致胸腔内压力增高、$PaCO_2$ 增高致脑血管扩张、脑血流量增多进而使颅内压增高。护理时应及时清除呼吸道分泌物和呕吐物。抬高床头 15°~30°,持续或间断吸氧,改善脑缺氧,减轻脑水肿。

(5)如脱水治疗的护理:应用高渗性脱水剂,使脑组织间的水分通过渗透作用进入血循环再由肾脏排出,可达到降低颅内压的目的。常用 20% 甘露醇 250mL,15~30 分钟内滴完,2~4 次/天;呋塞米 20~40mg,静脉或肌内注射,2~4 次/天。脱水治疗期间,应准确记录 24 小时出入液量,观察尿量、色,监测血尿素氮和肌酐含量,注意有无水、电解质紊乱和肝肾功能损害。脱水药物应严格按医嘱执行,并根据病情及时调整脱水药物的用量。

(6)激素治疗的护理:肾上腺皮质激素通过稳定血一脑屏障,预防和缓解脑水肿,改善患者症状。常用地塞米松 5～10mg 静脉注射;或氢化可的松 100mg 静脉注射,1～2 次/天;由于激素有引起消化道应激性溃疡出血、增加感染机会等不良反应,故用药的同时应加强观察,预防感染,避免发生并发症。

(7)颅内压监护:①监护方法:颅内压监护有植入法和导管法两种。植入法:将微型传感器植入颅内,使传感器直接与颅内组织(硬脑膜外、硬脑膜下、蛛网膜下隙、脑实质等)接触而测压。导管法:以引流出的脑脊液或生理盐水充填导管,将传感器(体外传感器)与导管相连接,借导管内的液体与传感器接触而测压。两种方法的测压原理均是利用压力传感器将压力转换为与颅内压力大小成正比的电信号,再经信号处理装置将信号放大后记录下来。植入法中的硬脑膜外法及导管法中的脑室法优点较多,使用较广泛。②颅内压监护的注意事项:监护的零点参照点一般位于外耳道的位置,患者需平卧或头抬高 10°～15°;监护前注意记录仪与传感器的零点核正,并注意大气压改变而引起的"零点飘移";脑室法时在脑脊液引流期间每 4～6 小时关闭引流管测压,了解颅内压真实情况;避免非颅内情况而引起的颅内压增高,如出现呼吸不畅、躁动、高热或体位不舒适、尿潴留时应及时对症处理;监护过程严格无菌操作,监护时间以 72～96 小时为宜,防止颅内感染。③颅内压监护的优点:颅内压增高早期,由于颅内容积代偿作用,患者无明显颅内压增高的临床表现,而颅内压监护时可发现颅内压提高和基线不平稳;较重的颅内压升高时,颅内压监护基线水平与临床症状出现及其严重程度一致;有些患者临床症状好转,但颅内压逐渐上升,预示迟发性(继发性)颅内血肿的形成;根据颅内压监护使用脱水剂,可以避免盲目使用脱水剂及减少脱水剂的用量,减少急性肾衰竭及电解质紊乱等并发症的发生。

(8)降低耗氧量:对严重脑挫裂伤、轴索损伤、脑干损伤的患者进行头部降温,降低脑耗氧量。有条件者行冬眠低温治疗。具体内容如下:①冬眠低温的目的:降低脑耗氧量,维持脑血流和脑细胞能量代谢,减少乳酸堆积,降低颅内压;保护血－脑屏障功能,抑制白三烯 B_4 及内源性有害因子的生成,减轻脑水肿反应;调节脑损伤后钙调蛋白酶 II 的活性和蛋白激酶活力,保护脑功能;当体温降至 30℃ 时,脑的耗氧量约为正常的 55％,颅内压力较降温前低 56％。②降温方法:根据医嘱首先给予足量冬眠药物,如冬眠 I 号合剂(包括氯丙嗪、异丙嗪及派替啶)或冬眠 II 号合剂(派替啶、异丙嗪、双氢麦角碱),待自主神经充分阻滞,御寒反应消失,进入昏睡状态后,方可加用物理降温措施物理降温方法可采用头部戴冰帽,在颈动脉、腋动脉、脑动脉、股动脉等主干动脉表浅部放置冰袋,此外还可采用降低室温、减少被盖、体表覆盖冰毯等方法。降温速度以每小时下降 1℃ 为宜,体温降至肛温为 33～34℃,腋温为 31～33℃ 较为理想。体温过低易诱发心律失常、低血压、凝血障碍等并发症;体温＞35℃,则疗效不佳。③缓慢复温:冬眠低温治疗一般为 3～5 天,复温应先停物理降温,再逐步减少药物剂量或延长相同剂量的药物维持时间直至停用;加盖被毯,必要时用热水袋复温,严防烫伤;复温不可过快,以免出现颅内压"反跳"、体温过高或中毒等。④预防并发症:定时翻身叩背、吸痰,雾化吸入,防止肺部感染;低温使心排血量减少,冬眠药物使外周血管阻力降低,在搬动患者或为其翻身时,动作应轻稳,以防发生直立性低血压;观察皮肤及肢体末端,冰袋外加用布套,并定时更换部位,定时局部按摩,以防冻伤。

(9)防止颅内压骤然升高:对烦躁不安的患者查明原因,对症处理,必要时给予镇静剂,避免剧烈咳嗽和用力排便;控制液体摄入量,成人每天补液量<2000mL,输液速度应控制在30～40滴/分;保持病室安静,避免情绪紧张,以免血压骤升而增加颅内压。

第三节 脑动脉瘤

脑动脉瘤是局部动静脉异常改变产生的脑动静脉瘤样突起,好发于组成脑底动脉环(Willis动脉环)的大动脉分支或分叉部。因为这些动脉位于脑底的脑池中,所以动脉瘤破裂出血引起动脉痉挛、栓塞及蛛网膜下隙出血(SAH)等症状。此病主要见于中年人。脑动脉瘤的病因尚未完全明了,但目前多认为与先天性缺陷、动脉粥样硬化、高血压、感染、外伤有关。临床表现为突然头痛、呕吐、意识障碍、癫痫样发作、脑膜刺激征等。此病以手术治疗为主,常采用动脉瘤栓塞术、开颅动脉瘤夹闭术及穿刺栓塞动脉瘤。

一、护理措施

(一)术前护理

(1)一旦确诊,患者需绝对卧床,暗化病室,减少探视,避免一切外来刺激。情绪激动、躁动不安可使血压上升,增加再出血的可能,适当给予镇静剂。

(2)密切观察患者生命体征及意识变化,每天监测血压2次,及早发现出血情况,尽早采取相应的治疗措施。

(3)胃肠道的管理:合理饮食,勿食用易导致便秘的食物;常规给予口服缓泻剂如酚酞、麻仁润肠丸,保持排便通畅,必要时给予低压缓慢灌肠。

(4)尿失禁的患者应留置导尿管。

(5)患者避免用力打喷嚏或咳嗽,以免增加腹压,反射性的增加颅内压,引起脑动脉瘤破裂。

(6)伴发癫痫者要注意安全,防止发作时受外伤;保持呼吸道通畅,同时给予吸氧,记录抽搐时间,遵医嘱给予抗癫痫药。

(二)术后护理

(1)监测患者生命体征,特别是意识、瞳孔的变化,尽量使血压维持在一个个体化的稳定水平,避免血压过高引起脑出血或血压过低致脑供血不足。

(2)持续低流量给氧,保持脑细胞的供氧。观察肢体活动及感觉情况,与术前对比有无改变。

(3)遵医嘱给予甘露醇及甲强龙泵入,减轻脑水肿;或泵入尼莫地平,减轻脑血管痉挛。

(4)保持引流通畅,观察引流液的色、量及性质,如短时间内出血过多,应通知医生及时处理。

(5)保持呼吸道通畅,防止肺部感染及压力性损伤的发生。

(6)避免情绪激动及剧烈活动。

(7)手术恢复期应多进高蛋白食物,加强营养,增强机体的抵抗力。

（8）减少刺激，防止癫痫发作，尽量将癫痫发作时的损伤减到最小，装好床档，备好抢救用品，防止意外发生。

（9）清醒的患者床头抬高 30°，利于减轻脑水肿。

（10）准确记录出入量，保证出入量平衡。

（11）减轻患者心理负担，加强沟通。

（三）健康指导

（1）定期测量血压，复查病情，及时治疗可能并存的血管病变。

（2）保持大小便通畅。

（3）其他指导：①应规律生活，避免劳累、熬夜、暴饮暴食等不利因素，保持心情舒畅，注意劳逸结合。②坚持适当锻炼。康复训练过程艰苦而漫长（一般为 1～3 年，长者需终生训练），需要信心、耐心、恒心，在康复医生指导下，循序渐进、持之以恒。

二、主要护理问题

（1）脑出血：与手术创伤有关。

（2）脑组织灌注异常：与脑水肿有关。

（3）有感染的危险：与手术创伤有关。

（4）睡眠型态紊乱：与疾病创伤有关。

（5）便秘：与手术后卧床有关。

（6）疼痛：与手术损伤有关。

（7）有受伤的危险：与手术可能诱发癫痫有关。

（8）活动无耐力：与术后卧床时间长有关。

第四节　垂体腺瘤

垂体腺瘤是发生于腺垂体的良性肿瘤。如果肿瘤增大，压迫周围组织，则出现头痛、视力减退、视野缺损、上睑下垂及眼球运动功能障碍等压迫症状。治疗一般以手术为主，也可行药物和放射治疗。手术治疗包括开颅垂体瘤切除术和经口鼻或经单鼻蝶窦垂体瘤切除术。垂体瘤患者有发生垂体卒中的可能。垂体卒中为垂体肿瘤内突然发生出血性坏死或新鲜出血。典型症状：突然头痛，在 1～2 天内出现眼外肌麻痹、视觉障碍、视野缺损及进行性意识障碍等。如发生上述情况应及时进行抢救。

一、护理措施

（一）术前护理

1.预防手术切口感染

为预防手术切口感染，经蝶窦垂体腺瘤切除术患者应在术前 3 天常规口服抗生素，用复方硼酸溶液口，用呋麻液滴鼻，每天 4 次，每次双侧鼻腔各 2～3 滴，滴药时采用平卧仰头位，使药液充分进入鼻腔。

2.皮肤准备

经蝶窦手术患者需剪鼻毛,修剪时应动作轻稳,防止损伤鼻黏膜致鼻腔感染。近来多采用电动鼻毛修剪器,嘱患者自行予以清理,再由护士检查有无残留鼻毛,此法提高了患者的舒适度,更易于接受,亦便于护士操作。观察患者有无口鼻疾病,如牙龈炎、鼻腔病肿等。如有感染存在,则改期手术。

3.物品准备

备好奶瓶(有刻度标记,并预先在奶嘴上剪好"十"字开口,以准确记录入量,便于患者吸吮)、咸菜、纯橙汁、香蕉、猕猴桃等含钾、钠高的食物。

4.术前宣教

向患者讲解有关注意事项,使其消除恐惧,取得配合。

(二)术后护理

(1)卧位未清醒时,取平卧位,头偏向一侧,清醒后拔除气管插管。无脑脊液鼻漏者应抬高床头 15°～30°。有脑脊液鼻渗/漏者,一般去枕平卧 3～7 天,具体时间由手术医生决定,床头悬挂"平卧"提示牌。

(2)患者术后返回病室时,需经口吸氧。先将氧流量调至 2～3L/min,再将吸氧管轻轻放入患者口腔中并用胶布将管路固定于面部,防止不慎脱落。及时吸除口腔及气管插管的内分泌物,维持呼吸道通畅。

(3)生命体征的监测:麻醉清醒前后应定时测量患者生命体征,特别注意观察瞳孔的对光反射是否恢复。

(4)拔除气管插管的指征及方法:①双侧瞳孔等大(或与术前大小相同);②瞳孔对光反射敏感;③呼之能应、可遵医嘱做简单动作;④将口腔内分泌物吸除干净;⑤术中无特殊情况;⑥拔除气管插管时,患者应取平卧位头偏向一侧,抽出气囊中的空气,嘱患者做吐物动作,顺势将插管迅速拔出(目前此项操作多在手术室恢复室完成)。

(5)伤口护理:如无脑脊液鼻漏者,术后 3 天左右拔除鼻腔引流条,用呋麻液滴鼻,每天 4次,每次 2～3 滴,防止感染。如有鼻漏,术后 5～7 天拔除鼻腔引流条。拔除鼻腔引流条后勿用棉球或纱布堵塞鼻腔。

(6)口腔护理:如经口鼻蝶窦入路手术,口腔内有伤口者,应每天做口腔护理,保持口腔内的清洁。由于术后用纱条填塞鼻腔止血,患者只能张口呼吸,易造成口腔干燥、咽部疼痛不适,此时,应用湿纱布盖于口唇外,保持口腔湿润,减轻不适,必要时可遵医嘱予以雾化吸入或用金喉健喷咽部。

(7)术后并发症的护理。

①脑出血:常在术后 24～48 小时内发生,当患者出现意识障碍(昏睡或烦躁)、瞳孔不等大或外形不规则、视物不清、视野缺损、血压进行性升高等症状时,提示有颅内出血可能,应及时通知医生,必要时做急诊 CT 或行急诊手术。如未及时发现或采取有效措施,将出现颅内血肿、脑疝甚至危及患者生命。

②尿崩症和(或)水、电解质紊乱:由于手术对神经垂体及垂体柄有影响,术后一过性尿崩的发生率较高,表现为大量排尿,每小时尿量 200mL 以上,连续 2 小时以上,此即为尿崩症。

需监测每小时尿量,准确记录出入量,合理经口、经静脉补液,必要时口服抗利尿剂如醋酸去氨加压素(弥凝),或静脉泵入垂体后叶素控制尿量,保持出入量平衡。水电解质紊乱则可由手术损伤下丘脑或尿崩症致大量排尿引起,易造成低血钾等水、电解质紊乱,临床上每天早晨监测血电解质情况,及时给予补充。

③脑脊液鼻漏:是由于术中损伤鞍隔所致,常发生于术后 3～7 天,尤其是拔除鼻腔填塞纱条后,观察患者鼻腔中有无清亮液体流出。因脑脊液含有葡萄糖,可用尿糖试纸粉色指示端检测,阳性则提示有脑脊液鼻漏(如混有血液时,也可呈现假阳性,需注意区分)。此时,患者应绝对卧床,去枕平卧 2～3 周。禁止用棉球、纱条、卫生纸填塞鼻腔,以防逆行感染。

④垂体功能低下:由机体不适应激素的变化引起,常发生于术后 3～5 天。患者可出现头晕、恶心、呕吐、血压下降等症状。此时,应先查患者血钾浓度,与低血钾相鉴别。一般用生理盐水 100mL＋琥珀酸氢化可的松 100mg 静脉滴注后可缓解。

(三)健康指导

(1)出院后患者可以正常进食,勿食刺激性强的食物及咖啡、可乐、茶类。

(2)患者应适当休息,通常 1～3 个月后即可正常工作。

(3)出现味觉觉减退多为暂时的,无须特殊处理,一般可自行恢复。痰中仍可能带有血丝,如果量不多,属于正常情况,不需处理。

(4)注意避免感冒,尽量少到人员密集的公共场所,如超市、电影院。

(5)如果出现下列情况要考虑肿瘤复发,及时复查。一度改善的视力视野再次障碍;肢端肥大症患者血压、血糖再次升高;库欣病或者脸色发红,皮肤紫纹不消退或者消退后再次出现,血压升高。

(6)如出院后仍需继续服用激素,应遵医嘱逐渐减少激素用量,如出现厌食、恶心、乏力等感觉,可遵医嘱的情增加药量。甲状腺激素可遵医嘱每 2 周减量一次,在减量过程中,如果出现畏寒、心悸、心率缓慢等情况,可根据医嘱酌情增加药量。

(7)如果出现厌食、恶心、乏力、畏寒、心等症状,应考虑到垂体功能低下,应及时到当地医院就诊或回手术医院复查。

(8)如果每天尿量＞3000mL,应考虑多尿甚至尿崩症的可能,应及时去当地医院诊疗或回手术医院复查。

(9)出院后应定期复查,复查时间为术后 3 个月、半年和一年。

二、主要护理问题

(一)潜在并发症

(1)窒息:与术后麻醉未醒,带有气管插管有关。

(2)出血:与手术伤口有关。

(3)脑脊液鼻漏:与术损伤鞍隔有关。

(4)垂体功能低下:与手术后一过性的激素减低有关。

(二)有体液不足的危险

体液不足与一过性尿崩有关。

(三)生活自理能力部分缺陷

生活自理能力部分缺陷与卧床及补液有关。

(四)有皮肤完整性受损的危险

皮肤完整性受损与长期平卧有关。

第五节　脑膜瘤

一、疾病概述

脑膜瘤占颅内肿瘤的 19.2%，男女比例为 1：2。此病一般为单发，多发脑膜瘤偶尔可见，好发部位依次为矢状窦旁、大脑镰、大脑凸面，其次为蝶骨嵴、鞍结节、嗅沟、小脑脑桥角与小脑幕等部位，生长在脑室内者很少，也可见于硬膜外，其他部位偶见。脓肿瘤组织学特征，将脑膜瘤分为五种类型，即内皮细胞型、成纤维细胞型、血管瘤型、化生型和恶性型。

(一)临床表现

1.慢性颅内压增高症状

因肿瘤生长较慢，当肿瘤达到一定体积时才引起头痛、呕吐及视力减退等，少数呈急性发病。

2.局灶性体征

因肿瘤呈膨胀性生长，患者往往以头痛和癫痫为首发症状。根据肿瘤位置不同，还可以出现视力、视野、嗅觉或听觉障碍及肢体运动障碍等。老年患者尤以癫痫发作为首发症状多见，颅内压增高症状多不明显。

(二)辅助检查

1.头颅 CT 扫描

典型的脑膜瘤，CT 扫描显示脑实质外为圆形或类圆形高密度，或等密度肿块，边界清楚，含类脂细胞者呈低密度，周围水肿带较轻或中度，且有明显对比增强效应。瘤内可见钙化、出血或囊变，瘤基多较宽，并多与大脑镰、小脑幕或颅骨内板相连，其基底较宽，密度均匀一致，边缘清晰，瘤内可见钙化。增强扫描后可见肿瘤明显增强，可见脑膜尾征。

2.MRI 扫描

同时进行 CT 和 MRI 的对比分析，方可得到较正确的定性诊断。

3.脑血管造影

脑血管造影可显示瘤周呈抱球状供应血管和肿瘤染色。同时造影技术也为术前栓塞供应动脉、减少术中出血提供了帮助。

(三)鉴别诊断

需同脑膜瘤鉴别的肿瘤因部位而异，幕上脑膜瘤应与胶质瘤、转移瘤鉴别，鞍区脑膜瘤应与垂体瘤相鉴别，桥小脑角脑膜瘤应与听神经瘤相鉴别。

(四)治疗

1.手术治疗

手术切除脑膜瘤是最有效的治疗手段,应力争全切除,对受肿瘤侵犯的脑膜和颅骨,亦应切除之,以求达到根治。

(1)手术原则:控制出血,保护脑功能,争取全切除。对无法全切除的患者,则可行肿瘤次全切除或分次手术,以免造成严重残疾或死亡。

(2)术前准备:①肿瘤血运极丰富者可术前行肿瘤供应血管栓塞,以减少术中出血。②充分备血,手术开始时做好快速输血准备。③鞍区肿瘤和颅内压增高明显者,术前数天耐用肾上腺皮质激素和脱水治疗。④有癫痫发作史者,需术前应用抗癫痫药物、预防癫痫发作。

(3)术后并发症:①术后再出血:术后密切观察患者神志和瞳孔变化,定期复查头部 CT 早期处理。②术后脑水肿加重:对于影响静脉窦和粗大引流静脉的肿瘤切除后应用脱水药物和激素预防脑水肿加重。③术后肿瘤残余和复发:需定期复查并辅以立体定向放射外科治疗等防止肿瘤复发。

2.立体定向放射外科治疗

因其生长位置,有 17%～50% 的脑膜瘤做不到全切,另外还有少数恶性脑膜瘤也无法全切。肿瘤位于脑深部重要结构难以全切除者,如斜坡、海绵窦区、视丘下部或小脑幕裂孔区脑膜瘤,应同时行减压性手术,以缓冲颅内压力,剩余的瘤体可采用 γ 刀或 X 刀治疗,亦可达到良好效果。

3.放疗或化疗

恶性脑膜瘤在手术切除后,需辅以化疗或放疗,防止肿瘤复发。

4.其他治疗

其他治疗包括激素治疗、分子生物学治疗、中医治疗等。

二、护理

(一)入院护理

(1)入院常规护理;常规安全防护教育;常规健康指导。

(2)指导患者合理饮食,保持大便通畅。

(3)指导患者进行肢体功能锻炼;指导患者进行语言功能锻炼。

(4)结合患者的个体情况,每 1～2 小时协助患者翻身,保护受压部位皮肤;如局部皮肤有压红,可缩短翻身的间隔时间,受压部位应予软枕垫高减压。

(二)术前护理

(1)每 1～2 小时巡视患者,观察患者的生命体征、意识、瞳孔、肢体活动,如有异常及时通知医生。

(2)了解患者的心理状态,向患者讲解疾病的相关知识,介绍同种疾病手术成功的例子,增强患者的治疗信心,减轻焦虑、恐惧心理。

(3)根据医嘱正确采集标本,进行相关检查。

(4)术前落实相关化验、检查报告的情况,如有异常立即通知医生。

(5)根据医嘱进行治疗、处置,注意观察用药后反应。

(6)注意并发症的观察和处理。

(7)指导患者练习深呼吸及有效咳嗽;指导患者练习床上大小便。

(8)指导患者修剪指(趾)甲、剃胡须,女性患者勿化妆及涂染指(趾)甲。

(9)指导患者戒烟、酒。

(10)根据医嘱正确备血(复查血型),行药物过敏试验。

(11)指导患者术前 12 小时禁食,8 小时禁饮水,防止术中呕吐导致窒息;术前晚进半流质饮食,如米粥、面条等。

(12)指导患者保证良好的睡眠,必要时遵医嘱使用镇静催眠药。

(三)手术当日护理

1.送手术前

(1)术晨为患者测量体温、脉搏、呼吸、血压;如有发热、血压过高、女性月经来潮等情况均应及时报告医生,以确定是否延期手术。

(2)协助患者取下义齿、项链、耳钉、手链、发夹等物品,并交给家属妥善保管。

(3)皮肤准备(剃除全部头发及颈部毛发、保留眉毛)后,更换清洁的病员服。

(4)遵医嘱术前用药,携带术中用物,平车护送患者入手术室。

2.术后回病房

(1)每 15~30 分钟巡视患者,注意观察患者的生命体征、意识、瞳孔、肢体活动等,如异常及时通知医生。

(2)注意观察切口敷料有无渗血。

(3)密切观察引流液的颜色、性状、量等情况并记录,妥善固定引流管,引流袋置于头旁枕上或枕边,高度与头部创腔保持一致,保持引流管引流通畅,活动时注意引流管不要扭曲、受压,防止脱管。

(4)观察留置导尿患者尿液的颜色、性状、量,会阴护理每天 2 次。

(5)术后 6 小时内给予去枕平卧位,6 小时后可床头抬高,麻醉清醒的患者可以协助其床上活动,保证患者舒适。

(6)保持呼吸道通畅。

(7)若患者出现不能耐受的头痛,及时通知医生,遵医嘱给予止痛药物,并密切观察患者的生命体征、意识、瞳孔等变化。

(8)出现精神症状患者的护理:加强患者安全防护,上床档,需使用约束带的患者,应告知家属并取得同意,定时松解约束带,按摩受约束的部位,24 小时有家属陪护,预防自杀倾向,同时做好记录。

(9)术后 24 小时内禁食水,可行口腔护理,每天 2 次。清醒患者可在口唇覆盖湿纱布,保持口腔湿润。

(10)结合患者的个体情况,每 1~2 小时协助患者翻身,保护受压部位皮肤;如局部皮肤有压红,可缩短翻身的间隔时间,受压部位应予软枕垫高减压。

（四）术后护理

1.术后第 1 天～第 3 天

（1）每 1～2 小时巡视患者,注意观察患者的生命体征、意识、瞳孔、肢体活动等,如发现有头痛、恶心、呕吐等颅内压增高症状及时通知医生。

（2）注意观察切口敷料有无渗血。

（3）密切观察引流液的颜色、性状、量等情况并记录,妥善固定引流管,并保持引流管引流通畅,不可随意放低引流袋,以保证创腔内有一定的液体压力。若引流袋放低,会导致创腔内液体引出过多,创腔内压力下降,脑组织迅速移位,撕破大脑上静脉,从而引发颅内血肿。医生根据每天引流液的量调节引流袋的高度。

（4）观察留置导尿患者尿液的颜色、性状、量,会阴护理每天 2 次。

（5）术后引流管放置 3～4 天,引流液由血性脑脊液转为澄清脑脊液时,即可拔管,避免长时间带管形成脑脊液漏。拔除引流管后,注意观察患者的生命体征、意识、瞳孔等变化,切口敷料有无渗血、渗液及皮下积液等,如有异常及时通知医生。

（6）加强呼吸道的管理,鼓励患者深呼吸及有效咳嗽、咳痰,如痰液黏稠不易咳出可遵医嘱予雾化吸入,必要时吸痰。

（7）术后 24 小时如无恶心、呕吐等麻醉后反应,可遵医嘱进食,由流质饮食逐步过渡到普通饮食,积极预防便秘的发生。

（8）指导患者床上活动,床头摇高,逐渐坐起,逐渐过渡到床边活动（做好跌倒风险评估）,家属陪同。活动时以不疲劳为宜。

（9）指导患者进行肢体功能锻炼;进行语言功能锻炼。

（10）做好生活护理,如洗脸、刷牙、喂饭、大小便等,定时协助患者翻身,保护受压部位皮肤,预防压疮的发生。

2.术后第 4 天～出院日

（1）每 1～2 小时巡视患者,注意观察患者的生命体征、意识、瞳孔、肢体活动等,如发现有头痛、恶心、呕吐等颅内压增高症状及时通知医生;注意观察切口敷料有无渗血。

（2）指导患者注意休息,病室内活动,活动时以不疲劳为宜。对高龄、活动不便、体质虚弱等可能发生跌倒的患者及时做好风险评估。

（五）出院指导

1.饮食指导

指导患者进食高热量、高蛋白、富含纤维素、维生素丰富、低脂肪、低胆固醇的食物,如蛋、牛奶、瘦肉、新鲜鱼、蔬菜、水果等。

2.用药指导

有癫痫病史者遵医嘱按时、定量口服抗癫痫药物。不可突然停药、改药及增减药量,以避免加重病情。

3.康复指导

对肢体活动障碍者,户外活动须有专人陪护,防止意外发生,鼓励患者对功能障碍的肢体需经常做主动和被动运动,防止肌肉萎缩。

第七章 胃肠外科疾病护理

第一节 胃十二指肠损伤

一、概述

胃由于有肋弓保护且活动度较大,柔韧性较好,壁厚,钝挫伤时胃很少受累,只有胃膨胀时偶有发生。上腹或下胸部的穿透伤则常导致胃损伤,多伴有肝、脾、横隔及膜等损伤。胃镜检查及吞入锐利异物或吞入酸、碱等腐蚀性毒物也可引起穿孔,但很少见。十二指肠损害是由于上中腹部受到间接暴力或锐器的直接刺伤而引起的,缺乏典型的腹膜炎症状和体征,术前诊断困难,漏诊率高,多伴有腹部脏器合并伤,病死率高,术后并发症多,肠瘘发生率高。

二、护理评估

(一)健康史

详细询问患者、现场目击者或陪同人员,以了解受伤的时间、地点、环境,受伤的原因、外力的特点、大小和作用方向,坠跌高度;了解受伤前后饮食及排便情况,受伤时的体位,有无防御,伤后意识状态、症状、急救措施、运送方式,既往疾病史及手术史。

(二)临床表现

(1)胃损伤若未波及胃壁全层,可无明显症状。若全层破裂,由于胃酸有很强的化学刺激性,可立即出现剧痛及腹膜刺激征。当破裂口接近贲门或食管时,可因空气进入纵隔而呈胸壁下气肿。较大的穿透性胃损伤时,可自腹壁流出食物残渣、胆汁和气体。

(2)十二指肠破裂后,因有胃液、胆汁及胰液进入腹腔,早期即可发生急性弥漫性腹膜炎,有剧烈的刀割样持续性腹痛伴恶心、呕吐,腹部检查可见有舟状腹、腹膜刺激征症状。

(三)辅助检查

1.疑有胃损伤者,应置胃管

若自胃内吸出血性液或血性物者可确诊。

2.腹腔穿刺术和腹腔灌洗术腹腔穿刺

腹腔穿刺抽出不凝血液、胆汁,灌洗吸出 10mL 以上肉眼可辨的血性液体,即为阳性结果。

3.X 线检查

腹部 X 线片可显示腹膜后组织积气、肾脏轮廓清晰、腰大肌阴影模糊不清等有助于腹膜后十二指肠损伤的诊断。

4.CT 检查

CT 检查可显示少量的腹膜后积气和渗至肠外的造影剂。

(四)治疗原则

抗休克和及时、正确的手术处理是治疗的两大关键。

（五）心理－社会因素

胃十二指肠外伤性损伤多数在意外情况下发生，患者出现突发外伤后易出现紧张、痛苦、悲哀、恐惧等心理变化，担心手术是否成功及疾病预后。

三、护理问题

（一）疼痛

疼痛与胃肠破裂、腹腔内积液、腹膜刺激征有关。

（二）组织灌注量不足

组织灌注量不足与大量失血、失液，严重创伤，有效循环血量减少有关。

（三）焦虑或恐惧

焦虑或恐惧与经历意外及担心预后有关。

（四）潜在并发症

出血、感染、肠瘘、低血容量性休克。

四、护理目标

（1）患者疼痛减轻。

（2）患者血容量得以维持，各器官血供正常、功能完整。

（3）患者焦虑或恐惧减轻或消失。

（4）护士密切观察患者病情变化，如发现异常，及时报告医生，并配合处理。

五、护理措施

（一）一般护理

1.预防低血容量性休克

吸氧、保暖、建立静脉通道，遵医嘱输入温热生理盐水或乳酸林格液，抽血查全血细胞计数、血型和交叉配血。

2.密切观察病情变化

每 15～30 分钟应评估患者情况。评估内容包括患者的意识状态、生命体征、肠鸣音、尿量、氧饱和度，有无呕吐、肌紧张和反跳痛等。观察胃管内引流物颜色、性质及量，若引流出血性液体，提示有胃十二指肠破裂的可能。

3.术前准备

胃十二指肠破裂大多需要手术处理，故患者入院后，在抢救休克的同时，尽快完成术前准备工作，如备皮、备血、插胃管及留置尿管、做好抗生素皮试等，一旦需要，可立即实施手术。

（二）心理护理

评估患者对损伤的情绪反应，鼓励他们说出自己内心的感受，帮助建立积极有效的应对措施。向患者介绍有关病情、损伤程度、手术方式及疾病预后，鼓励患者保持良好的心态、积极地配合，有利于疾病早日康复。

（三）术后护理

1.体位

患者意识清楚、病情平稳，给予其半坐卧位，有利于引流及呼吸。

2.禁食、胃肠减压

观察胃管内引流液颜色、性质及量,若引流出血性液体,提示有胃十二指肠再出血的可能。

十二指肠创口缝合后,胃肠减压管置于十二指肠腔内,使胃液、肠液、胰液得到充分引流,一定要妥善固定,避免脱出。一旦脱出,要在医生的指导下重新置管。

3.严密监测患者生命体征

术后 15~30 分钟监测患者生命体征直至病情平稳。注意肾功能的改变,胃十二指肠损伤后,特别是有出血性休克时,肾脏会受到一定的损害,尤其是严重腹部外伤伴有重度休克者,有发生急性肾功能障碍的危险,所以,术后应密切注意尿量,争取保持每小时尿量在 50mL 以上。

4.补液和营养支持

根据医嘱,合理补充水、电解质和维生素,必要时输新鲜血、血浆,维持水、电解质、酸碱平衡。给予肠内、肠外营养支持,促进合成代谢,提高机体防御能力。继续应用有效抗生素,控制腹腔内感染。

5.术后并发症的观察和护理

(1)出血:如胃管内 24 小时内引流出新鲜血液 200mL 以上,提示吻合口出血,要立即配合医生给予胃管内注入凝血酶粉、冰盐水洗胃等止血措施。

(2)肠瘘:患者术后持续低热或高热不退,腹腔引流管中引流出黄绿色或褐色渣样物,有恶臭或引流出大量气体,提示肠瘘发生,要配合医生进行腹腔双套管冲洗,并做好相应护理。

(四)健康教育

(1)讲解术后饮食注意事项,一般 35 天后开始恢复饮食,由流质逐步恢复至半流质、普食,进食高蛋白、高能量、易消化饮食,增强抵抗力,促进愈合。

(2)行全胃切除或胃大部分切除术的患者,因胃肠吸收功能下降,要及时补充微量元素和维生素等营养素,预防贫血、腹泻等并发症。

(3)避免工作过于劳累,注意劳逸结合。向患者讲明饮酒、抽烟对胃十二指肠疾病的危害性。

(4)避免长期大量服用非甾体抗炎药,如布洛芬等,以免引起胃肠道黏膜损伤。

第二节　结直肠癌

结肠癌和直肠癌是常见的消化道恶性肿瘤。在我国结直肠癌的发病率呈逐年上升的趋势,41~65 岁人群发病率高。

一、病因

确切病因尚未阐明,可能与以下因素有关。

(一)饮食习惯

结直肠癌的发生与高脂肪、高蛋白和低纤维饮食有一定相关性;此外,过多摄入腌制及油炸食品可增加肠道中致癌物质,诱发结直肠癌。

（二）遗传因素

有 10%～15% 的结直肠癌患者存在家族史。

（三）癌前病变

多数结直肠癌来自腺瘤癌变，某些慢性炎症改变，如溃疡性结肠炎、克罗恩病及血吸虫性肉芽肿也被列为癌前病变。

二、临床表现

（一）结肠癌

1.排便习惯和粪便性状改变

排便习惯和粪便性状改变常为首先出现的症状，表现为大便次数增多、粪便不成形或稀便；当病情发展，出现部分肠梗阻时，可出现腹泻与便秘交替现象，由于肿瘤表面常发生溃疡、出血及感染，故常表现为血性、浓性或黏液性粪便。

2.腹痛

腹痛也是常见的早期症状，为持续性隐痛或仅为腹部不适或腹胀感；当肿瘤并发感染或肠梗阻时腹痛加剧，甚至出现阵发性绞痛。

3.腹部肿块

肿块通常较硬，位于横结肠或乙状结肠的肿瘤可有一定活动度。若肿瘤穿透肠壁并发感染，可表现为固定压痛性肿块。

4.肠梗阻

肠梗阻为中晚期症状。一般呈慢性、低位、不完全性肠梗阻，表现为便秘、腹胀，有时伴腹部胀痛或阵发性绞痛。当发生完全性梗阻时，症状加剧。

5.全身症状

由于慢性失血、肿瘤溃烂、感染、毒素吸收等，患者可出现贫血、消瘦、乏力、低热等。病程晚期可出现肝大、黄疸、水肿、腹腔积液、直肠前凹肿块、锁骨上淋巴结肿大及恶病质等。

（二）直肠癌

直肠癌早期仅有少量便血或排便习惯改变，当病程发展并伴感染时，才出现显著症状。

1.直肠刺激症状

由于肿瘤刺激频繁产生便意，引起排便习惯改变，便前常有肛门下坠、里急后重和排便不尽感；晚期可出现下腹痛。

2.黏液血便

黏液血便最常见，80%～90% 的患者在早期即出现便血，肿瘤破溃后，可出现血性或黏液性大便，严重感染时可出现血便。

3.肠腔缩窄症状

肿瘤增大引起肠腔缩窄，表现为肠蠕动亢进、腹痛、腹胀、粪便变细和排便困难等慢性肠梗阻症状。

4.转移症状

当肿瘤穿透肠壁，侵犯前列腺、膀胱时可发生尿道刺激征、血尿、排尿困难等；浸润低前神经则发生尾部、会阴部持续性剧痛、坠胀感。

三、治疗原则及要点

手术切除是治疗结直肠癌的主要方法,同时辅以化疗、放疗等综合治疗。

(一)手术治疗

1.根治性手术

(1)结肠癌根治术:①右半结肠切除术:适用于盲肠、升结肠、结肠肝曲肿瘤。切除范围包括 10～20cm 的末端回肠、盲肠、升结肠、右半横结肠,以及相应的系膜、淋巴结。②横结肠切除术:适用于横结肠中部癌。切除范围包括横结肠及其系膜、血管和淋巴结。③左半结肠切除术:适用于结肠脾曲、降结肠癌、乙状结肠癌。切除范围包括左半横结肠、降结肠和部分或全部乙状结肠及其所属系膜、血管、淋巴结。④乙状结肠切除术:根据肿瘤的位置及乙状结肠的长短调整切除范围。

(2)直肠癌根治术:①局部切除术:适用于瘤体小、分化程度高、局限于黏膜或黏膜下层的早期直肠癌。②腹会阴联合直肠癌根治术(Miles 手术):适用于腹膜返折以下的直肠癌;患者可出现贫血、消瘦、乏力、低热等全身性表现。③经腹腔直肠癌切除术(Dixon 手术):适用于肿瘤下缘距齿状线 5cm 以上的直肠癌。其优点是保留了正常肛门及肛门括约肌。经腹直肠癌切除、近端造口、远端封闭术(Hartmann 手术)。其他:直肠癌侵犯子宫时,一并切除受侵犯的子宫,称为后盆腔脏器清扫;若直肠癌浸润膀胱,可行直肠和膀胱(男性)或直肠、子宫和膀胱切除,称为全盆腔清扫。近年,在腹腔镜下施行 Miles 手术和 Dixon 手术已成为主流术式,可减小创伤和减轻患者痛苦,有利于术后恢复。

2.姑息性手术

姑息性手术适用于局部肿瘤尚能切除,但已发生远处转移的晚期肿瘤患者。

3.结肠癌并发急性肠梗阻

结肠癌患者并发急性闭襻性肠梗阻时,需在积极术前准备后行紧急手术,解除梗阻。

(二)非手术治疗

1.放疗

术前放疗可缩小肿瘤体积、降低癌细胞活力及淋巴结转移;术后放疗多用于晚期肿瘤,以降低局部复发率。

2.化疗

化疗用于处理残存癌细胞或隐性病变,以提高术后 5 年生存率。

3.其他治疗

中医治疗、局部介入治疗、基因治疗、导向治疗和免疫治疗等。

四、护理评估

(一)术前评估

1.健康史

(1)一般资料:了解患者年龄、性别、饮食习惯,有无烟酒、饮茶嗜好,是否合并高血压、糖尿病等疾病。

(2)家族史:家族成员中有无多发性息肉病、遗传性非息肉病性结肠癌、大肠癌或其他肿瘤的患者。

(3)既往史：患者是否有家族性腺瘤性息肉病、溃疡性结肠炎、克罗恩病、血吸虫性肉芽肿等疾病史或手术史。

2.身体状况

(1)局部：患者排便习惯有无改变，是否出现腹泻、便秘、腹痛、腹胀等肠梗阻症状。

(2)全身：患者全身营养状况，有无肝大、腹腔积液、黄疸、消瘦或贫血等。

(3)辅助检查：癌胚抗原测定、粪便潜血试验、直肠指检、影像学检查、内镜检查等。

3.心理及社会支持状况

患者及其家属能否接受制订的治疗方案，对即将进行的手术及手术可能导致的并发症、应用人工造口袋所造成的不便和生理功能的改变是否表现出恐慌、焦虑，有无足够的心理承受能力；家庭对患者手术及进一步治疗的经济承受能力。

(二)术后评估

患者生命体征是否平稳；是否保持良好的营养状况；引流是否通畅，引流液的颜色、性质、量及切口愈合情况等；有无并发症的发生。

五、护理措施

(一)术前护理

1.心理护理

关心体贴患者，尽量满足患者的合理要求，指导患者及其家属树立与病魔作斗争的信心。

2.饮食护理

术前应摄入高蛋白、高热量、高维生素、易消化、营养丰富的少渣饮食，纠正患者的贫血和低蛋白血症，提高其对手术的耐受性。

3.术前准备

(1)术前肠道准备：①传统肠道准备法：术前3天进少渣半流质饮食，术前2天起进流质饮食，术前12小时禁食、4小时禁水；术前2天口服15～20g硫酸镁；口服肠道抗生素，如甲硝唑等。②全肠道灌洗法：一般于术前1天进行肠道清洁，目前多采用全肠道灌洗法，直至排出的粪便呈无渣、清水样为止。③口服甘露醇肠道准备法：甘露醇口服被肠道大肠埃希菌分解，产生的大量气体，可进一步升高肠腔内压，从而达到有效腹泻、清洁肠道的目的。因甘露醇可被肠道中的细菌酵解，术中使用电刀时可引起爆炸，应予注意。

(2)肠造口腹部定位：①定位要求：根据手术方式和患者的生活习惯选择合适的位置。②定位方法：医生/造口师选定造口位置做好标记。③阴道冲洗：女性患者术前3天行阴道冲洗。④术前备皮、术晨留置胃管及尿管。

(二)术后护理

1.病情观察

术后每半小时测量患者的血压、脉搏、呼吸，病情平稳后每小时1次，术后24小时病情平稳后延长间隔时间。

2.体位

病情平稳可改半卧位，以利腹腔引流。

3.引流管护理

观察并记录引流液的色、质和量；根据引流液的量和性状调整负压大小，保持负压吸引通畅，避免管道脱落、受压、扭曲、堵塞等，及时清洁引流管周围皮肤，更换敷料。

4.饮食护理

(1)非造口患者：①术后早期禁食、胃肠减压；②48～72小时肛门排气，拔除胃管后，可饮少许温开水，若无腹胀、恶心、呕吐等不良反应，可进流质饮食如米粥、瘦肉汤等；③术后1周改为少渣半流质饮食，2周左右可进少渣普食，注意补充高热量、高蛋白、低脂、维生素丰富的食品，如豆制品、蛋和鱼类等。

(2)造口患者：①进易消化的饮食；②调节饮食结构，少食洋葱、大蒜、豆类、山芋等可产生刺激性气味或胀气的食物，以高热量、高蛋白、丰富维生素的少渣食物为主；③避免食用致便秘的食物。

5.并发症预防及处理

(1)造口及其周围常见并发症：①造口出血：多因造口黏膜与皮肤连接处毛细血管或小静脉出血所致。量少时用纱布压迫止血；出血较多时用1‰肾上腺素浸湿纱布压迫止血。②造口缺血坏死：是肠造口手术后最严重的早期并发症，往往发生在术后24～72小时。③造口狭窄：术后瘢痕挛缩，可致造口狭窄，为避免造口狭窄，在造口拆线、愈合后，可用示指、中指轻轻插入以扩张造口，每天1次。④皮肤黏膜分离：肠造口处黏膜与腹壁皮肤的缝合处分离，多发生在术后1～3周。⑤粪水性皮炎：粪水接触皮肤而引起造口周围皮肤的糜烂，患者主诉皮肤烧灼样疼痛。⑥造口回缩：发生率约为6%，主要由于造口肠管游离过短，造口牵出受限，吻合张力过大。⑦造口脱垂：大多由于乙状结肠保留过长、肠段固定欠牢固、腹内压升高等因素引起，重者需手术处理。⑧造口旁疝：多由于造口位于腹直肌外、腹部力量薄弱或持续腹压增高等原因导致，严重者需行外科手术治疗。

(2)术后并发症：①切口感染：保护腹壁切口，避免造口内排泄物污染腹壁切口，导致感染。保持会阴部清洁：对会阴部切口，可于术后4～7天以1∶5000高锰酸钾温水坐浴，每天2次；遵医嘱应用抗生素。②吻合口瘘：术后注意观察患者有无腹痛、腹膜炎、腹腔脓肿等吻合口瘘的表现，一旦发现相关症状和体征，给予禁食、胃肠减压；腹腔灌洗和引流；肠外营养支持等。

第三节　阑尾炎

阑尾炎是指发生在阑尾的炎症反应，分为急性阑尾炎和慢性阑尾炎。急性阑尾炎是指阑尾发生的急性炎症反应，是常见的外科急腹症之一；慢性阑尾炎是发生于阑尾的慢性炎症变化。

一、病因

(一)急性阑尾炎

(1)阑尾管腔阻塞是最常见的原因：①淋巴滤泡增生(约占60%)。②粪石阻塞(约占

35%）。③异物、食物残渣、蛔虫等(少见)。④阑尾管腔细小(少见)。

（2）细菌入侵：多为肠道内各种革兰氏阴性杆菌和厌氧菌。

(二)慢性阑尾炎

慢性阑尾炎多由急性阑尾炎转变而来,部分可因阑尾腔内粪石、虫卵等异物,或阑尾扭曲粘连、淋巴滤泡过度增生等导致阑尾管腔变窄而发生慢性炎症变化。

二、临床表现

(一)急性阑尾炎

1.常见症状

（1）转移性右下腹痛：疼痛多开始于上腹部或脐周,位置不固定,数小时(6～8 小时)后转移并固定于右下腹。①单纯性阑尾炎表现为轻度隐痛;②化脓性阑尾炎呈阵发性胀痛和剧痛;坏疽性阑尾炎则表现为持续性剧烈腹痛;③穿孔性阑尾炎患者可因阑尾腔内压力骤降而出现腹痛暂时缓解的现象,并发腹膜炎后,疼痛又呈持续加剧。

（2）胃肠道反应：早期患者可出现厌食、恶心和呕吐,部分患者还可发生腹泻和便秘。①盆位阑尾炎时,炎症刺激直肠和膀胱,引起排便次数增多、里急后重和尿痛;②弥漫性腹膜炎时可引起麻痹性肠梗阻,表现为腹胀、排便排气减少等症状;表现：患者早期仅有乏力、低热。炎症加重可出现全身中毒症状,如寒战、高热、脉速、烦躁不安或反应迟钝等;若发生化脓性门静脉炎还可引起轻度黄疸。

2.体征

（1）右下腹压痛：是急性阑尾炎的重要体征。压痛点通常位于麦氏点,压痛的程度与病变程度相关,若炎症加重,压痛范围亦随之扩大。

（2）腹膜刺激征：包括腹肌紧张、压痛、反跳痛、肠鸣音减弱或消失等。但小儿、老人、孕妇、肥胖、虚弱者或盲肠后位阑尾炎等腹膜刺激征不明显。

（3）右下腹包块：查体扪及压痛性包块,包块固定、边界清晰,应考虑阑尾炎性肿块或阑尾周围脓肿。

(二)特殊类型急性阑尾炎的临床特点

1.新生儿急性阑尾炎

新生儿急性阑尾炎临床不多见,早期临床表现可有厌食、呕吐、腹泻及脱水等症状,无明显发热。由于新生儿不能提供病史,穿孔率高达 50%～85%,死亡率也高。

2.小儿急性阑尾炎

小儿急性阑尾炎是儿童常见的急腹症之一。临床特点：病情重且发展快,早期即出现高热、呕吐等症状;右下腹体征不明显;穿孔及其他并发症的发生率较高,死亡率亦较高。

3.妊娠期急性阑尾炎

妊娠期急性阑尾炎较常见,多发生在妊娠期的前 6 个月。特点如下：①压痛点上移、多。②腹肌紧张、压痛、反跳痛不明显。③大网膜难以包裹阑尾,致腹膜炎不易局限而引起腹腔内扩散。④炎症刺激子宫易致流产或早产,威胁母子安全。

4.老年人急性阑尾炎

（1）临床表现轻。

(2)病理改变重,易致阑尾缺血、坏死或穿孔。

(3)并发症多,常合并心脑血管疾病、呼吸系统疾病、糖尿病等。

5.AIDS/HIV 感染的急性阑尾炎

由于此类患者免疫功能缺陷或异常,其症状和体征不典型,常易被延误诊断和治疗。

(三)慢性阑尾炎

1.症状

既往多有急性阑尾炎发作病史,多不典型,表现为右下腹经常疼痛。

2.体征

体征可有阑尾部位局限性轻度压痛,位置较固定。

三、治疗原则及要点

(一)非手术治疗

非手术治疗适用于不同意手术的单纯性阑尾炎、急性阑尾炎诊断尚未确定、病程已超过72 小时、炎性肿块或阑尾周围脓肿已形成等有手术禁忌证的患者。治疗措施:选择有效的抗生素和补液治疗等。

(二)手术治疗

1.急性单纯性阑尾炎

阑尾切除术或腹腔镜阑尾切除术。

2.急性化脓性或坏疽性阑尾炎

阑尾切除术。

3.穿孔性阑尾炎

阑尾切除术＋腹腔冲洗＋腹腔引流。

4.阑尾周围脓肿

非手术治疗,个月后行阑尾切除术。

5.慢性阑尾炎

诊断明确后需行阑尾切除术。

四、护理评估

(一)术前评估

1.健康史

(1)一般情况:了解患者的年龄、职业、生育史等;评估患者的饮食习惯,有无不洁饮食史;发病前有无剧烈运动,有无急性肠炎及肠道蛔虫症等。

(2)现病史:评估腹痛的特点、部位、程度、性质、疼痛持续的时间及腹痛的诱因等。

(3)既往史:有无消化性溃疡、右肾及右输尿管结石、妇科疾病及急性胆囊炎等;有无心血管、肺部、肾脏等方面的疾病。

2.身体状况

(1)局部。评估腹痛部位和特点:①麦氏点有无压痛、反跳痛及肌紧张,有无转移性右下腹痛;②腹痛的性质:是胀痛还是绞痛,是阵发性疼痛还是持续性疼痛等。

(2)全身:有无发热、乏力、恶心、呕吐及腹泻等症状。

3.辅助检查

有无白细胞计数和中性粒细胞比例升高,腹部 X 线平片是否提示盲肠和回肠末端扩张等。

4.心理和社会支持状况

了解患者患病后的心理状态和患者及家属对治疗措施的了解程度。

(二)术后评估

评估患者的麻醉方式和手术方式、术中情况、切口愈合情况、是否发生并发症。

五、护理措施

(一)非手术治疗的护理/术前护理

1.病情观察

定时测量患者的生命指征;观察患者的腹部症状和体征,非手术治疗期间,出现右下腹痛加剧、发热、白细胞计数和中性粒细胞比例升高,应做好急诊手术准备。

2.体位

协助患者采取半卧位或斜坡卧位,以减轻腹壁张力,有助于缓解疼痛。

3.避免肠内压力增高

非手术治疗期间,予以禁食,必要时给予胃肠减压,以减轻腹胀和腹痛。

4.控制感染

遵医嘱应用有效抗菌药,控制感染。

5.镇痛

对诊断明确的剧烈疼痛患者,可遵医嘱给予解痉或止痛药。

6.并发症的观察和护理

(1)腹腔脓肿:以阑尾周围脓肿最常见,也可在盆腔、膈下或肠间隙等处形成脓肿。

(2)门静脉炎:少见,急性阑尾炎时细菌栓子脱落进入阑尾静脉中,导致门静脉炎。

7.急诊手术准备

拟行急诊手术者应紧急做好备皮、输液等术前准备。

(二)术后护理

1.密切监测病情变化

监测患者生命指征并准确记录,观察患者腹部体征变化。

2.体位

硬膜外麻醉平卧 6 小时后,血压、脉搏平稳者改为半卧位。

3.腹腔引流管的护理

妥善固定引流管,防止受压、扭曲、堵塞等,确保有效引流,防止因引流不畅而致积液或脓肿。

4.饮食

肠蠕动恢复前暂禁食,肛门排气后,逐步恢复饮食。

5.抗生素的应用

术后应用有效抗生素,控制感染,预防并发症发生。

6.活动

鼓励患者术后 6 小时离床活动,减少肠粘连发生。

7.并发症的观察和护理

(1)出血:多因阑尾系膜结扎线松脱而引起系膜血管出血。一旦发生出血,应立即输血、补液、紧急手术止血。

(2)切口感染:阑尾切除术后最常见的并发症,见于术后 2～3 天,切口部位出现红肿、压痛、波动感,且伴体温升高。

(3)粘连性肠梗阻:与局部炎性渗出、手术损伤和术后长期卧床等因素有关。

(4)阑尾残株炎:阑尾切除时若残端保留过长>1cm,术后残株易复发炎症。

(5)粪瘘:少见,术后数天内见切口处排出粪臭分泌物,经换药和非手术治疗,多数可自行闭合,少数需手术治疗。

六、健康教育

(一)社区预防指导

指导健康人群保持良好的饮食卫生及生活习惯,餐后不做剧烈运动。

(二)疾病知识指导

向患者介绍阑尾炎的治疗和护理相关知识,告知术后康复的相关知识及配合要点。

(三)出院后监测

指导患者出院后,如出现腹痛、腹胀等不适及时就诊;阑尾周围脓肿未手术的患者,应嘱其 3 个月后再次入院行阑尾切除术。

第四节 急性化脓性腹膜炎

一、概念

急性化脓性腹膜炎是指由化脓性细菌,包括需氧菌和厌氧菌或两者混合所引起的腹膜腔急性感染。急性化脓性腹膜炎累及整个腹腔称为急性弥散性腹膜炎,腹膜腔炎症仅局限于病灶局部称为局限性腹膜炎,并可形成脓肿。根据腹腔内有无病变又分为原发性腹膜炎和继发性腹膜炎。腹腔内无原发病灶,而是血源性引起的,称为原发性腹膜炎,占急性化性腹膜炎的 2%。继发于腹腔内空腔脏器穿孔、损伤破裂、炎症扩散和手术污染等所引起的腹膜炎,称之为继发性腹膜炎,是急性化脓性腹膜炎中最常见的一种,占 98%。

二、临床表现

(一)腹痛

腹痛是最主要的症状,一般都很剧烈,不能忍受,且呈持续性,当患者深呼吸、咳嗽、转动体位时加重,故患者多不愿意改变体位。疼痛先以原发病灶处最明显,随炎症扩散可波及全腹。

(二)恶心、呕吐

恶心、呕吐为早期出现的胃肠道症状。腹膜受到刺激,引起反射性恶心、呕吐,呕吐物为胃内容物。当出现麻痹性肠梗阻时,可吐出黄绿色胆汁,甚至粪质样内容物。

(三)全身症状

随着炎症发展,患者出现高热、大汗、口干、脉速、呼吸浅快等全身中毒症状,后期出现眼窝凹陷、四肢发冷、呼吸急促、脉搏细弱、血压下降、严重缺水、代谢性酸中毒及感染性休克的表现。但年老体衰或病情晚期者体温不一定升高,如脉搏加快,体温反而下降,提示病情恶化。

(四)腹部体征

腹胀明显,腹式呼吸减弱或消失。腹部有压痛、反跳痛、肌紧张,是腹膜炎的重要体征,称为腹膜刺激征。腹肌呈"木板样"多为胃十二指肠穿孔的临床表现,而老年、幼儿或极度虚弱的患者腹肌紧张可不明显,易被忽视。胃十二指肠穿孔时,腹腔可有游离气体,叩诊肝浊音界缩小或消失。腹腔内有较多积液时,移动性浊音呈阳性。

三、辅助检查

(一)血液检查

白细胞总数及中性粒细胞比例升高,可出现中毒性颗粒。病情危重或机体反应低下时,白细胞计数可不增高。

(二)腹部 X 线检查

腹部 X 线立位平片,可见下游离气体;卧位片,在腹膜炎有肠麻痹时可见肠襻普遍胀气,肠间隙增宽及腹膜外脂肪线模糊以致消失。

(三)直肠指检

有无直肠前壁触痛、饱满,可判断有无盆腔感染或盆腔脓肿形成。

(四)B 超检查

B 超检查可帮助判断腹腔病变部位。

(五)腹腔穿刺

可根据抽出液的性状、气味、混浊度做细菌培养、涂片,以及淀粉酶测定来帮助诊断及确定病变部位和性质。

四、护理措施

急性腹膜炎的治疗分为非手术疗法和手术疗法两种方法。非手术疗法主要适用于原发性腹膜炎;急性腹膜炎原因不明,病情不重,全身情况较好;炎症已有局限化趋势,症状有所好转。手术疗法主要适用于腹腔内病变严重;腹膜炎重或腹膜炎原因不明,无局限趋势;患者一般情况差,腹腔积液多,肠麻痹重或中毒症状明显,甚至出现休克者;经短期(一般不超过 12 小时)非手术治疗症状及体征不缓解反而加重者。其治疗原则是处理原发病灶,消除引起腹膜炎的病因,清理或引流腹腔,促使腹腔胶性渗出液尽早局限、吸收。

(一)术前护理

(1)病情观察:定时监测患者的体温、脉搏、呼吸、血压,准确记录 24 小时出入量。观察腹部体征变化,对休克患者应监测中心静脉压及血气分析。

(2)禁食:尤其是胃肠道穿孔者,可减少胃肠道内容物继续溢入腹腔。

(3)胃肠减压:可减轻胃肠道内积气、积液,减少胃肠内容物继续溢入腹腔,有利于减轻腹膜的疼痛刺激,减少毒素吸收,降低肠壁张力,改善肠壁血液供给,利于炎症局限,并促进胃肠道蠕动恢复。

(4)保持水、电解质平衡:腹膜炎时,腹腔内有大量液体渗出,加之呕吐,患者不仅丧失水、电解质,也丧失了大量的血浆,应根据患者的临床表现和血生化测定、中心静脉压等监测,输入适量的晶体液和胶体液,纠正水、电解质和酸碱失衡,保持尿量每小时 30mL 以上。

(5)抗感染:继发性腹膜炎常为混合感染,因此需针对性地、大剂量联合应用抗生素。

(6)对诊断不明确者,应严禁使用止痛剂,以免掩盖病情,贻误诊断和治疗。

(7)积极做好手术准备,做好患者及家属的工作,解除其思想顾虑,积极配合治疗。

(二)术后护理

(1)定时监测患者的体温、脉搏、呼吸、血压及尿量的变化。

(2)患者血压平稳后,应取半卧位,以利于腹腔引流,减轻腹胀,改善呼吸。

(3)补液与营养:由于术前大量体液丧失,患者术后又需禁食,故要注意水、电解质平衡,酸碱平衡和营养的补充。

(4)继续胃肠减压:腹膜炎患者虽经手术治疗,但腹膜的炎症尚未清除,肠蠕动尚未恢复,故应禁食,同时采用有效的胃肠减压,直至肠蠕动恢复,肛门排气后,方可拔除胃管,开始进食。

(5)引流的护理:妥善固定引流管,避免受压、扭曲,保持通畅,观察并记录引流量、颜色、气味等。如需用负压吸引者应注意负压大小,如用双套管引流者,常需用抗生素盐水冲洗,冲洗时应注意无菌操作,记录冲洗量和引流量及性状。冲洗时注意保持床铺的干燥。

(6)应用抗生素以减轻和防治腹腔残余感染。

(7)为了减少患者的不适,情使用止痛剂。

(8)鼓励患者早期活动,防止肠粘连。

(9)观察有无腹腔残余腺肿,如患者体温持续不退或下降后又有升高,白细胞计数升高,全身有中毒症状,以及腹部局部体征的变化,大便次数增多等提示有残余脓肿,应及时报告医生处理。

(三)健康教育

(1)术后肠功能恢复后的饮食要根据不同疾病具体计划,先吃流质饮食,再过渡到半流质饮食。应指导和鼓励患者吃易消化、高蛋白、高热量、高维生素的食物。

(2)向患者解释术后半卧位的意义。在病情允许的情况下,应鼓励患者尽早下床活动。

(3)出院后如突然出现腹痛加重,应及时到医院就诊。

第五节　肠梗阻

肠腔内容物不能正常运行或通过肠道发生障碍时,称为肠梗阻,是外科常见的急腹症之一。

一、疾病概要

(一)病因和分类

1.按梗阻发生的原因分类

(1)机械性肠梗阻:最常见,是由各种原因引起的肠腔变窄、肠内容物通过障碍。主要原因有:①肠腔堵塞,如寄生虫、粪块、异物等。②肠管受压,如粘连带压迫、肠扭转、嵌顿性疝等。③肠壁病变,如先天性肠道闭锁、狭窄、肿瘤等。

(2)动力性肠梗阻:较机械性肠梗阻少见。肠管本身无病变,梗阻原因是神经反射和毒素刺激引起肠壁功能紊乱,致肠内容物不能正常运行。可分为以下两种:①麻痹性肠梗阻,常见于急性弥散性腹膜炎、腹部大手术、腹膜后血肿或感染等。②痉挛性肠梗阻,由于肠壁肌肉异常收缩所致,常见于急性肠炎或慢性铅中毒。

(3)血运性肠梗阻:较少见。由于肠系膜血管栓塞或血栓形成,使肠管血运障碍,继而发生肠麻痹,肠内容物不能通过。

2.按肠管血运有无障碍分类

(1)单纯性肠梗阻:无肠管血运障碍。

(2)绞窄性肠梗阻:有肠管血运障碍。

3.按梗阻发生的部位分类

高位肠梗阻(空肠上段)和低位肠梗阻(回肠末段和结肠)。

4.按梗阻的程度分类

完全性肠梗阻(肠内容物完全不能通过)和不完全性肠梗阻(肠内容物部分可通过)。

5.按梗阻病情的缓急分类

急性肠梗阻和慢性肠梗阻。

(二)病理生理

1.肠管局部的病理生理变化

(1)肠蠕动增强:单纯性机械性肠梗阻,梗阻以上的肠蠕动增强,以克服肠内容物通过的障碍。

(2)肠管膨胀:肠腔内积气、积液所致。

(3)肠壁充血水肿、血运障碍,严重时可导致坏死和穿孔。

2.全身性病理生理变化

(1)体液丢失和电解质、酸碱平衡失调。

(2)全身性感染和毒血症,甚至发生感染中毒性休克。

(3)呼吸和循环功能障碍。

(三)临床表现

1.症状

(1)腹痛:单纯性机械性肠梗阻的特点是阵发性腹部绞痛;绞窄性肠梗阻表现为持续性剧烈腹痛伴阵发性加剧;麻痹性肠梗阻呈持续性胀痛。

(2)呕吐:早期常为反射性,呕吐胃内容物,随后因梗阻部位不同,呕吐的性质各异。高位肠梗阻呕吐出现早且频繁,呕吐物主要为胃液十二指肠液、胆汁;低位肠梗阻呕吐出现晚,呕吐物常为粪样物;若呕吐物为血性或棕褐色,常提示肠管有血运障碍;麻痹性肠梗阻呕吐多为溢出性。

(3)腹胀:高位肠梗阻腹胀不明显;低位肠梗阻及麻痹性肠梗阻则腹胀明显。

(4)停止肛门排气、排便:完全性肠梗阻时,患者多停止排气、排便,但在梗阻早期,梗阻以下肠管内尚存的气体或粪便仍可排出。

2.体征

(1)腹部:视诊,单纯性机械性肠梗阻可见腹胀、肠型和异常蠕动波,肠扭转时腹胀多不对称;触诊,单纯性肠梗阻可有轻度压痛但无腹膜刺激征,绞窄性肠梗阻可有固定压痛和腹膜刺激征;叩诊,绞窄性肠梗阻时腹腔有渗液,可有移动性浊音;听诊,机械性肠梗阻肠鸣音亢进,可闻及气过水声或金属音,麻痹性肠梗阻肠鸣音减弱或消失。

(2)全身:单纯性肠梗阻早期多无明显全身性改变,梗阻晚期可有口唇干燥、眼窝凹陷、皮肤弹性差、尿少等脱水征。严重脱水或绞窄性肠梗阻时,可出现脉搏细速、血压下降、面色苍白、四肢发冷等中毒和休克征象。

3.辅助检查

(1)实验室检查:肠梗阻晚期,血红蛋白和血细胞比容升高,并有水、电解质及酸碱平衡失调。绞窄性肠梗阻时,白细胞计数和中性粒细胞比例明显升高。

(2)X线检查:一般在肠梗阻发生4~6小时后,立位或侧卧位X线平片可见肠胀气及多个液气平面。

(四)治疗原则

1.一般治疗

(1)禁食。

(2)胃肠减压:是治疗肠梗阻的重要措施之一。通过胃肠减压,吸出胃肠道内的气体和液体,从而减轻腹胀、降低肠腔内压力,改善肠壁血运,减少肠腔内的细菌和毒素。

(3)纠正水、电解质及酸碱平衡失调。

(4)防治感染和中毒。

(5)其他:对症治疗。

2.解除梗阻

解除梗阻分为非手术治疗和手术治疗两大类。

(五)常见几种肠梗阻

1.粘连性肠梗阻

粘连性肠梗阻是肠粘连或肠管被粘连带压迫所致的肠梗阻,较为常见。此病主要由于腹部手术、炎症、创伤、出血、异物等所致,以小肠梗阻为多见,多为单纯性不完全性梗阻。粘连性肠梗阻多采取非手术治疗,如无效或发生绞窄性肠梗阻时应及时行手术治疗。

2.肠扭转

肠扭转指一段肠管沿其系膜长轴旋转而形成的闭性肠梗阻,常发生于小肠,其次是乙状结肠。

(1)小肠扭转:多见于青壮年,常在饱餐后立即进行剧烈活动时发病,表现为突发腹部绞痛,呈持续性伴阵发性加剧,呕吐频繁,腹胀不明显。

(2)乙状结肠扭转:多见于老年人,常有便秘习惯,表现为腹部绞痛,明显腹胀,呕吐不明显。肠扭转是较严重的机械性肠梗阻,可在短时间内发生肠绞窄、坏死,一经确诊,应行急症手术治疗。

3.肠套叠

肠套叠指一段肠管套入与其相连的肠管内,以回结肠型(回肠末端套入结肠)最多见。肠套叠多见于 2 岁以下婴幼儿。其典型表现为阵发性腹痛、果酱样血便和腊肠样肿块(多位于右上腹),右下腹触诊有空虚感。X 线空气或钡剂灌肠显示空气或钡剂在结肠内受阻,梗阻端的钡剂影像呈"杯口状"或"弹簧状"阴影。早期肠套叠可试行空气灌肠复位,无效者或病期超过48 小时,怀疑有肠坏死或肠穿孔者,应行手术治疗。

4.蛔虫性肠梗阻

由于蛔虫聚集成团并刺激肠管痉挛致肠腔堵塞,多见于 2～10 岁儿童,驱虫不当常为诱因。

主要表现为阵发性脐部周围腹痛,伴呕吐,腹胀不明显。部分患者腹部可触及变形、变位的条索状团块。少数患者可并发肠扭转或肠壁坏死穿孔,蛔虫进入腹腔引起腹膜炎。单纯性蛔虫堵塞多采用非手术治疗,包括解痉止痛、禁食、酌情胃肠减压、输液、口服植物油驱虫等,若无效或并发肠扭转、腹膜炎时,应行手术取虫。

二、护理诊断/问题

(一)疼痛

疼痛与肠内容物不能正常运行或通过障碍有关。

(二)体液不足

体液不足与呕吐、禁食、胃肠减压、肠腔积液有关。

(三)潜在并发症

肠坏死、腹腔感染、休克。

三、护理措施

(一)非手术治疗的护理

(1)饮食:禁食,梗阻缓解 12 小时后可进少量流质饮食,忌甜食和牛奶;48 小时后可进半流食。

(2)胃肠减压,做好相关护理。

(3)体位:生命体征稳定者可取半卧位。

(4)解痉挛、止痛:若无肠绞窄或肠麻痹,可用阿托品解除痉挛、缓解疼痛,禁用吗啡类止痛药,以免掩盖病情。

(5)输液:纠正水、电解质和酸碱失衡,记录 24 小时出入液量。

(6)防治感染和中毒:遵照医嘱应用抗生素。

(7)严密观察病情变化:出现下列情况时应考虑有绞窄性肠梗阻的可能,应及早采取手术治疗。①腹痛发作急骤,为持续性剧烈疼痛,或在阵发性加重之间仍有持续性腹痛,肠鸣音可不亢进。②早期出现休克。③呕吐早、剧烈而频繁。④腹胀不对称,腹部有局部隆起或触及有压痛的包块。⑤明显的腹膜刺激征,体温升高、脉快、白细胞计数和中性粒细胞比例增高。⑥呕吐物、胃肠减压抽出液、肛门排出物为血性或腹腔穿刺抽出血性液。⑦腹部 X 线检查可见孤立、固定的肠。⑧经积极非手术治疗后症状、体征无明显改善者。

(二)手术前后的护理

1.术前准备

除上述非手术护理措施外,按腹部外科常规行术前准备。

2.术后护理

(1)病情观察:观察患者生命体征、腹部症状和体征的变化,伤口敷料及引流情况,及早发现术后并发症。

(2)卧位:麻醉清醒、血压平稳后取半卧位。

(3)禁食、胃肠减压,待排气后,逐步恢复饮食。

(4)防止感染:遵照医嘱应用抗生素。

(5)鼓励患者早期活动。

第六节　腹外疝

一、疾病概述

(一)概念

体内某个脏器或组织离开其正常解剖部位,通过先天或后天形成的薄弱点、缺损或孔隙进入另一部位,成为疝。疝多发生于腹部,腹部疝分为腹内疝和腹外疝。腹内疝是由脏器或组织进入腹腔内的间隙囊内形成,如网膜孔疝。腹外疝是腹腔内的脏器或组织连同壁腹膜,经腹壁薄弱点或孔隙,向体表突出所形成。其常见的有腹股沟疝、股疝、脐疝、切口疝等。临床上以腹外疝多见。

(二)相关病理生理

典型的腹外疝由疝环、疝囊、疝内容物和疝外被盖等组成。

1.疝环

疝环也称为疝门,是疝突出体表的门户,也是腹壁薄弱点或缺损所在。各类疝多以疝门而命名,如腹股沟疝、股疝、脐疝、切口疝等。

2.疝囊

疝囊是壁腹膜经疝门向外突出形成的囊袋,一般分为疝囊颈、疝囊体、疝囊底三部分。疝囊颈是疝囊与腹腔的连接部,其位置相当于疝环,常是疝囊比较狭窄的部分,也是疝内容物脱出和回纳的必经之处,因疝内容物进出反复摩擦刺激易产生瘢痕而增厚,若疝囊颈狭小易使疝内容物在此处受到嵌闭和狭窄,如股疝和脐疝等。

3.疝内容物

疝内容物是进入疝囊的腹内脏器和组织,以小肠多见,大网膜次之。比较少见的还可有盲肠、阑尾、乙状结肠、横结肠、膀胱等。卵巢及输卵管进入则罕见。

4.疝外被盖

疝外被盖是指疝囊以外的腹壁各层组织,一般为筋膜、皮下组织及皮肤。

(三)病因与诱因

1.基本病因

腹壁强度降低是腹外疝发病的基本病因。腹壁强度降低有先天性和后天性两种情况。

(1)先天性因素:最常见的是在胚胎发育过程中某些组织穿过腹壁的部位,如精索或子宫圆韧带穿过腹股沟管、腹内股动静脉穿过股管、脐血管穿过脐环等处;其他如腹白线发育不全等。

(2)后天性因素:见于手术切口愈合不良、外伤、感染造成的腹壁缺损,腹壁神经损伤、年老久病、肥胖等所致肌萎缩等。

2.诱发因素

腹内压力增高易诱发腹外疝的发生。引起腹内压力增高的常见原因有慢性咳嗽、慢性便秘,排尿困难(如前列腺增生症、膀胱结石)、腹腔积液、妊娠、搬运重物、婴儿经常啼哭等。正常人因腹壁压力强度正常,虽时有腹内压增高的情况,但不致发生疝。

(四)临床表现

腹外疝有易复性、难复性、嵌顿性和绞窄性等临床类型,其临床表现如下。

1.易复性疝

易复性疝最常见,疝内容物很容易回纳入腹腔,称为易复性疝。在患者站立、行走、咳嗽等导致腹内压增高时肿块突出,平卧、休息或用手将疝内容物向腹腔推送时可回纳入腹腔。除疝块巨大者可有行走不便和下坠感,或伴腹部隐痛外,一般无不适。

2.难复性疝

疝内容物不能或不能完全回纳入腹腔内,但并不引起严重症状者,称为难复性疝。此类独内容物大多数为大网膜,滑动性疝也属难复性疝的一种。患者常有轻微不适、坠胀、便秘或腹痛等。

3.嵌顿性疝

疝环较小而腹内压突然增高时,较多的疝内容物强行扩张疝环挤入疝囊,随后由于疝囊颈的弹性回缩,使疝内容物不能回纳,称为嵌顿性疝。此时疝内容物尚未发生血运障碍。此多发生于股疝、腹股沟斜疝等。患者可有腹部或包块部疼痛,若嵌顿为肠管可有腹痛、恶心呕吐、肛门停止排便排气等。

4.绞窄性疝

嵌顿若不能及时解除,嵌闭的疝内容物持续受压,出现血液回流受阻而充血、水肿、渗出,并逐渐影响动脉血供,成为绞窄性疝。发生绞窄后,包块局部出现红、肿、痛、热,甚至形成脓肿,全身有畏寒、发热、脱水、腹膜炎、休克等症状。

(五)辅助检查

1.透光试验

用透光试验检查肿块,因疝块不透光,故腹股沟斜疝呈阴性,而鞘膜积液多为透光(阳性),可以此鉴别。但幼儿的疝块,因组织菲薄,常能透光,勿与鞘膜积液混淆。

2.实验室检查

疝内容物继发感染时,血常规检查提示白细胞计数和中性粒细胞比例升高;粪便检查显示隐血试验阳性或见白细胞。

3.影像学检查

疝嵌顿或绞窄时 X 线检查可见肠梗阻征象。

(六)治疗原则

除少数特殊情况外,腹股沟疝一般均应尽快行手术治疗。腹股沟疝早期手术效果好、复发率低;若历时过久,疝块逐渐增大后,加重腹壁的损伤而影响劳动力,也使术后复发率增高;而斜疝又常可发生嵌顿或绞窄而威胁患者的生命。股疝因极易嵌顿、绞窄,确诊后应及时手术治疗。对于嵌顿性或绞窄性股疝,则应紧急手术。

1.非手术治疗

(1)棉线束带法或绷带压深环法:适用于 1 岁以下婴幼儿。因为婴幼儿腹肌可随体生长逐渐强壮,疝有自行消失的可能,可采用棉线束带或绷带压住腹股沟深环,防止疝块突出。

(2)医用疝带的使用:此方法适用于年老体弱或伴有其他严重疾病而禁忌手术者,可用疝带压迫阻止疝内容物外突。但长期使用疝带可使疝囊颈增厚,增加疝嵌顿的发病率,易与疝内容物粘连,形成难复性疝和嵌顿性疝。

(3)嵌顿性疝的复位:复位方法是让患者取头低足高位,注射吗啡或派替啶以止痛、镇静并放松腹肌,后用手持续缓慢地将疝块推向腹腔,同时用左手轻轻按摩浅环和深环以协助瘤内容物回纳。复位方法应轻柔,切忌粗暴,以防损伤肠管,手法复位后必须严密观察患者腹部体征,若有腹膜炎或肠梗阻的表现,应尽早行手术探查。

2.手术治疗

手术是治疗腹外疝的有效方法,但术前必须处理慢性咳嗽、便秘、排尿困难、腹腔积液、妊娠等腹内压增高因素,以免术后复发。常用的手术方式有以下几种。

(1)疝囊高位结扎术:暴露疝囊颈,予以高位结扎或是贯穿缝合,然后切去疝囊。单纯性疝囊高位结扎适用于婴幼儿或儿童,以及绞窄性斜疝因肠坏死而局部严重感染者。

(2)无张力疝修补术:将疝囊内翻入腹腔,无须高位结扎,而用合成纤维网片填充疝环的缺损,再用一个合成纤维片缝合于后壁,替代传统的张力缝合。传统的疝修补术是将不同层次的组织强行缝合在一起,可引起较大张力,局部有牵拉感、疼痛,不利于愈合。现代疝手术强调在无张力情况下,利用人工高分子修补材料进行缝合修补,具有创伤小、术后疼痛轻、无须制动、复发率低等优点。

(3)经腹腔镜疝修补术:其基本原理是从腹腔内部用网片加强腹壁缺损或用钉(缝线)使内环缩小,可同时检查双侧腹股沟疝和股疝,有助于发现亚临床的对侧疝并同时予以修补。该术式具有创伤小、痛苦少、恢复快、美观等特点,但对技术设备要求高,需全身麻醉,手术费用高,目前临床应用较少。

(4)嵌顿痛和绞窄性疝的手术处理:手术处理嵌顿性疝或绞窄性疝时,关键在于准确判断肠管活力。若肠管坏死,应行肠切除术,不做疝修补,以防感染使修补失败;若嵌顿的肠襻较多,应警惕有无逆行性嵌顿,术中必须把腹腔内有关肠管牵出检查,以防隐匿于腹腔内坏死的中间肠襻被遗漏。

二、护理评估

(一)一般评估

1.生命体征(T、P、R、BP)

发生感染时可出现发热、脉搏细速、血压下降等征象。

2.患者主诉

突出于腹腔的疝块是否可回纳,有无压痛和坠胀感,有无肠梗阻和腹膜刺激征等。

3.相关记录

疝块的部位、大小、质地等;有无腹内压增高的因素等。

(二)身体评估

1.视诊

腹壁有无肿块。

2.触诊

疝块的部位、大小、质地、有无压痛,能否回纳,有无压痛、反跳痛、腹肌紧张等腹膜刺激征。

3.叩诊

叩诊无特殊。

4.听诊

听诊无特殊。

(三)心理社会评估

了解患者有无因疝块长期反复突出影响工作和生活,并感到焦虑不安,对手术治疗有无思想顾虑。了解患者家庭经济承受能力,患者及家属对预防腹内压升高等相关知识的掌握程度。

(四)辅助检查阳性结果评估

了解阴囊透光试验是否阳性,血常规检查有无白细胞计数及中性粒细胞比例的升高,粪便潜血试验是否阳性等,腹部 X 线检查有无肠梗阻等。

(五)治疗效果的评估

1.非手术治疗评估要点

(1)有无病情变化:观察患者疼痛性状及病情有无变化,若出现明显腹痛,伴疝块突然增大、发硬且触痛明显、不能回纳腹腔,应高度警惕嵌顿性疝发生的可能。

(2)有无引起腹内压升高的因素:患者是否戒烟,是否注意保暖,有无慢性咳嗽、腹腔积液、便秘、排尿困难、妊娠等引起腹内压增高的因素。

(3)棉线束带或绷带压深环的患者:注意观察局部皮肤的血运情况;棉束带是否过松或过紧,过松达不到治疗作用,过紧则使患儿感到不适而哭闹;束带被粪尿污染等应及时更换,防止发生皮炎。

(4)使用医用疝带的患者:患者是否正确佩戴疝带,以防因疝带压迫错位而起不到效果;长期佩戴疝带的患者是否因疝带压迫有不舒适感而产生厌烦情绪,应详细说明佩戴疝带的作用,使其能配合治疗。

(5)行手法复位的患者:手法复位后 24 小时内严密观察患者的生命体征,尤其是脉搏、血压的变化,注意观察腹部情况,注意有无腹膜炎或肠梗阻的表现。

2.手术治疗评估要点

(1)有无引起腹内压升高的因素:患者是否注意保暖防感冒,是否保持大小便通畅,有无慢性咳嗽、便秘、尿潴留等引起腹内压增高的因素。

(2)术中有无损伤肠管或膀胱:患者是否有急性腹膜炎或排尿困难、血尿、尿外渗等表现,应怀疑术中可能有肠管或膀胱损伤。

(3)局部切口的愈合情况:注意观察有无伤口渗血;有无发生切口感染,注意观察患者体温和脉搏的变化,切口有无红、肿、疼痛,阴囊部有无出血、血肿。术后48小时后,患者如仍有发热,并有切口处疼痛,则可能为切口感染。

(4)有无发生阴囊血肿:注意观察阴囊部有无水肿、出血、血肿。术后24小时内,阴囊肿胀,呈暗紫色,穿刺有陈旧血液,则可能为阴囊血肿。

三、护理诊断/问题

(一)疼痛

疼痛与疝块嵌顿或绞窄、手术创伤有关。

(二)知识缺乏

与缺乏腹外疝成因、预防腹内压增高及促进术后康复的知识有关。

(三)有感染的危险

感染与手术、术中使用人工合成材料有关。

(四)潜在并发症

1.切口感染

切口感染与术中无菌操作不严,止血不彻底,或全身抵抗力弱等有关。

2.阴囊水肿

阴囊水肿与阴囊比较松弛、位置低,容易引起渗血、渗液的积聚有关。

四、护理措施

(一)休息与活动

术后当日取平卧位,膝下垫一软枕,使髋关节微屈,以降低腹股沟区切口张力和减少腹腔内压力,利于切口愈合和减轻切口疼痛,次日可改为半卧位。术后卧床期间鼓励患者在床上翻身及活动肢体。传统疝修补术后3~5天患者可离床活动,采用无张力疝修补术的患者一般术后次日即可下床活动,年老体弱、复发性疝、绞窄性疝、巨大疝等患者可适当推迟下床活动的时间。

(二)饮食护理

术后6~12小时,若无恶心,呕吐,可进流食,次日可进软食或普食,应多食粗纤维食物,利于排便。行肠切除、肠吻合术者应待肠功能恢复后方可进食。

(三)避免腹内压增高

术后注意保暖,防止受凉、咳嗽,若有咳嗽,教患者用手掌按压伤口处后再咳嗽。保持大小便通畅,及时处理便秘,避免用力排便。术后有尿潴留者应及时处理。

(四)预防阴囊水肿

术后可用丁字带托起阴囊,防止渗血、渗液积聚阴囊。

（五）预防切口感染

术后切口一般不需加沙袋压迫，有切口血肿时应予适当加压。术后遵医嘱使用抗菌药物，并注意保持伤口敷料干燥、清洁，不被粪尿污染，发现敷料脱落或污染应及时更换。

（六）健康教育

1.活动指导

患者出院后生活要规律，避免过度紧张和劳累，应逐渐增加活动量，1个月内应避免重体力劳动或提举重物等。

2.饮食指导

患者应调整饮食习惯，多饮水，多进食高纤维食物，养成定时大便习惯，保持排便通畅。

3.防止复发

减少和消除引起腹外疝复发的因素，并注意避免增加腹内压的动作，如剧烈咳嗽、用力排便等。防止感冒，若有咳嗽应尽早治疗。

4.定期随访

若疝复发，应及早诊治。

五、护理效果评估

（1）患者自述疼痛减轻，舒适感增强。

（2）患者能正确描述形成腹外疝的原因，预防腹内压升高及促进术后康复的有关知识。

（3）患者伤口愈合良好，使用人工合成材料无排斥、感染现象。

（4）患者未发生阴囊水肿、切口感染；若发生，应得到及时处理。

第七节　脾脏破裂

一、概述

脾脏是一个血供丰富而质脆的实质性器官，脾脏是腹部脏器中最容易受损伤的器官，发生率几乎占各种腹部损伤的40%左右。它被与其包膜相连的诸韧带固定在左上腹的后方，尽管有下胸壁、腹壁和肌的保护，但外伤暴力很容易使其破裂引起内出血。脾脏破裂以真性破裂多见，约占85%。根据不同的病因，脾破裂分成两大类：①外伤性破裂，占绝大多数，都有明确的外伤史，裂伤部位以脾脏的外侧凸面为多，也可在内侧脾门处，主要取决于暴力作用的方向和部位。②自发性破裂，极少见，且主要发生在病理性肿大（门静脉高压症、血吸虫病、淋巴瘤等）的脾脏。如仔细追询病史，多数仍有一定的诱因，如剧烈咳嗽、打喷嚏或突然改变体位等。

二、护理评估

（一）健康史

了解患者腹部损伤的时间、地点及致伤源、伤情、就诊前的急救措施、受伤至就诊之间的病情变化，如果患者神志不清，应询问目击人员。患者一般有上腹火器伤、锐器伤或交通事故、工伤等外伤史或病理性（门静脉高压症、血吸虫病、淋巴瘤等）的脾脏肿大病史。

（二）临床表现

脾破裂的临床表现以内出血及腹膜刺激征为特征，并常与出血量和出血速度密切相关。出血量大而速度快的很快就出现低血容量性休克，伤情十分危急；出血量少而慢者症状轻微，除左上腹轻度疼痛外，无其他明显体征，不易诊断。随着时间的推移，出血量越来越大，才出现休克前期的表现，继而发生休克。由于血液对腹膜的刺激而有腹痛，起始在左上腹，慢慢涉及全腹，但仍以左上腹最为明显，同时有腹部压痛、反跳痛和腹肌紧张。

（三）诊断及辅助检查

创伤性脾破裂的诊断有：①有损伤病史或病理性脾大病史。②临床有内出血的表现。③腹腔诊断性穿刺抽出不凝固血液。④对诊断确有困难、伤情允许的患者，采用腹腔灌洗，B超核素扫描、CT或选择性腹腔动脉造影等帮助明确诊断。B超是一种常用检查，可明确脾脏破裂程度。实验室检查发现红细胞、血红蛋白和血细胞比容进行性降低，提示有内出血。

（四）治疗原则

随着对脾功能认识的深化，在坚持"抢救生命第一，保留脾脏第二"的原则下，尽量保留脾脏已被绝大多数外科医生接受。彻底查明患者伤情后尽可能保留脾脏，方法有生物胶黏合止血、物理凝固止血、单纯缝合修补、部分脾切除等，必要时行全脾切除术。

（五）心理—社会因素

导致脾破裂的原因均是意外，患者痛苦大、病情重，且在创伤、失血之后，处于紧张状态，患者常有恐惧、急躁、焦虑，甚至绝望，又担心手术能否成功，对手术产生恐惧心理。

三、护理问题

（一）体液不足

这与损伤致腹腔内出血、失血有关。

（二）组织灌注量减少

这与导致休克的因素依然存在有关。

（三）疼痛

这与脾部分破裂、腹腔内积血有关。

（四）焦虑或恐惧

这与意外创伤的刺激、出血及担心预后有关。

（五）潜在并发症

出血。

四、护理目标

（1）患者体液平衡能得到维持，不发生失血性休克。

（2）患者神志清楚，四肢温暖、红润，生命体征平稳。

（3）患者腹痛缓解。

（4）患者焦虑或恐惧程度缓解。

（5）护士要密切观察病情变化，如发现异常，及时报告医生，并配合处理。

五、护理措施

（一）一般护理

1.严密观察监护伤员病情变化

把患者的脉率、血压、神志、氧饱和度（SaO$_2$）及腹部体征作为常规监测项目，建立治疗时的数据,为动态监测患者生命体征提供依据。

2.补充血容量

建立两条静脉通路,快速输入平衡盐溶液及血浆或血浆代用品,扩充血容量,维持水、电解质及酸碱平衡,改善休克状态。

3.保持呼吸道通畅

及时吸氧,改善因失血而导致的机体缺氧状态,改善有效通气量,并注意清除口腔中异物、义齿,防止误吸,保持呼吸道通畅。

4.密切观察患者尿量变化

怀疑脾破裂的患者应常规留置导尿管,观察单位时间的尿量,如尿量>30mL/h,说明患者休克已纠正或处于代偿期。如尿量<30mL/h甚至无尿,则提示患者已进入休克或肾衰竭期。

5.术前准备

观察中如发现继续出血(48小时内输血超过1200mL)或有其他脏器损伤,应立即做好药物皮试、备血、腹部常规备皮等手术前准备。

(二)心理护理

对患者要耐心做好心理安抚,让患者知道手术的目的、意义及手术效果,消除紧张恐惧心理,还要尽快通知家属并取得其同意和配合,使患者和家属都有充分的思想准备,积极主动配合抢救和治疗。

(三)术后护理

1.体位

术后应去枕平卧,头偏向一侧,防止呕吐物吸入气管,如清醒后血压平稳,病情允许可采取半卧位,以利于腹腔引流。患者不得过早起床活动。一般需卧床休息10～14天。以B超或CT检查结果为依据,观察脾脏愈合程度,确定患者能否起床活动。

2.密切观察生命体征变化

按时测者血压、脉搏、呼吸、体温,观察再出血倾向。部分脾切除患者,体温持续2～3周在38～40℃,化验检查白细胞计数不高,称为"脾热"。对"脾热"的患者,按高热护理及时给予物理降温,并补充水和电解质。

3.管道护理

保持大静脉留置管输液通畅,保持无菌,定期消毒。保持胃管、导尿管及腹腔引流管通畅,妥善固定,防止脱落,注意引流物的量及性状的变化。若引流管引流出大量的新鲜血性液体,提示活动性出血,及时报告医生处理。

4.改善机体状况,给予营养支持

术后保证患者有足够的休息和睡眠,禁食期间补充水、电解质,避免酸碱平衡失调,肠功能恢复后方可进食。应给予高热量、高蛋白、高维生素饮食,静脉滴注复方氨基酸、血浆等,保证机体需要,促进伤口愈合,减少并发症。

(四)健康教育

(1)患者住院2～3周后出院,出院时复查CT或B超,嘱患者每月复查1次,直至脾损伤愈合,脾脏恢复原形态。

（2）嘱患者若出现头晕、口干、腹痛等不适，均应停止活动并平卧，及时到医院检查治疗。

（3）继续注意休息，脾损伤未愈合前避免体力劳动，避免剧烈运动，如弯腰、下蹲、骑摩托车等。注意保护腹部，避免外力冲撞。

（4）避免增加腹压的因素，保持排便通畅，避免剧烈咳嗽。

（5）脾切除术后，患者免疫力低下，注意保暖，预防感冒，避免进入拥挤的公共场所。坚持锻炼身体，提高机体免疫力。

第八节　小肠破裂

一、概述

小肠是消化管中最长的一段肌性管道，也是消化与吸收营养物质的重要场所。人类小肠全长为 3～9m，平均为 5～7m，个体差异很大。小肠分为十二指肠、空肠和回肠三部分，十二指肠属上消化道，空肠及其以下肠段属下消化道。

各种外力的作用所致的小肠穿孔称为小肠破裂。小肠破裂在战时和平时均较常见，多见于交通事故、工矿事故、生活事故，如坠落、挤压、刀伤和火器伤。小肠可因穿透性与闭合性损伤造成肠管破裂或肠系膜撕裂。小肠占满整个腹部，又无骨骼保护，因此易于受到损伤。由于小肠壁厚，血运丰富，故无论是穿孔修补或肠段切除吻合术，其成功率均较高，发生肠瘘的概率少。

二、护理评估

(一)健康史

了解患者腹部损伤的时间、地点及致伤源、伤情、就诊前的急救措施、受伤至就诊之间的病情变化，如果患者神志不清，应询问目击人员。

(二)临床表现

小肠破裂后在早期即产生明显的腹膜炎的体征，这是因为肠管破后裂肠内容物溢出至腹腔所致。其症状以腹痛为主，程度轻重不同，可伴有恶心及呕吐，腹部检查肠鸣音消失，腹膜刺激征明显。

小肠损伤初期一般均有轻重不等的休克症状，休克的深度除与损伤程度有关外，主要取决于内出血的多少，表现为面色苍白、烦躁不安、脉搏细速、血压下降、皮肤发冷等。若为多发性小肠损伤或肠系膜撕裂大出血，可迅速发生休克并进行性恶化。

(三)辅助检查

1.实验室检查

白细胞计数升高说明腹腔炎症；血红蛋白含量取决于内出血的程度，内出血少时变化不大。

2.X 线检查

X 线透视或摄片，检查有无气腹与肠麻痹的征象，因为一般情况下小肠内气体很少，且损伤后伤口很快被封闭,不但膈下游离气体少见,且使一部分患者早期症状隐匿。因此,阳性气腹有诊断价值,但阴性结果也不能排除小肠破裂。

3.腹部B超检查

腹部B超检查对小肠及肠系膜血肿、腹腔积液均有重要的诊断价值。

4.CT或MRI检查

CT或MRI检查对小肠损伤有一定诊断价值,而且可对其他脏器进行检查,有时可能发现一些未曾预料的损伤,有助于减少漏诊。

5.腹腔穿刺

腹腔穿刺有混浊的液体或胆汁色的液体,说明肠破裂,穿刺液中白细胞计数、淀粉酶含量均升高。

(四)治疗原则

小肠破裂一旦确诊,应立即进行手术治疗。手术方式以简单修补为主。肠管损伤严重时,则应做部分小肠切除吻合术。

(五)心理—社会因素

小肠损伤大多在意外情况下突然发生,加之伤口、出血及内脏脱出的视觉刺激和对预后的担忧,患者多表现为紧张、焦虑、恐惧。医护人员应了解其患病后的心理反应,对本病的认知程度和心理承受能力,家属及亲友对其支持情况、经济承受能力等。

三、护理问题

(一)有体液不足的危险

这与创伤致腹腔内出血、体液过量丢失、渗出及呕吐有关。

(二)焦虑、恐惧

这与意外创伤的刺激、疼痛、出血、内脏脱出的视觉刺激及担心疾病的预后等有关。

(三)体温过高

这与腹腔内感染毒素吸收和伤口感染等因素有关。

(四)疼痛

这与小肠破裂或手术有关。

(五)潜在并发症

腹腔感染、肠瘘、失血性休克。

(六)营养失调,低于机体需要量

这与消化道的吸收面积减少有关。

四、护理目标

(1)患者体液平衡得到维持,生命体征稳定。

(2)患者情绪稳定,焦虑或恐惧减轻,主动配合医护工作。

(3)患者体温维持正常。

(4)患者主诉疼痛有所缓解。

(5)护士密切观察患者病情变化,如发现异常,及时报告医生,并配合处理。

(6)患者体重不下降。

五、护理措施

(一)一般护理

1.伤口处理

对开放性腹部损伤者,妥善处理伤口,及时止血和包扎固定。若有肠管脱出,可用消毒或清洁器皿覆盖保护后再包扎,以免肠管受压、缺血而坏死。

2.病情观察

密切观察患者生命体征的变化,每15分钟测定脉搏、呼吸、血压1次。重视患者的主诉,若主诉为心、脉快、出冷汗等,及时报告医生。不注射止痛药(诊断明确者除外),以免掩盖伤情。不随意搬动伤者,以免加重病情。

3.腹部检查

每30分钟检查1次腹部体征,注意腹膜刺激征的程度和范围变化。

4.禁食和灌肠

禁食和灌肠可避免肠内容物进一步溢出,造成腹腔感染或加重病情。

5.补充液体和营养

注意纠正水、电解质及酸碱平衡失调,保证输液通畅,对伴有休克或重症腹膜炎的患者可进行中心静脉补液,这不仅可以保证及时大量的液体输入,而且有利于中心静脉压的监测,根据患者具体情况,适量补给全血、血浆或人血清蛋白,尽可能补给足够的热量和蛋白质、氨基酸及维生素等。

(二)心理护理

关心患者,加强交流,向患者讲解相关病情、治疗方式及预后,使患者了解自己的病情,消除患者的焦虑和恐惧,保持良好的心理状态,并与其一起制订合适的应对机制,鼓励患者,增加治疗的信心。

(三)术后护理

1.妥善安置患者

患者麻醉清醒后取半卧位,有利于腹腔炎症的局限,改善呼吸状态。了解手术的过程,查看手术的部位,对引流管、输液管、胃管及氧气管等进行妥善固定,做好护理记录。

2.监测病情

观察患者血压、脉搏、呼吸、体温的变化,注意腹部体征的变化。适当应用止痛药,减轻患者的不适。若切口疼痛明显,应检查切口,排除感染。

3.引流管的护理

腹腔引流管保持通畅,准确记录引流液的性状及量。腹腔引流液应为少量血性液,若为绿色或褐色渣样物,应警惕腹腔内感染或肠瘘的发生。

4.饮食

继续禁食、胃肠减压,待肠功能逐渐恢复、肛门排气后,方可拔除胃肠减压管。拔除胃管当日可进清流食,第2天进流质饮食,第3天进半流食,逐渐过渡到普食。

5.营养支持

维持水、电解质和酸碱平衡,增加营养。维生素主要是在小肠被吸收,小肠部分切除后,要及时补充维生素 C、维生素 D、维生素 K、B 族维生素等和微量元素如钙、镁等,可经静脉、肌内注射或口服进行补充,预防贫血,促进伤口愈合。

(四)健康教育

(1)注意饮食卫生,避免暴饮暴食,进易消化的食物,少食刺激性的食物,避免腹部受凉和饭后剧烈活动,保持排便通畅。

(2)注意适当休息,加强锻炼,增加营养,特别是回肠切除的患者要长期定时补充维生素 B_{12} 等营养素。

(3)定期门诊随访。若有腹痛、腹胀、停止排便及伤口红、肿、热、痛等不适,应及时就诊。

(4)加强社会宣传,增进劳动保护、安全生产、安全行车、遵守交通规则等知识,避免损伤等意外的发生。

(5)普及各种急救知识,在发生意外损伤时,能进行简单的自救或急救。

(6)无论腹部损伤的轻重,都应经专业医务人员检查,以免贻误诊治。

第八章　手术室护理

第一节　概述

一、环境要求

手术室的环境应全方位、全过程地阻止所有污染途径的干扰,因此手术室位置应选择自然环境质量好,大气含尘、含菌浓度低,无有害气体的地区。

理想的手术室应设置在医院楼房空气洁净的较高层或顶层,外科病房、病理科、血库和放射科应邻近手术室,以便于接送患者、术中迅速处理病理切片、取血、摄 X 片等。

建筑结构和布局合理、设备器械及各种辅助用品齐全,是保证手术顺利进行的必要条件。手术室还应建立严格、完善的管理制度,提供一个高效率的工作环境。

二、手术室环境分区

(一)洁净区

手术间、刷手间、内走廊、无菌敷料间、无菌物品间、洁净电梯等。

(二)清洁区

更衣室、敷料间、餐厅、办公室、清洁电梯等。

(三)污染区

污染走廊、污染电梯、器械房污染区及走廊入口等。

三、工作流程

(1)洁净手术室的人、物流动是影响室内空气洁净度的重要媒介。手术人员、手术患者、手术用品(敷料和器械等)进出洁净手术室必须受到严格控制,并采取适宜的隔离程序。

(2)手术室采取的是双通道方案。即:①无菌手术通道:医护人员、患者、洁净物品的供应流线;②非洁净处置通道:术后手术器械、敷料、污物处置流线。

(3)手术室还应设 3 个出入口,包括患者出入口、工作人员出入口、污物出入口。尽量做到隔离、洁污分流,避免交叉感染。

四、主要房间配置

(一)手术间

(1)Ⅰ级特别洁净手术间,适用于关节置换、器官移植及脑外科、心脏外科和眼科等手术中的无菌手术。

(2)Ⅱ级标准洁净手术间,适用于胸外科、整形外科、泌尿科、肝胆膜外科、骨外科和普通外科中的一类切口无菌手术。

(3)Ⅲ级一般洁净手术间,适用于普通外科、妇产科等手术。

(4)Ⅳ级准洁净手术间,适用于肛肠外科及污染类手术。

（二）刷手间

两个手术间之间或洁净区内。

（三）无菌物品间

是备有麻醉的气管插管、呼吸面罩，各种引流管、纱布罐、缝线、油纱、手术特殊用物、手套、棉棍、尿管、吸引器管、负极板等无菌物品的存放地。

（四）药品间

手术各种用药、消毒液、抢救车存放地。

（五）无菌敷料间

除了保存当天的手术器械和敷料，还备有手术中随时可能用到的敷料及急诊备用器械等。

（六）麻醉恢复室

配备各种监护仪器和急救药品。

（七）器械房、供应室和敷料间

其是全手术室的枢纽，所有手术器械和敷料都由器械房和敷料间工作人员打包、灭菌，放在无菌敷料间备用。

（八）手术准备间

存放各种体位架，姿势垫，辅助仪器及手术间常规用品（床单、脚凳、垃圾袋、鞋套、棉垫等）。

五、手术室规则

（一）手术室一般规则

（1）严格执行无菌技术操作规范，除参加手术的医护人员及与手术有关的工作人员和学生外，其他人员不得进入手术室。

（2）进入手术室的人员必须换上手术室的专用衣、帽、拖鞋、口罩等。

（3）手术室工作人员暂离手术室外出时，必须更换外出衣、戴鞋套（或者更换外出鞋）。

（4）患疖肿或急性呼吸道感染者，不得进入手术间。

（5）手术室内保持肃静，严禁抽烟，值班人员在指定地点进餐。

（6）参加手术的人员必须先进行无菌手术，后进行感染手术。

（7）手术进行时，除有特殊紧急情况，一律不传私人电话。

（8）手术室内一切用品用后归还原处。

（9）注意安全，手术间内电源开关和各种气体一定要在专人指导下使用。

（二）手术间规则

（1）手术准时开始。

（2）手术间内避免对流通风。

（3）严格遵守无菌技术操作，若无意违反但经他人指出时，应立即纠正，不得争辩。

（4）手术进行中，室内巡回护士不得无故擅自外出，如需外出时必须与器械护士及麻醉医生协商，经同意后方可离开。

（5）手术完毕后，脱下的手套及沾染患者体液的一次性垃圾应放入黄色垃圾袋中。

（6）特殊感染的手术，术后应按照隔离技术要求进行消毒。

(7)手术完毕后认真进行清洁卫生、物品归位。

(三)更衣室规则

(1)个人更换的衣物存放在衣架或衣柜内,贵重物品应自行保管好。

(2)术后脱下的衣裤应放入专用洗衣袋,拖鞋置于鞋格或柜内,一次性口罩帽子弃于黄色垃圾袋内。

(3)严禁抽烟。

(4)除参加手术的有关人员外,其他人不得在更衣室内洗浴。

六、手术室制度

(一)消毒隔离制度

(1)手术室要定期做空气培养,物品细菌培养,参加手术人员刷手后的细菌培养,蒸锅的芽孢测试;另外,每天对压力蒸汽灭菌锅做 BD 试验,合格后方可进行全日灭菌,并做记录。

(2)所有高压灭菌敷料包内均放指示卡,包口用指示胶条固定,灭菌结束后必须检查指示胶条变为均匀的黑色方可取出,包内指示卡变为黑色方可使用。

(3)灭菌敷料包有效期为 2 周,有效期写在固定的胶条上,手术间内打开的无菌包不得用于其他患者。

(4)每周更换安尔碘、酒精瓶,并注明开启时间。锐器收集盒开启后注明时间,2 天有效。

(5)实施特殊感染手术时,严格按照特殊感染手术后处理要求执行。

(6)澳抗阳性手术处理:设专用扫把、拖把、隔离鞋套、塑料水桶;手术间、门外、平车及污衣袋挂隔离标志;参加手术者穿着鞋套不得离开手术间;术后器械用 2% 洗消净浸泡 30 分钟;污染被服放入污衣袋,注明澳抗阳性及日期,送洗衣房处理;将 2% 洗消净倒入吸引器浸泡 30 分钟,一次性物品(包括麻醉用物)放入垃圾袋注明"隔离"二字,焚烧处理;墙、地面、无影灯、手术平车及各类物品先用 0.5% 洗消净擦拭,再用清水擦拭,最后用 75% 乙醇溶液擦拭。

(二)查对制度

(1)执行护理操作要做到三查八对。

(2)接手术患者要认真查对病室、姓名、性别、年龄、住院号、手术名称、手术时间、手术部位及手术带药等。

(3)在进行体腔或深部组织手术时,严格清点器械、纱布、纱垫、棉片、棉球、缝针、线轴等,实行开台前、关体腔前、关体腔后、缝皮前 4 次清点。

(4)台上、台下的医护人员需认真核对病理标本来源、病理单,将病理标本浸泡到 4% 甲醛溶液(10% 福尔马林)中,病理标本的体积与溶液的体积比为 1∶10。

七、手术室工作人员职责

(一)器械护士职责

(1)术前 1 天看手术表,了解预施手术步骤,必要时参加病例讨论,以便主动配合,如巡回护士休息,要代其完成术前访视工作。

(2)备齐手术所需用物,检查手术所用的无菌物品及器械的灭菌有效期、灭菌指示标记。

(3)协助巡回护士安置患者,准备手术用物仪器等。

(4)提前 20~30 分钟,严格按刷手步骤刷手。

（5）严格执行手术物品查对制度，与巡回护士共同清点台上所有物品2遍。

（6）按无菌技术操作规范和细则协助医生消毒铺单、整理无菌台，检查器械性能是否良好，请术者检查关键的器械和物品是否备齐适用，如有疑问及时补充、更换。

（7）对正在使用的纱布、纱垫、缝针等，做到心中有数，用后及时收回。

（8）术中随时监督台上人员无菌技术操作，及时指出并监督其立即更正。

（9）掌握手术步骤，积极配合，及时传递手术用物。

（10）与手术医生核对后，及时、妥善处理病理标本，确保病理的完好性，在护理记录单的相应位置签全名，送冰冻标本要与手术医生、内勤人员核对。

（11）术毕将器械送至器械房并和护理员核对，按医用垃圾处理流程处理术中废弃物，手术间的物品定位归原。

（12）对污染手术，按污染类别，遵照感染手术处理细则处理。

（13）术中原则上不调换器械护士，特殊情况必须调换时，须两人清点台上所有用物，交代手术进程、物品摆放等，告之主刀医生，原器械护士交代去向并留联系电话后方可离开。

（二）巡回护士职责

（1）术前1天看手术表，了解手术及预施手术步骤，必要时参加病例讨论；访视患者做好术前宣教；准备手术所需物品、器械、仪器和设备，做到心中有数，准备充分，主动配合。

（2）认真执行患者查对制度，核对患者姓名、年龄、性别、病房、手术名称、手术部位和麻醉方式。检查手术野备皮及全身皮肤情况，再次核实患者有无义齿、发卡、隐形眼镜及贵重物品。如有异常及时报告、处理。同时做好麻醉前患者的心理护理，提高患者的安全感、舒适度和满意度。

（3）严格执行护理文件书写规定，术前及术中特殊情况应在护理记录单上详细描述，并请主刀医生签名，如术前患者皮肤有压伤时，应在皮肤情况一栏中注明。

（4）按静脉输液操作规程建立静脉通道，协助麻醉，按医嘱给药。

（5）严格执行安置体位查对制度，协助手术医生摆好手术体位，保证肢体功能位，保护相应位置神经血管，防止压迫损伤。系好约束带，防止患者坠床，减少患者不必要的暴露，保护其隐私。

（6）确保患者安全、舒适，注意保暖。

（7）全麻患者，用眼药膏保护角膜、结膜或用胶布闭合眼睑，避开睫毛和眉毛固定。

（8）协助洗手护士开台，严格执行手术物品查对制度与洗手护士共同清点台上所有物品，并记录。术中添加物品两人清点后及时记录，台上掉下的物品应集中放于固定位置，以便清点。

（9）按手术间管理制度对手术间内各类人员进行管理，安排各类人员就位，控制参观人员人数，并监督各类人员正确执行无菌技术操作。

（10）坚守岗位，随时供给术中所需一切物品，负责监督手术间物理环境是否达标，包括温度、湿度、照明、层流、门窗、墙体等，以及手术间各种仪器和设备的正常运转情况，确保手术顺利进行发现异常及时按报修流程处理。做好护理观察，包括患者病情变化、出血情况、手术体位情况、用药、输液、输血情况和反应，确保患者安全。填写病理单上各项内容，及时传呼内勤送冰冻标本,与手术医生、器械护士核对后将冰冻标本和病理单交内勤,由巡回护士与内勤人员在护理记录单上相应位置签字。术中怀疑或发现电烧、氩气刀、手术灯、手术床、快速压力蒸汽灭菌锅等仪器有故障,应立即传呼仪器维修员。手术带药要与病历核对;术中给药要与术者核对,并征求麻醉医生同意后方可给药,抢救时协助医生给药,在执行医生口头医嘱时,必须复述一遍,避免医疗差错或事故的发生,并保留空安瓿,以便事后核对。协助手术医生包扎伤口,并与主管医生共同检查受压部位皮肤情况,认真记录。术后搬运患者应在麻醉医生同意下,至少由 4 名医务人员共同完成,注意患者的动、静脉通路,各类引流管,有颈腰椎疾病、骨质疏松等疾病的患者应格外注意保护相应部位,注意保暖。清洁、整理、补充手术间内一切物品,定位归原。如为污染手术,按污染类别,遵照特殊感染手术后处理细则处理。每周一开启新安尔碘消毒液,每周五全天手术结束后,倾倒剩余药液,扔掉小瓶,每周五用乙醇擦拭棉棍罐。术中调换巡回护士,须现场详细交接班,交接内容有患者姓名、病情、物品清点、手术进行情况、输液、用药、输血、体位、电烧、止血带、出入量、热水袋(冰袋)、受压皮肤、特殊仪器情况等,同时要通知术者和麻醉医生。执行工作人员管理细则,加强自我保护意识。认真按护理文件书写规定完成护理记录单、记账单,准确登记手术本。

第二节　手术室基础护理技术

一、手术室着装要求

(1)所有进入手术室清洁和洁净区的人员服装必须符合穿着规定。

(2)所有人员应穿着上下两件式衣裤或单件式裙装,不得套穿个人长内衣裤,穿着两件式手术衣时应将上衣扎进裤内,非刷手人员须穿长袖外套时系好全部纽扣。

(3)鞋的管理:进入手术室人员须在污染区脱去外穿鞋,在清洁区换穿拖鞋。手持外穿鞋进更衣室,将外穿鞋放入更衣柜内。穿鞋套外出返回手术室时,须在污染区除去鞋套后跨入清洁区;由外走廊返回时,须脱掉鞋套进入内走廊。

(4)在清洁和洁净区内必须戴手术帽,手术帽应同时覆盖所有头面部的毛发,长发者应先将长发固定好再戴帽子,可重复使用的帽子应在每次用后清洗干净。

(5)所有进入洁净手术区的人员必须戴口罩,口罩潮湿或污染时应及时更换。

(6)所有进入清洁和洁净区的人员佩戴的饰物须为手术衣所覆盖或摘除。

(7)手术衣一旦弄脏或潮湿,必须及时更换以减少微生物的传播。

(8)手术衣不能在手术室以外区域穿着,外出时必须外罩一件背后打结单次使用的长袍(外出衣),回到手术室后必须将外出衣脱掉放入污衣袋内。

(9)注意使用保护性防护用具,如手套、眼罩、面罩、鞋套、防水围裙等。

(10)工作人员必须注重个人卫生和形象。每天洗澡,勤修指甲、不可涂指甲油或戴人工指甲,注意洗手,不浓妆艳抹,不佩戴首饰,眼镜于手术前要清洗擦拭。

(11)手术衣每次穿着后放于指定位置由专人收集、打包,在洗衣房集中清洗。

二、无菌技术操作

(一)手术室刷手法

1.准备工作要点原则

(1)整理仪容,包括刷手服、帽子和口罩。

(2)剪短指甲,使指甲平整光滑。

(3)除去手表及手部饰物。

2.刷手步骤

(1)用消毒液、流动水将双手和前臂清洗 1 遍。

(2)取无菌手刷浇上消毒液,自指尖至上臂上 1/3,用手刷毛刷面彻底无遗漏刷洗手指、指间、手掌、手背和手腕部,双手交替用时 2 分钟,用手刷海绵面无遗漏刷手臂,用时 1 分钟。

(3)流动水冲洗手和手臂,从指尖到肘部,向一个方向移动冲洗,注意防止肘部水返流到手部。

(4)流动水冲洗手刷,再用此刷按步骤(2)刷洗手及手臂 2 分钟,不再冲洗,将手刷弃入洗手池内。

(5)手及前臂呈上举姿势,保持在胸腰段水平进入手术间。

(6)刷手期间至戴手套后,若手及前臂被污染,应重新按以上步骤刷手。

(二)手术室擦手法

(1)一手从无菌手术衣上抓取一块擦手巾。

(2)将擦手巾从抓取侧展开,分别以擦手巾两面擦干双手,两面不得交换。

(3)按对角线方向对折擦手巾,下层长于上层,置于一侧手腕上,底边朝向肘部方向。

(4)另一只抓住两底角,从腕向肘部交互转动擦拭,擦干手臂。

(5)该手抓内侧底角,沿手臂外侧取下擦手巾。

(6)保持底边及两底角不变,打开擦手巾,沿反面对角线方向对折,按步骤(3)(4)擦干另一侧。

(三)自穿手术衣

(1)抓取手术衣。

(2)向后退,远离无菌台面,双手持衣领处,内面朝向自身,在与肩同齐水平打开手术衣。

(3)将手伸入袖管,向前平举伸展手臂插进袖管。

(四)自戴手套闭式技术

1.原则

未戴手套的手不得触及无菌面及无菌物品。

2.常规戴手套法

(1)一手捏住手套内面的反折部,提起手套。

(2)戴右手时左手捏住手套内面的反折部,对准手套五指,插入右手。

(3)戴左手时右手指插入左手套反折部的外面,托住手套,插入左手。

(4)将双手反折部分向上翻,套扎住手术衣袖口。

3.闭式自戴手套法

(1)双手保持在手术衣的袖口内,不得露出。

(2)隔衣袖取出一只手套,与同侧手掌心相对,手指朝向身体肘关节方向置于袖上。

(3)双手隔衣袖打开手套反折部,对准五指,翻起反折,套扎住手术衣袖口。

(4)同法戴好另一只手套后,双手调整舒适。

4.注意事项

(1)未戴手套的手不可触及手套外面。

(2)已戴手套的手不可触及未戴手套的手。

(3)手套的末端要严密地套扎住手术衣袖口。

(五)术野皮肤消毒

(1)消毒前检查皮肤清洁情况。

(2)消毒范围原则上以最终切口为中心向外 20cm。

(3)医生应遵循手术室刷手法刷手后方可实施消毒。

(4)消毒顺序以手术切口为中心,由内向外、从上到下。若为感染伤口或肛门区消毒,则应由外向内;已接触消毒边缘的消毒垫不得返回中央涂擦。

(5)医生按顺序消毒一遍后,应更换消毒钳及消毒垫后继续消毒。

(6)使用后的消毒钳应放于指定位置,不可放回器械台。

(7)若用碘酊消毒,碘酊待干后应用乙醇彻底脱碘 2 遍,避免遗漏,以防皮肤烧伤。

(六)铺无菌巾

(1)铺无菌巾应由穿戴好无菌手术衣和手套的器械护士和已刷手的手术医生共同完成。

(2)第一层手术铺单应由医生刷手后完成,不需穿手术衣、戴手套。

(3)第一层手术单应距离手术切口 2~3cm,切口周围手术单不得少于 4 层,外围不少于 2 层。

(4)第一层铺巾顺序遵循从较干净一侧—对侧—干净一侧—近侧的原则。

(5)接取无菌单或手术巾时,应保持在胸腰段,消毒医生的手不可触及器械护士的手套,铺放前不得接触非无菌物体。

(6)铺巾时必须对准手术部位,无菌巾一旦放下,便不得移动,必须移动时,只能由内向外。

(7)第二层以后的铺单应由器械护士和穿手术衣、戴手套的医生共同完成。

(8)消毒医生需重新消毒手臂一遍后,方可穿手术衣。

(七)无菌持物钳的使用

(1)保持无菌持物钳的无菌,用后及时放回容器内。

(2)不可碰容器的边缘。

(3)若到远处拿取物品时,应连同容器一起搬走。

(4)无菌持物钳每 4 小时更换 1 次。

(八)术中无菌技术

(1)手术台面以下视为污染。

(2)作为无菌台面的无菌包内第二层用无菌持物钳打开。

（3）器械从胸前传递不可从医生头上或身后传递。

（4）无菌物品一经取出，即使未使用，也不能再放回无菌容器内，必须重新消毒。

（5）无菌巾被无菌液体浸湿，应立即原位加铺4层以上小手巾或更换，发现手套破损，立即更换。

（6）手术人员更换位置，先由一人双手放于胸前，与交换者采用背靠背形式交换。

（7）口罩潮湿要及时更换，手术人员打喷嚏或咳嗽应将头转离无菌区。

三、护士基本技术操作

（一）各种手术的基础包和敷料

（1）基础包：眼科包、耳科包、整形包、开台包。

（2）敷料：软垫、显纱、骨纱、棉片。

（3）还有棉垫、整形纱、线头。

（二）常用外科器械

（1）手术刀：刀片有 22#、20#、10#、15#、11#，4 号刀柄安装 20#～22#刀片，3 号和 7 号刀柄安装的刀片相同（10#、15#、11#）。

（2）手术剪：分为组织剪和线剪。

（3）手术镊：分为平镊、尖镊、齿镊。

（4）缝合的针线：缝针分为角针和圆针，缝线分为可吸收线和不可吸收线。

（5）血管钳：有直弯、长短、全齿和半齿之分。

（6）针持：用来夹持缝针，根据组织的深度来决定针持的长短。

（7）其他特殊器械：根据手术部位有不同的特殊器械，如用于夹闭肠腔而不损伤肠黏膜的肠钳，用于夹持肺叶的肺钳以及骨科常用的牵开器及咬骨钳等。

（8）拉钩：用于显露术野，根据手术部位、深浅来决定拉钩的形状、深浅和大小。

（9）吸引器头：通过吸引器管连于负压吸引器瓶上，用于及时吸出术野内出血及体液，以便暴露术野。

术后器械处理：清洗（90℃的压力锅清洗 1 分钟）—烤干（90℃，15 分钟）—涂液状石蜡（涂在器械的关节部位）—高压蒸锅灭菌（132℃，7 分钟）。

（三）基础操作

（1）安取刀片宜用针持夹持，避免割伤手指。

（2）穿线引针法要求做到 3 个 1/3，即缝线的返回线占总线长的 1/3；缝针被夹持在针尾的后 1/3 处，并稍向外上；持针器开口前端的 1/3 夹持缝线，传递时，用环指、小指将缝线夹住或将缝线绕到手背，使术者接线时不致抓住缝线受影响。

（3）血管钳带线法：血管钳尖部夹线头约 2mm。

（4）手术台准备：①选择宽敞的区域打开开台包，检查胶带灭菌是否合格，是否在有效期内。②徒手打开外层包布，先对侧、后近侧，用无菌持物钳开内层包布。打开后先检查灭菌标记。③弯盘放到开台包的左侧，碗按大、中、小依次摆开，放在开台包左上方，便于倒盐水和消毒液。④向台面上打手术用物，手套、吸引器管等用持物钳夹持，缝针和线直接打到台上，注意无菌操作，倒盐水时先冲洗瓶口，距离碗上 20cm。⑤器械和敷料打开时，除了常规检查外，两层包布都用手打,但要注意手一定要捏角打开,打开后同样检查灭菌标记。⑥刷手穿衣后,原位清点纱布纱垫,整理台面,清点器械,备好消毒物品。右手边铺一块 1/2 打开的小手巾,上层 S 状拆开,作为一个相对污染区,放手术用过的器械。

(四)常用的手术体位

(1)水平仰卧位:适用于腹部、下肢、正中开胸的手术。

(2)仰卧位(颈伸位):适用于甲状腺、腭裂修补等手术。

(3)上肢外展仰卧位:适用于乳腺、上肢手术。

(4)侧卧位:适用于肺、食管、侧胸壁、肾的手术。

(5)膀胱截石位:适用于膀胱手术、阴道手术、经阴道子宫切除术及直肠的手术。

(6)俯卧位:适用于颈椎、腰椎的手术。

(7)头低脚高位:常用于妇科腹腔镜。

(8)头高脚低位:适用于腹腔镜胆囊等手术。

(五)安置手术体位的注意事项

(1)避免受压部位损伤,神经、肌肉、骨突处应垫棉垫加以保护。

(2)使用约束带时,不要过紧,以一手的厚度为宜。

(3)固定时应注意肢体不可过度外展及出现其他不当压力。托垫要稳妥,不能悬空。

(4)避免眼部受压,并涂眼药膏保护。

(5)俯卧位时,注意保护面部、腹部、会阴部及手臂关节处避免受压,保持呼吸通畅。

(六)铺无菌巾

1.用物准备

手术器械桌、无菌器械包、敷料包等。

2.操作步骤

(1)将手术器械包、敷料包放于器械桌面上,打包前查看名称、灭菌日期、是否开启、干燥,解开系带挽结,按折叠顺序依次打开第一层包皮(双层无菌巾),注意只能接触包皮的外面,保持手臂不跨越无菌区。

(2)用无菌持物钳打开第二层包皮,先对侧后近侧。

(3)器械护士刷手、穿无菌手术衣、戴无菌手套后,将器械包放于器械桌中央并打开。铺无菌大单,先铺近侧,后铺对侧,桌巾下垂桌缘下 30cm 以上,周围距离要均匀。铺在台面上的无菌巾需 4～6 层。

(4)器械护士将器械按使用先后次序及类别排列整齐,放于无菌桌上。

3.注意事项

(1)未穿无菌手术衣及戴无菌手套者,手不得越过无菌区及接触包内的一切物品。

(2)如用无菌钳铺置无菌桌,应注意手臂禁止越过无菌区操作。

(3)若为备用的无菌桌,应用双层无菌巾盖好,超过 4 小时不能再用。

(4)必须严格保持无菌要求,术中已经污染的器械或物品,不能再放回原处,如术中接触胃肠等污染的器械应放置于弯盘等容器内,勿与其他器械接触。

(5)无菌桌上的物品一旦被污染,立即更换。

(七)空气熏蒸或喷雾消毒法

1.用物及环境准备

过氧乙酸、蒸馏水、量杯、加热蒸发器一套(包括酒精灯、治疗碗、支架、火柴)、高效空气消毒剂、喷雾器;关闭门窗,人员离开房间。

2.操作步骤

(1)过氧乙酸熏蒸法将过氧乙酸稀释成 0.5%～1% 水溶液,加热蒸发,在 60%～80% 相对湿度、室温下,过氧乙酸用量按 1g/m 计算,熏蒸时间 2 小时。

(2)空气消毒剂喷雾法消毒剂用量按 3mL/m 计算,由上至下、左右中间循环喷雾,密闭作用 30～60 分钟。

3.注意事项

(1)所用消毒剂必须有卫生许可证且在有效期内。

(2)消毒时人员离开房间。

(3)操作者应注意个人防护,戴手套、口罩和防护眼镜。

(八)紫外线空气消毒

1.用物及环境准备

紫外线消毒灯、记录本、笔;房间清洁后关闭门窗,人员离开。紫外线消毒的适宜温度是 20～40℃,湿度为 50%～70%。

2.操作步骤

(1)打开电源,观察灯管照射情况。

(2)记录照射时间并签名,计时应从灯亮后 7 分钟开始。

(3)消毒完毕,关闭电源。

(4)由专人负责统计灯管照射累计时间。

3.注意事项

(1)紫外线灯管应保持清洁,每两周用 75% 酒精棉球擦拭 1 次。手术间保持清洁干燥,减少尘埃和水雾,温度<20℃或>40℃,相对湿度>80% 时应适当延长照射时间。

(2)定时监测紫外线照射强度。

(3)室内安装紫外线消毒灯的数量为平均每立方米不少于 15W,照射时间不少于 30 分钟。

(九)电动气压止血带的使用

1.用物准备

电动气压止血仪、纱布垫、细带、气囊止血带。

2.操作步骤

(1)首先检查气囊止血带是否漏气,电动气压止血仪性能是否良好。

(2)将纱布垫围在患者手术部位上端,再将气囊止血带缠在纱布垫外,用细带加固,松紧适度,以防损伤神经肌肉。

(3)气囊止血带的位置应距手术野 10～15cm,以利于无菌操作。

(4)连接气囊止血带橡皮胶管与电动止血仪,连接电源。

(5)抬高患肢驱血,打开电动气压止血仪电源开关,旋转充气按钮缓慢充气,达到手术需要的压力。

(6)记录时间及压力。

(7)手术完毕,旋转充气按钮缓慢放气,取下气囊止血带,保持清洁,整理用物。

3.注意事项

(1)保护皮肤的纱布垫要平整、舒适,以免损伤皮肤和神经。

(2)准确记录电动气压止血仪使用时间,一般不超过1小时,如需继续使用,可放气5～10分钟后再次充气使用,以免时间过长引起组织缺血坏死。

(3)准确掌握气压止血带的压力,及时调整。

(4)气压止血带应缓慢放气,压力降至一半时停留1～2分钟再逐渐全部放完,如果双下肢同时应用气压止血带,应先放一侧肢体,观察5分钟后再放另一侧肢体,以防血压下降。

第三节　手术室麻醉知识

一、全身麻醉

全身麻醉分为吸入性全麻、静脉全麻、吸入合并静脉的复合性全麻。其中,最为常用的为吸入性麻醉,静脉麻醉一般用于手术时间短及术中需要患者清醒一段时间的手术。

(一)吸入性全麻

(1)麻醉前一般给予患者镇痛镇静药物,同时给予患者氧气。

(2)根据患者情况给予抑制腺体分泌的药物。

(3)给予吸入性麻醉药物。

(4)在患者麻醉后给予肌松药。

(5)给患者气管插管。

(6)术中患者持续吸入笑气,至手术结束。

(二)静脉全麻

(1)手术开始前先不给予麻醉药物,给予患者吸氧,同时也会给一些镇静镇痛药。

(2)在手术开始切皮前,给予患者静脉全麻的药物丙泊酚。

(3)手术结束前,停止给药。

(三)复合性麻醉

复合性麻醉是指两种麻醉共同使用,麻醉需要有一定的诱导期。

(1)根据麻醉方式,给患者心理支持和帮助,减轻患者恐惧感。

(2)建立静脉通路,同时连接三通,便于静脉给药。

(3)备好固定气管插管的胶条,协助麻醉医生固定。

二、局部麻醉

局部麻醉主要分为局部浸润麻醉、神经区域阻滞、硬膜外麻醉、腰麻、腰硬联合麻醉。此处讲硬膜外麻醉配合的步骤。

（1）患者侧卧屈膝位呈虾米状，头尽量压低靠近胸部，膝盖尽量贴近腹部，将腰部弓出。

（2）遵守无菌原则，在托盘上打开一次性硬膜外麻醉包。

（3）用无菌持物钳将一次性小手巾及敷料夹开，充分暴露倒碘酒及生理盐水的凹槽，并倒入相应的位置。

（4）消毒时给医生倒酒精脱碘。

（5）准备硬膜外麻醉合剂，2%利多卡因溶液 20mL、1%丁卡因溶液 10mL、0.1%盐酸肾上腺素溶液 5 滴，并配合医生抽吸药液。注意：由于医生习惯不同，采用合剂也不完全相同，而且血压高的患者一般不用肾上腺素。如果医生不用合剂作局部麻醉药物，还要另外准备 2mg/mL 的普鲁卡因两支。医生抽吸药物时注意应将药物名称朝向医生再次核对。

（6）穿刺过程中，护士应保护于患者前侧，双手分别放于患者头颈部及膝盖部维持患者体位，防止其抽动身体，同时安慰患者，给予其心理支持。

（7）在穿刺成功后，协助医生固定硬膜外管。然后收拾用物。

第四节　手术室常见手术配合

一、胆囊切除术手术配合

（一）特殊用物准备

扁桃体血管钳、长剪刀、直角钳。

（二）手术配合

（1）常规消毒皮肤，铺巾。取右上腹直肌切口或右肋缘下斜切口，切开皮肤、皮下组织，直血管钳止血。

（2）按切口方向切开腹直肌前鞘及腹外斜肌，分离腹直肌的内外侧缘，依切口方向将其切断。分离腹内斜肌及腹横肌，切开腹直肌后鞘及腹膜，显露胆囊。

（3）探查后，用盐水纱垫保护切口，用深部拉钩和蒂氏拉钩显露肝外胆道和十二指肠韧带，进一步探查肝和胆囊。

（4）用盐水纱垫隔开周围脏器组织，艾力斯钳夹住胆囊底部向上牵引，切开胆囊管前面的腹膜，推开周围的疏松组织，显露胆囊管及其相连的胆总管及肝总管。

（5）分离胆囊管，用直角钳从其后方引过一根 4 号线，将胆囊管提起，分离胆囊动脉并结扎。

（6）游离胆囊，切开胆囊边缘浆膜，用组织剪、电烧将胆囊从胆囊床上剥下，出血点中线结扎。切断胆囊管，近端再结扎 1 次。

（7）用小圆针中线缝合胆囊床两侧腹膜，彻底止血。

（8）清点用物，关闭腹腔，常规逐层缝合，伤口覆盖纱布包扎。

二、胃大部切除术手术配合

(一)特殊用物准备

3－0可吸收线、吻合器、荷包钳及荷包线。

(二)手术配合

(1)常规消毒铺巾,取上腹部正中切口,常规进入腹腔,探查病变部位,决定手术方式。

(2)用深拉钩显露手术野,分离大小网膜,游离胃大弯,将胃提起,在大弯稍左处选出一无血管区,剪开胃结肠韧带,切断并结扎胃网膜血管通往胃壁的各分支。

(3)沿大弯向左游离至胃网膜左血管邻近无血管区的最后1或2个分支,再向右切断并结扎胃网膜右血管各分支,直至幽门部。用剪刀将右侧胃后壁与横结肠系膜、胰腺之间及胃结肠韧带与横结肠系膜之间的粘连分开。

(4)将胃向上翻开,切断并结扎走向胃幽门部的各分支。

(5)游离胃小弯,剪开肝胃韧带,结扎胃右动脉,将胃翻向左侧,游离胃小弯及胰腺之间的粘连。

(6)分离十二指肠球部,切断并结扎胃十二指肠动脉的分支,用两把直可可钳在近幽门处夹住十二指肠,并在两钳间切断,络合碘消毒残端,胃残端用纱垫包裹。

(7)将胃向下方牵引,向左切断肝胃韧带,结扎胃左动脉,清除胃小弯的脂肪约2cm,以利缝合。

(8)在预定切除胃大弯侧夹两把直可可钳,小弯侧夹1把直可可钳并用闭合器闭合,两钳间将胃切除,移去标本,络合碘消毒残端,小弯侧闭合的残端1号线缝合浆肌层。

(9)胃肠道重建。将十二指肠残端用荷包钳及荷包线缝制荷包,将涂有络合碘的吻合器伞形头置入并收紧荷包线,放开胃残端,吸净胃内容物,络合碘消毒,并用吻合器将胃后壁与十二指肠残端吻合,将大弯侧残端用闭合器闭合,并用1号线将肌层缝合。

(10)用1号线缝闭后腹膜与肠系膜的空隙。

(11)冲洗伤口,止血,清点用物,常规关闭腹腔。

三、右半结肠切除术手术配合

(一)特殊用物准备

30可吸收缝线、吻合器、引流管。

(二)手术配合

(1)常规消毒铺巾,取右上腹直肌切口,切开腹膜,探查病变。

(2)腹腔牵开器显露腹腔,剪开升结肠后外侧的后腹膜,分离结缔组织,向下剪开升结肠后及末端回肠系膜下的腹膜,向上剪开肝结肠韧带,游离右半结肠。

(3)分离回盲系膜血管、升结肠血管,结扎中结肠动脉、静脉及右结肠动静脉。

(4)在末段回肠的近端夹肠钳,下夹直可可钳,切除回肠末端、盲肠、升结肠及右半横结肠。

(5)回肠、横结肠端端吻合,以小圆针细线做间断缝合,3－0可吸收缝线缝合全层,或用吻合器做功能性对端吻合。

(6)冲洗腹腔,仔细止血,放置引流管,清点物品后常规关闭腹腔。

四、肝切除术手术配合

(一)特殊用物准备

肝针、粗引流管、超声刀、氩气刀、肝拉钩、血管阻断钳。

(二)手术配合

(1)常规消毒铺巾,做右肋缘下斜切口或右上腹直肌或正中切口,切口上端至剑突左侧,常规进入腹腔。

(2)保护周围组织,用深拉钩充分显露,进行腹腔内探查。

(3)游离肝。用肝拉钩显露手术野,分离肝周围韧带,用扁桃体血管钳和组织剪依次分离切断肝圆韧带、镰状韧带、冠状韧带、三角韧带和肝胃韧带,中线缝扎或7号线结扎。切缘的预计可通过扣诊和用电灼画出界限,也可同时行胆囊切除。

(4)显露肝门。分离肝、十二指肠韧带上段,分离肝动脉、肝管及门静脉分支,用阻断套管和长气门芯环绕肝门并钳夹气门芯两端准备阻断。用扁桃体血管钳和直角钳先分离和夹住动脉和肝管,切断动脉,近端用7号线结扎,切断肝管后用7号线缝扎,门静脉分支用7号线结扎切断。

(5)结扎肝静脉。分离冠状韧带内侧,显露肝上的腔静脉,用肝针或7号线缝扎肝静脉主干。

(6)沿下腔静脉左缘与胆囊右缘的平面用CUSA离断肝,先切开肝包膜,逐步离断肝实质,遇有血管和肝管分支时用蚊式血管钳夹住切断,1号线结扎或缝扎。

(7)肝断面止血。肝针或7号线做褥式缝合,并用氩气刀烧灼肝断面,以大网膜缝合覆盖在肝断面上,左膈下放置引流管于切口旁引出。

(8)仔细止血,清点用物,常规关腹。

五、腹股沟斜疝修补术手术配合

(一)特殊用物准备

布带子、疝补片。

(二)手术配合

(1)常规消毒皮肤,铺巾,自腹股沟韧带中点上方2cm处至耻骨结节做一与腹股沟韧带相平行的切口,切开皮肤、皮下组织,直血管钳止血。

(2)保护切口,铺垫,用巾钳固定。甲状腺拉钩牵开显露腹外斜肌腱膜及外环。

(3)用弯血管钳或手指将皮下脂肪组织及筋膜从腹外斜肌腱膜上推开,内达腹直肌前鞘,外至腹股沟韧带。

(4)在外环的外上方切开腹外斜肌腱膜,用弯血管钳在腱膜下潜行分离,剪开腱膜,显露并分离髂腹股沟神经及髂腹下神经。用弯血管钳提起腱膜,在深面分离,内达腹内斜肌与联合肌腱,外至腹股沟韧带。

(5)沿纤维方向切开提肌,显露精索及疝囊,疝囊一般在精索的内前方。如果疝囊小,就不用切开疝囊;如果疝囊大且进入阴囊,则自精索中部横断疝囊,远端旷置,近端向上钝性剥离达内环口。小疝囊向内翻转推至腹腔内,大疝囊断端4号线缝扎后推至腹腔内,然后将伞状填充物放入内环口,伞端用4号线固定于内环边缘和附近的腹横筋膜上。提起精索将补片平铺于精索深层,补片预留缺口包绕精索间断缝合缺口,修剪补片,用 4 号线将补片固定于联合肌腱和腹股沟韧带上,还纳精索间断缝合提睾肌。止血,还纳髂腹下和髂腹股沟神经于精索浅层,间断缝合腹外斜肌腱膜达外环口。

(6)缝合皮下、皮肤。

六、阑尾切除术手术配合

(一)特殊用物准备

麻头吸引器、石炭酸、棉棍。

(二)手术配合

(1)常规消毒,铺巾。取右下腹麦氏切口,切开皮肤,皮下组织,保护皮肤切口铺护皮垫。

(2)切开腹外斜肌腱膜,切开肌膜,甲状腺拉钩牵开肌层。

(3)切开腹膜,直钳将腹膜固定在皮垫上。

(4)用长平镊、卵圆钳找出阑尾,用艾力斯钳提起阑尾,依次切断阑尾系膜,中线结扎,用小圆针中线在阑尾根部做荷包缝合,阑尾根部用 7 号线结扎。手术刀涂以石炭酸切除阑尾,分别用石炭酸、乙醇、盐水棉棍擦拭阑尾残端。将阑尾残端埋入直肠,扎紧荷包线,做褥式缝合。

(5)检查腹腔有无出血,清点物品,关腹。

(6)更换干净的器械,逐层缝合。

七、乳癌改良根治术手术配合

(一)特殊用物准备

棉垫、线头、引流管×2、头皮针×2。

(二)手术配合

(1)常规消毒铺巾,做一棱形切口,切皮后用大巾钳依次夹住皮肤边缘,大刀向两侧潜行分离,干纱垫止血。

(2)显露遮盖腋窝的胸锁筋膜,剪开并清除腋窝的淋巴组织,干纱垫止血。

(3)切除乳腺组织,止血,放置引流,做减张缝合。

(4)纱布、棉垫、线头覆盖伤口,弹力绷带包扎。

八、大隐静脉高位结扎剥脱术手术配合

(一)特殊用物

大隐静脉剥脱器、绷带、显纱、棉垫、弹力绷带。

(二)手术配合

(1)常规消毒铺巾,于卵圆窝处做一平行于腹股沟韧带的斜切口。

(2)切开皮肤及皮下组织,于卵圆窝内下缘找到大隐静脉主干,分离、中线结扎其分支并切断。

(3)7 号线结扎并切断大隐静脉,近端中线缝扎,远端插入剥脱器至膝下,并于该部位做一小切口,用 7 号线将远端静脉与剥脱器绑扎后切断。

(4)拔出剥脱器,同时抽出大隐静脉,干纱垫压迫止血。

(5)膝部以下静脉需剥脱时,将剥脱器从膝部静脉插入,将曲张静脉全部抽出。

(6)冲洗切口,清点物品,缝合筋膜。

（7）细线缝合皮下组织及皮肤。

（8）切口覆盖纱布及棉垫，弹力绷带加压包扎。

九、腹腔镜胆囊切除术手术配合

（一）特殊用物

腹腔镜器械、冲水管、钛夹。

（二）手术配合

（1）常规络合碘消毒皮肤，铺无菌巾。

（2）在脐部刺入气腹针并注入 CO_2 气体建立气腹，插入电视镜头。

（3）在剑突部、右肋缘下穿刺，置入 Trocar（穿刺套管锥），经腹腔镜直视做腹腔探查和胆囊切除术。

（4）分离胆囊管、胆囊血管，用钛夹夹闭并切断。将胆囊从肝床分离，彻底止血，并探查胆总管。

（5）取出胆囊，冲洗腹腔，清点用物，关闭切口。

参考文献

[1]魏倩,李辉,宋艳.现代临床护理实践[M].北京:中国纺织出版社,2022.

[2]李佳.护理基础与疾病护理要点[M].北京:中国纺织出版社,2022.

[3]赵文卿,等.临床护理学[M].天津:天津科学技术出版社,2019

[4]李密密,杨晓冉,刘东胜,等.现代常见病临床护理[M].青岛:中国海洋大学出版社,2022.

[5]宋丽娜.现代临床各科疾病护理[M].北京:中国纺织出版社,2022.

[6]翟丽丽,李虹,张晓琴.现代护理学理论与临床实践[M].北京:中国纺织出版社,2022.

[7]栾彬,李艳,李楠,等.现代护理临床实践[M].哈尔滨:黑龙江科学技术出版社,2022.

[8]张华,高亭,冯玲梅,等.临床多发疾病护理常规[M].哈尔滨:黑龙江科学技术出版社,2022.

[9]张建惠,冯梅梅,刘克莲,等.现代临床护理学基础[M].哈尔滨:黑龙江科学技术出版社,2022.

[10]肖芳,程汝梅,黄海霞,等.护理学理论与护理技能[M].哈尔滨:黑龙江科学技术出版社,2022.

[11]孔翠,马莲,谭爱群.常见疾病基础护理实践[M].广州:世界图书出版广州有限公司,2021.

[12]任丽,孙守艳,薛丽.常见疾病护理技术与实践研究[M].西安:陕西科学技术出版社,2022.